本书受国家自然科学基金项目（项目编号：81971697）资助

白内障超声乳化手术
医生成长手册

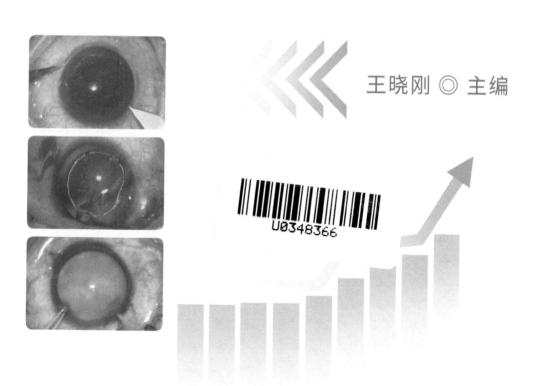

王晓刚 ◎ 主编

科学技术文献出版社
SCIENTIFIC AND TECHNICAL DOCUMENTATION PRESS
·北京·

图书在版编目（CIP）数据

白内障超声乳化手术医生成长手册/王晓刚主编. —北京：科学技术文献出版社，2023.3
（2025.1重印）
ISBN 978-7-5189-8916-4

Ⅰ.①白…　Ⅱ.①王…　Ⅲ.①白内障摘除术—手册　Ⅳ.①R779.66-62

中国版本图书馆 CIP 数据核字（2022）第 013778 号

白内障超声乳化手术医生成长手册

策划编辑：蔡　霞	责任编辑：蔡　霞	责任校对：张吲哚		责任出版：张志平

出　版　者　科学技术文献出版社
地　　　址　北京市复兴路 15 号　邮编　100038
编　务　部　(010) 58882938，58882087（传真）
发　行　部　(010) 58882868，58882870（传真）
邮　购　部　(010) 58882873
官　方　网　址　www.stdp.com.cn
发　行　者　科学技术文献出版社发行　全国各地新华书店经销
印　刷　者　北京虎彩文化传播有限公司
版　　　次　2023 年 3 月第 1 版　2025 年 1 月第 2 次印刷
开　　　本　787×1092　1/16
字　　　数　361 千
印　　　张　18
书　　　号　ISBN 978-7-5189-8916-4
定　　　价　298.00 元

《白内障超声乳化手术医生成长手册》

编 委 会

主编简介

王晓刚，眼科学博士，山西医科大学硕士研究生导师，山西省眼科医院白内障科副主任医师。现任中国医师协会眼科医师分会青年委员；山西省医师协会眼科医师分会眼科大数据学组委员会委员；"三晋英才"青年优秀人才；"136"兴医工程眼科 OCT 读图中心项目负责人；ESCRS 白内障学组、ASCRS 白内障学组、美国 IOCS 眼底微循环学组会员。2012 年至 2013 年在美国留学 1 年余，期间师从 OCT 创始人之一 David Huang 教授进行 OCTA 相关技术开发研究，团队研究成果已获得临床应用推广；2014 年以眼科学博士的身份毕业于上海交通大学，获得上海交通大学优秀博士毕业生荣誉；2017 年荣获 APACRS 国际会议 BPOS 奖；2017 年到印度 Dr. R. M. Sahai Memorial Institute of Ophthalmology 医院进修学

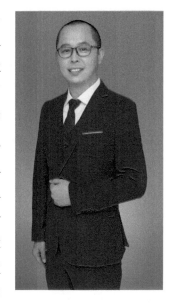

习白内障手术；2018 年荣获 APAO 国际会议 Travel Grant 奖；2018 年底顺利结题并主持完成国家自然基金青年项目 1 项；2019 年获批主持国家自然基金面上项目 1 项。主要致力于眼科影像学创新技术研发、眼科人工智能应用开发相关研究；已发表论文被 SCI 收录 34 篇，单篇最高影响因子为 12.079，参编眼科专业书籍 4 部，主编完成眼科专业书籍 1 部，已获批实用新型专利 4 项；多次受邀参加国内外眼科专业会议并进行大会发言；担任 *British Journal of Ophthalmology*、*PloS One*、*Journal of Ophthalmology*、*BMC Ophthalmology*、*CURRENT EYE RESEARCH*、*International Journal of Ophthalmology*、*Journal of Eye Science*、*Scientific Reports* 等国际期刊审稿人。

～ 副主编简介 ～

邓明辉，眼科学硕士，天津医科大学在读博士，副主任医师。现任临汾市尧都区眼科医院白内障科主任，中国医学装备协会眼科专业委员会视觉康复学组委员，山西省医学会眼科学专业委员会委员，山西省医师协会委员。发表国家级期刊论文10余篇，被SCI收录2篇。获国家实用新型专利1项。已完成白内障手术5万余例，擅长白内障超声乳化联合高端人工晶状体植入手术、飞秒激光近视手术、有晶状体眼人工晶状体植入术及各种疑难白内障手术。

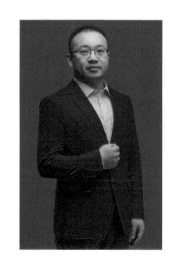

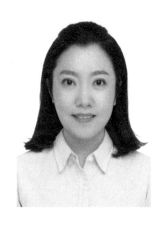

董静，山西医科大学第一医院眼科副主任医师，山西医科大学眼科学在读博士，山西医科大学硕士研究生导师。山西省医学会整形外科分会秘书。美国IOCS眼底微循环学组会员。发表国家级期刊论文多篇，被SCI收录10余篇。获国家实用新型专利3项。临床主攻方向包括眼整形、白内障、眼底病及小儿斜弱视。

陈旭，博士，硕士研究生导师，主任医师，上海爱尔眼科医院院长助理、青白科主任，上海爱尔清亮眼科医院副院长，上海市医学会眼科专科分会青年委员。擅长屈光性白内障手术规划设计，编著《眼生物测量与人工晶状体屈光力计算》等著作。

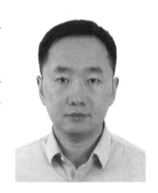

代云海，眼科学博士，硕士研究生导师，主任医师，山东第一医科大学附属青岛眼科医院北部院区白内障与干眼科主任，山东省医学会眼科学分会青年委员兼白内障学组成员，山东省齐鲁卫生与健康杰出青年人才，获首届山东眼科"青年才俊"荣誉称号，山东省中青年优秀保健人才。

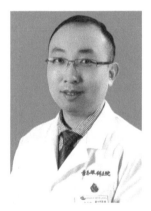

董洪涛，中山大学眼科学博士，留美学者，郑州大学第一附属医院眼科副主任医师，中国医师协会眼科医师分会葡萄膜炎与免疫专业委员会委员，中国老年保健医学研究会眼科疾病防治分会委员。在眼底病、眼外伤和葡萄膜炎的诊治方面有丰富经验。发表论文被SCI收录多篇。获国家发明专利1项。参编《张效房眼外伤学》等著作。获"河南省中青年卫生健康科技创新人才"等称号。

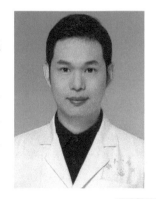

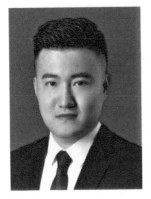

徐泽全，中国人民解放军总医院博士后，上海交通大学医学院眼科学博士。中国微循环学会眼微循环专业委员会屈光学组组员。中国非公立医疗机构协会眼科专业委员会全国委员。国际角膜塑形学会亚洲分会委员。山西省医师协会近视防控专业委员会委员。

张正威，眼科学硕士，副主任医师，2012年硕士毕业于上海交通大学医学院，目前就职于无锡市第二人民医院眼科，工作以来在IOVS等国内外权威杂志发表学术论文10余篇，主持省市级课题6项。2017年入选江苏省青年医学人才，2020年入选无锡市"双百"中青年医学卫生拔尖人才。现任中国老年医学学会眼科分会委员，中国医师协会眼科医师分会青年委员，江苏省残疾人康复协会视力康复专业委员会委员。

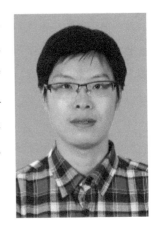

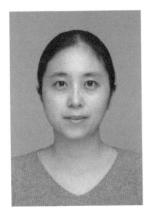

周亮，医学博士，美国Louisville大学眼科博士后，中南大学湘雅二医院眼科主治医师。美国Wisconsin大学眼底病阅片中心和眼病理室荣誉fellow。主持国家及省部级课题多项。主要研究方向为视网膜病、眼病理、图像分析。

推荐序一

我非常高兴接到王晓刚医生及其团队的邀请，为《白内障超声乳化手术医生成长手册》这本新书作序。在此，我很欣慰能够看到年轻医生脚踏实地、坚持不懈地做事。据我了解，本书主编王晓刚医生是一位勤奋好学、治学严谨的白内障手术医生，他在攻读博士期间师从 OCT 创始人之一 David Huang 教授，在 Casey 眼科研究中心的学习经历不仅使他在 OCT 领域有独特的见解，也培养了他能够一直以持之以恒、勤于思考、刻苦钻研的工作态度对待之后临床及科研问题的品质。

与以往专家和大师所写的手术专著有所不同，本书的作者团队均是来自国内各大医院目前正处于成长阶段的手术医生。他们将自己的临床实践、学习体会、手术经验及失败感悟以年轻医生的视角进行详尽的诠释，同时还增加了与白内障相关的科研思路和对专家共识的解读。这些宝贵的临床经验和科研想法对同样处于成长阶段或是处于手术起步阶段的医生有很重要的提醒和帮助作用。本书另一个亮点是书中提供的手术视频，这些视频对白内障手术规范操作及各种并发症进行实例展示，通过实际案例将可能出现的相关问题具体化、可视化，为初学者提供参考。

尽管本书尚存在一些不完美且在未来的版本中仍需完善的方面，但我还是要将此书隆重地推荐给全国白内障领域的年轻医生。希望王晓刚医生也可以继续积累经验，不断为大家更新知识，不断将新知识和创新意识融入其中，为众多眼科医生的手术学习提供帮助。

正如我一贯倡导的"授之以鱼不如授之以渔"理念，我非常期待本书的出版能够与更多的年轻白内障手术医生产生共鸣，同时希望可以感染很多其他眼科亚专业的年轻医生，将更多经典技术和创新理念继续传承下去。行而不辍，未来可期。希望王晓刚医生等更多的年轻眼科人能够继续"薪火相传",为我国眼科白内障手术技术的发展贡献一份力量。

浙江大学眼科医院院长
浙江大学医学院附属第二医院眼科中心主任

推荐序二

　　《白内障超声乳化手术医生成长手册》的出版问世，无疑是山西省眼科发展道路上尤其是山西省白内障手术发展史上的一件喜事，将极大地推动眼科事业的快速发展。

　　王晓刚教授作为山西省"136"兴医工程建设项目的中坚力量，长期致力于白内障及眼科影像学临床及科研方面的研究。由他及其团队主编的《白内障超声乳化手术医生成长手册》一书从筹划到出版得到了"136"兴医工程及山西省卫生健康委"四个一批"科技兴医创新计划的大力支持和高度重视，切实为我省眼科医学事业的发展和年轻医生的发展提供了助力。很欣慰能看到我院眼科青年梯队的茁壮成长，更深切体会到青年医师队伍建设对医院长期可持续创新发展的重要性。

　　本书从年轻医生的视角，以较为独特的手术技术与临床科研并行的写作思路，结合全国部分医院的年轻医生学者的心得体会，将白内障超声乳化手术技术的学习以成长手册的形式呈现给大家，无论是从本书的内容上还是思路上均体现出一定的新颖性和独特性，不失为一本接地气的白内障手术相关参考书。书中还将眼科相关科研信息进行汇总，进一步体现出"临床发现问题—科研解决问题—研究成果服务临床"的良性循环模式，这一点也是值得很多年轻医生去借鉴和学习的。

　　生逢其时，成长有道。在这个更加重视青年医学人才的新时代，希望王晓刚教授及其团队能够一如既往的继续拼搏、奋斗，也希望他的学习成长思路可以为更多的年轻医生树立榜样，激励更多的年轻医生更加努力地做到"人无我有，人有我优，人优我强"，在每个平凡的岗位上做出不平凡的成绩，持续助力我国眼科医疗卫生事业的健康发展。

山西省眼科医院党委书记
原山西省眼科医院院长

　　手术技术的进步与创新不断地推动着眼科学的发展。白内障超声乳化手术作为眼科具有代表性的内眼手术技术之一，对术者的操作要求很高，所以白内障手术医生素有"刀尖上的舞者"的美称。同时，随着我国医疗人才队伍的不断壮大，中青年骨干人才起到承上启下的重要作用，但很多年轻医生在手术技术学习方面却面临诸多困境，如基础理论知识的系统性、实践操作机会、手术意外时的处理能力等。由王晓刚博士及其团队编写的《白内障超声乳化手术医生成长手册》一书为相关理论知识的储备、各个手术步骤的解析、手术技巧的自我练习、白内障手术相关指南的解读等多方面提供了参考，是一本可以帮助处于白内障手术学习阶段和存在诸多困惑的广大年轻学者成长的好书。

　　王晓刚博士作为我早期的博士研究生，他刻苦钻研，勇于以临床所遇问题为导向开展科研工作，在眼的生物测量及影像学方面取得了非常好的成绩，曾获得上海交通大学优秀博士荣誉称号；毕业后仍秉承勤于治学的精神，在强化实践的同时提升理论的总结，这次能够从初学者的角度结合自身成长，与其团队坚持完成本书的撰写，我感到很欣慰及骄傲，也表示由衷的祝贺。正是他这种持之以恒、精益求精、刻苦钻研的精神才使得本书能够出版。本书共七大章，以手术技术为核心，内容系统丰富、重点突出，特别是将获取新知识的各种学习途径及方法汇聚其中，期望能够为正处于成长阶段的眼科医生提供参考。

　　宝剑锋从磨砺出，梅花香自苦寒来。任何一种手术技术的成长，都是对意志的磨练与考验，其成长过程也是挑战与机遇并存。在此，我衷心祝愿和期待这本书的出版，也非常感谢王晓刚博士及其团队为我国眼科白内障手术技术的普及所做的贡献。

上海交通大学附属第六人民医院眼科行政主任

推荐序四

白内障居世界致盲眼病首位，随着世界人口老龄化的到来，白内障引起的视力障碍也逐年增多，手术是唯一有效治疗白内障的方法，而白内障超声乳化手术是目前世界公认的最先进、最有效的治疗白内障的主流术式，同时也是很多年轻医生需要规范学习和熟练掌握的基本手术技术之一。

随着白内障超声乳化手术在世界范围内的广泛开展和普及，已有许多国内外书籍介绍超声乳化手术的基本原理和基本操作。由王晓刚医生及其团队撰写的《白内障超声乳化手术医生成长手册》一书以年轻手术医生的成长过程为基本切入点，针对年轻手术医生在学习掌握白内障超声乳化手术中的难点、困扰之处进行了详细阐述，强调以晶状体解剖结构为基础，关注不同白内障术前详细检查及评估以确保手术的安全性，重视左手操作的重要性及撕囊技巧的刻意训练，并详细阐述了手术各个环节操作步骤及术中、术后并发症如何正确有效地处理，同时对相关基础与临床科研思维进行拓展，详细解读了与白内障超声乳化手术密切相关的专家共识，是一本相对系统和规范的手术指导手册，对于处于不同阶段的年轻医生有很好的参考价值，值得大家仔细阅读、思考和理解。

道阻且长，行则将至。如同白内障手术方式从最早的金针拨障到现在的飞秒激光辅助下白内障超声乳化手术，科学理论的进步和手术技术的发展永远都是挑战与机遇并存。在此，我衷心希望此书的出版，可以为更多处于成长阶段的眼科白内障手术医生提供帮助；同时也衷心祝愿王晓刚医生及其团队中年轻医生的手术技术不断进步，在未来能够提供更先进、更有意义的知识、理论和技术，让更多的年轻眼科医生从中获益。

原山西省眼科医院白内障 1 科主任

≈ 致　谢 ≈

在写本书之前我曾有参编及主编国际专业书籍的经历（*OCT application in ophthalmology*、*Optical coherence tomography angiography of the eye*、*Intraocular lens*）及美国留学经历（Casey Eye Institute），这些经历给了我完成本书的信心。我自2014年博士毕业后在山西省眼科医院工作，该医院作为省内最大的一家三甲专科医院，医、教、研全面发展是医院对每一位临床医生的要求。目前我个人的科研方向主要集中在OCT及人工智能眼科应用领域，而白内障手术及相关疾病则是我的临床工作重点，能够撰写一本OCT方面和一本白内障方面的书一直是我的理想和努力方向。

对于我这个博士毕业之后才开始真真正正从事临床工作的医学生而言，白内障手术学习过程异常艰难；同时，对于动手能力一般、年龄偏大的手术"小白"，手术机会竞争激烈、医患关系空前紧张成了学习过程中的一座又一座大山，我相信我说的这些也是每位临床医生的体会。基于现实条件，经过冲动、犹豫、深思之后，2017年我选择自费到印度Dr. R. M. Sahai Memorial Institute of Ophthalmology医院学习超声乳化手术，在40天（95例：20例小切口，75例phaco）的学习过程中我体会到了内心颤抖、紧张，遇到了各种并发症，也见识到了带教老师对各种并发症的娴熟处理技术。带教老师的悉心讲解和不断鼓励，增强了我对自己能够学习、掌握白内障手术技术的信心。在学习结束时，我已经可以顺利完成常规白内障超声乳化手术及小切口手术。但回国开展实际临床工作的同时，自信心的建立又是一个漫长、孤独的过程，由于手术方式方法及手术器械不同，因此需要学会融合变通，再加上刚开始挑选符合条件的病例也很难，所以维持学习曲线的热度很难。

我从印度学习回国后基本手术量是平均每月1台，这无论对术者的技术还是意志力都是一种消磨。为了改变现状我申请参加下乡扶贫工作，希望能另辟蹊径得到更多手术锻炼的机会。我积极鼓励并协助推动帮扶医院开展超声乳化手术，在这个过程中，要特别感谢师兄（邓明辉副主任医师）的悉心指导与帮助；同时跟他研究、讨论我手术过程中每一步动作，也成为我以后处理并发症时的坚强后盾，为我有信心独立开展手术提供了源源不断的动力。其实，在很长的时间里每次手术例数不多（绝大多数是3台，所以自己一直感觉幸运数字是3），但我不放弃每一次实践操作的机会，坚信与理论相结合的实践是成长的催化剂，在每一次的手术过程中我逐渐体会到每个步骤的关键之处及注意事项，并且不断改正师兄指出的缺点和错误，而所有这些努力和一点一滴的成长确实会在后期逐渐体现出来。

今天的白内障手术成功绝不单纯是手术本身的成功，大量新技术、新设备及新耗材被引进，屈光性白内障手术中手术设计环节变得越来越重要，而完美的手术设计要求对知识体系构架中所有细节精准掌握，如超声乳化设备流体动力学、个性化人工晶状体（intraocular lens，IOL）的选择及手术设计等，这些方面我从张素华教授的身上学到更多，她对每一位患者术前、术中、术后的精准预判及各个手术步骤的精细操作，是我和每位白内障手术医师未来努力的方向和目标。

手术顺利完成的另一个重要因素就是在手术成长过程中处理遇到的各种并发症，初学者一方面要学会识别并发症；另一方面要逐步学会正确处理并发症，对并发症及时合理的处理是保证患者最大获益的前提条件。在这方面我要特别感谢张素华教授、江琳主任医师及刘建亭主任医师这些保驾护航者。

在这里还要感谢郭瀑院长（下乡期间认识的一位豁达的医生），他从某种角度颠覆了我的一些偏见，愿意无偿提供手术学习机会，这是我最开始无法理解的。他作为一位民营医院的眼科手术医生，不仅手术技术娴熟，而且还利用工作之余撰写白内障手术方面的专业书籍，这一点对我触动很大。在随后与他的接触中，我的想法有了一些变化，希望将自己的所学所知和术中体会以知识的形式分享给众多像我一样处在艰难成长阶段、资历年轻、年龄已不再年轻的眼科手术医生，就像YouTube上面Uday Devgan教授无偿地进行手术视频讲解与剖析一样，这也是我写这本书的动力所在。

同时感谢香港的林顺潮教授对我的推动作用，他在《小切口白内障手术学》一书中提及的"授之以鱼不如授之以渔"理念使我深受感动，那本书也是我最早接触白内障手术的学习资料（2006年至2009年硕士研究生阶段），所以也希望这本书是"授之以渔",能够让更多的年轻医生从中获得自己需要的更加有价值的信息,以加快自我成长的步伐,获得更加完善的知识体系,成长为未来的"大师",并将理念和技术传承下去。

本书从2017年下乡支援工作时开始构思,到最终定稿历时近5年的时间,参与编写的每位人员均是临床一线工作眼科医生,也都是在忙碌的临床工作之余进行相关章节内容的编写,在此非常感谢各位参与者的辛苦付出与努力。感谢各个章节的贡献者,所有参编人员都是来自国内各大三甲医院年富力强、年轻有为的科室中坚力量,加上部分参编人员的留学经历及丰富的知识储备,对手术学习及相关研究均有独特的体会与见解,是有了你们的辛苦付出才有这本书的问世,这是我们成长阶段的共同记忆,也是激励我们不断前行的动力。

感谢整本书撰写过程中家人对我的各方面支持与鼓励,从想法到现实是一个漫长而复杂的过程,能够完成整个过程本身也是一种历练,是你们的默默付出给了我坚持下去的决心和毅力。

感谢国家自然基金项目(项目编号:81971697)对本书出版的支持,科研工作的开展是临床医生不可或缺的一部分,也正是不断深入的各项研究项目使得我们对疾病的机制、诊断及治疗有了更加深入的了解与认识,这也是本书中增加科研相关部分内容的初衷,希望每一位医生都可以成长为一名会思考的综合型临床医生。

总之,要特别感谢我的家人、美国学习时的老师David Huang教授、印度学习时的带教老师、工作中的各位上级医师和各位同事、师兄、朋友及相信我的患者,是你们给了我学习的机会及不断前进的动力,让我征服学习过程中遇到的困难、不断建立信心才能使得我有写这本书的"冲动"和坚持下去的毅力,也要感谢自己的不断坚持和韧性,最终能够将一本白内障手术相关的专业书呈现在大家的面前。

王晓刚

于山西省眼科医院

前 言

　　对于一名处于成长阶段的白内障超声乳化手术医生，能够亲身体会到合理规范的手术操作尤为重要。白内障超声乳化手术与常规的小切口白内障囊外摘除术的主要不同之处体现在对超声乳化设备各项参数的掌握情况，规范的手术操作加上灵活的设备掌控能够在提高手术效率的同时，明显降低术中及术后各种并发症的发生率，为患者带来更好的术后效果。同时，随着白内障手术理念由复明性向屈光性逐渐转变，一位白内障手术医生的成长不仅仅局限在临床技术方面，同时在临床相关问题的研究方面也应该有所认识，以上提及的技术与研究共同进步应该是未来白内障手术医生的真正发展方向。

　　本书旨在通过精炼地讲解术前、术中、术后术者应该注意的各种情况及手术视频展示，帮助读者在相对较短的时间内掌握白内障超声乳化这门手术技术，缩短手术学习曲线，并努力将各种手术并发症发生率降到最低。同时，本书的最后一个章节是白内障疾病及手术技术相关科研的一些知识分享，旨在帮助学习者可以将研究思路贯穿在学习手术及临床工作的各个方面，形成"发现临床问题——科学研究解决——研究结果应用于临床工作中"的良性及更为长远的发展模式。

　　需要说明的是，本书撰写参考大量的国内外相关专业书籍及文献资料，但在撰写过程中由于知识的不断更新，难免出现疏漏及不足，还望读者批评指正。尽管如此，本书仍不失为一本为成长阶段白内障手术医生精炼介绍超声乳化手术的好作品，希望可以给各位初学超声乳化手术眼科同行的临床工作带来帮助。

王晓刚　邓明辉　董静

于山西省眼科医院

∽ 写给读者的心里话 ∽
——学习白内障超声乳化手术前的自我准备

在您真正开始阅读本书内容之前，希望您可以花费几分钟的时间阅读此部分内容，这是作者的自我体会和理解，对您的手术成长很有帮助。

一名白内障超声乳化手术医生在实战之前的自我准备包括很多方面，如自信心的建立、基础理论知识储备、一定的显微手术操作基础、超声乳化手术设备各步骤参数设置、手术操作时每一步需要注意的具体细节、脑海中对各步骤的反复回忆及强化等。

任何一项技术或技能的学习均存在一定的学习曲线，与其他生活技能的学习不同，超声乳化手术是借助高倍显微镜在患者眼内进行的精细手术操作，对操作者各方面要求极高，再加上我国现在较为紧张的医患关系，会给初学者带来很大的心理压力，而这种心理压力因个人性格的差异会对手术成长曲线的长短、每次手术是否能够顺利完成存在或多或少的影响。所以在学习超声乳化手术之前一定要相信自己可以成为一名优秀的白内障手术医生，并通过Wetlab的练习不断建立自信心。如果你可以将双手、大脑、双眼、双脚协调操作，那你一定可以成为一名合格的超声乳化手术医生；如果你对自己没有太大的信心，作为本书的作者，我的自身成长经历可以说明，经过一定阶段的自我反复刻意练习，你一定也可以成长为一名合格的白内障手术医生。

自信心建立之后，你还需要很好的超声乳化手术相关理论基础作为保障。术中任何灵活的操作均需要理论基础作为指导，这也是本书的精华所在。目前，网络资源非常丰富，我们可以通过多种途径（专业书籍、手术录像、专业培训课程等）获得相关知识来丰富我们的头脑。当然，在理论知识积累的基础上，不断观摩超声乳化手术专家或超声乳化新手的实际手术操作，从不同水平的手术操作中发现新知识、新问题及解决问题的方法更是一种很好的学习方法。

一般而言，在进行超声乳化手术之前需要术者具备一定的显微手术操作经验，如小切口白内障囊外摘除术、翼状胬肉手术、前房异物取出术等。前期扎实的显微手术功底会让你很快熟悉超声乳化手术设备及辅助器械的术中操作，灵巧的左手配合操作对超声乳化手术的顺利完成非常重要。另外，术者需要熟练掌控脚踏板控制手术显微镜的聚焦及超声乳化仪不同挡位之间的灵活切换，这是完成术中不同的手术步骤及并发症发生时能够冷静处理的必要条件。所以在实际手术操作之前，需要术者花费一定的时间去熟悉超声乳化仪脚踏板的各种挡位控制（如灌注、灌注抽吸、超声乳化、抛光、回吐等），为真正的手术操作实战做充分准备。

超声乳化手术设备作为超声乳化手术的核心设备，需要每一位超声乳化手术医生掌握其不同手术步骤下的参数设置，对其参数的合理设置是手术成功的关键，所以我们要认真仔细阅读其操作手册。同时可以观摩经验丰富的医生在同样设备上的操作参数设置并将其作为参考，也可以使用动物眼球进行操作参数测试以便对不同硬度的核进行相应的参数修改，提高手术效率。

行超声乳化手术时是否有上级医师的监督和指导也非常重要。如果有上级医师指导和监督，你可以进行大胆的（而不是盲目的）操作，因为在特殊情况出现时上级医师可以接手完成手术，以保证手术安全及术后效果。在某些情况下，你感觉很难完成的步骤（如刻槽、劈核），可以让上级医师帮忙完成并进行讨论，你再进行后续的操作，学会逐步成长。当然，上级医师也可能会给你带来心理压力，无形的紧张感很可能会打乱你的手术步骤，这种情况的出现主要与医师之间的磨合不到位有关，心中将上级医师放到指导自己使自己手术技术更为安全的角度，而不是强调考核，你的心跳自然会回到正常步调（确实比较难控制）。如果没有上级医师督导，你千万不要掉以轻心，一定要每一步做到心中有数。如果连续环形撕囊 (continuous curvilinear capsulorhexis，CCC) 不完整而且无法补救，出现后囊撕裂及悬韧带断裂的概率很高，此时建议不要继续超声乳化手术，而是转为 ECCE 比较安全。一定谨记：我们最终的目的是保证手术安全结束，为患者提供更好的术后效果，所以当需要停手、求助上级医师、转为 ECCE 甚至求助后节手术医生时，请不要犹豫。在条件允许的情况下，强烈建议给自己的每一台手术录像，术后仔细观看自己的手术录像并进行反复学习，发现每一步操作中存在或潜在的问题，以便于下次手术时进行技术上的改进或修正，在修正并规范操作的同时避免再次发生同样的问题，形成良性自我学习循环，从而保证每次的强化学习均是规范有效的。

总是在脑海中不断地回忆超声乳化手术的每一个步骤及注意事项，形成潜移默化的步骤记忆。如果你坚持这样做，你对手术步骤、超声乳化仪功能及参数、设备原理及每种手术器械操作技巧的掌握会越来越好，这样你很可能会在较短的时间内掌握超声乳化这门手术技术。

眼睛作为人体器官，某种程度上能够间接反映患者是否存在系统性疾病及全身状况，手术之前一定要仔细观察每一个手术病例的各项全身及眼部检查数据，从数据中发现可能存在的问题，明确患者眼部的整体状况，以及是否存在悬韧带异常、晶状体脱位、虹膜异常等特殊情况，做好术前的各项准备（心理准备、器械及手术方案准备），做到心中有数再上手术台，增加手术成功率。

总之，希望大家在超声乳化手术的学习过程中通过良性学习习惯，不断建立自信心，发现自己的不足并不断将其攻克从而趋向完美，最终成为一名内心强大、技术过硬、具有独立思考能力的优秀白内障手术医生，同时将自己的所学所悟传递给新的年轻医生，使这门技术真正地服务于更多的白内障患者。

王晓刚　邓明辉　董静

于山西省眼科医院

目录

第一章 晶状体解剖与临床

 导读

晶状体（lens）作为眼内一个透明的组织结构，其主要参与眼部屈光系统的组成。晶状体主要由晶状体囊膜、晶状体上皮及晶状体纤维组成，其透明性与组成结构的有序排列有关，通过睫状体的收缩与舒张可对晶状体的屈光能力进行实时调整，晶状体的组织结构、透光能力及代谢能力会随着年龄的变化而变化。

 本章节学习目的

◇ 掌握晶状体的解剖结构
◇ 掌握晶状体的生理特点
◇ 掌握晶状体的物理光学特性
◇ 掌握晶状体与年龄之间的关系

第一节　晶状体的解剖结构

正常晶状体位于虹膜与瞳孔的后方，其前后分别与房水、玻璃体相接，呈非对称的扁球状，组织结构内不包含任何神经、血管及结缔组织。我们前期利用 Galilei 三维眼前节分析系统研究发现，正常晶状体的前极至角膜内皮面的深度约为 3 mm，且其深度变化与年龄呈负相关[1]。晶状体通过环绕其赤道部附近一周的悬韧带与睫状体相连，从组织学角度分析，晶状体主要由晶状体囊膜、晶状体上皮及晶状体纤维组成。我们前期利用光学相干断层扫描（optical coherence tomography，OCT）研究已经实现在非接触状态下对晶状体组织结构的分析（图 1-1）[2]。我们通过自行设计的分析软件，可以利用 OCT 断层图对瞳孔区晶状体囊膜及上皮细胞层厚度进行综合分析，最终建立分区厚度地形图供临床使用（图 1-2）。

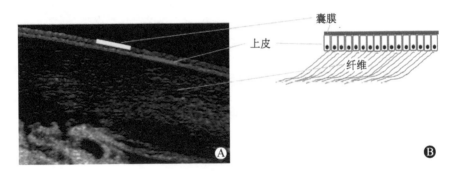

图 1-1 与 OCT 晶状体断层成像 (A) 相对应的组织结构示意 (B)

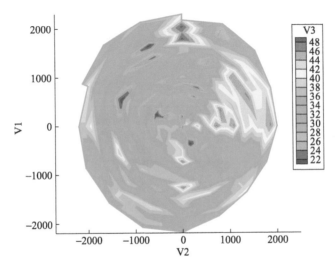

图 1-2 利用 OCT 断层晶状体结构图像数据及自行设计的分析软件对
瞳孔区晶状体囊膜及上皮细胞层厚度进行地形图分析后呈现的云图示意

晶状体囊膜 (lens capsule)：为包绕晶状体全周的一层弹性组织，可以控制进出晶状体内部组织的分子物质，其厚度不同部位均不相同 (范围为 4 ~ 23 μm)，其中后极部最薄，约为 4 μm[3]。

晶状体上皮细胞层 (lens epithelial cells)：为晶状体前囊膜下单层立方上皮细胞，高 10 μm，宽 15 μm，从中央逐渐向赤道部延伸。晶状体上皮细胞主要包含肌动蛋白、波形蛋白及微管蛋白三种细胞骨架成分，以提供结构支持、细胞运动及细胞分裂过程中染色体运动的调节[4]。位于中央区的晶状体上皮细胞一般体积较大且正常状态下不发生增生；但位于晶状体赤道部的上皮细胞具有很强的增生能力，这也是白内障术后发生后发性白内障的主要原因[5]。

晶状体实质 (lens substance)：为晶状体的绝大部分组成结构，主要由不断堆积的晶状体细胞及极小的细胞外间隙组成。随着年龄的增长，晶状体核及皮质之间的界线会变得越来越不明显，有研究显示平均年龄 61 岁的患者，其晶状体中核大约占到体积的 84%，而皮质仅占 16%[6]。晶状体核从内向外可分为胚胎核（原始晶状体纤维细胞）、胎儿核、婴儿核及成人核。周边晶状体皮质主要在性成熟之后由继发晶状体纤维（secondary lens fibers）逐渐形成。

"Y"字缝（Y-shape sutures）：因继发晶状体纤维在晶状体前极和后极不断堆积而形成，一般前极的"Y"字缝呈正立位，而后极的"Y"字缝呈倒立位。"Y"字缝的形成使得晶状体形状由最初的球形逐渐过渡为扁平双凸结构[7]。

晶状体的生长特点（lens growth）：整个生命周期中，晶状体处于不断增长的过程，只是随着年龄的增长其增长速度会逐渐下降。在出生后的前 20 年，晶状体上皮细胞及晶状体纤维增速可达 50%，随着年龄的增长，晶状体不断增大，晶状体囊膜面积也会从出生时的约 80 mm^2 增长至 70 岁的 180 mm^2[8]。

晶状体的质量（lens mass）：研究发现新生儿出生后晶状体质量约为 65 mg，1 岁时可达 125 mg，以后会以每年近 3 mg 的速度增长至 10 岁的 150 mg。之后，增长速度减慢，直至 90 岁时约为 260 mg[9,10]。一般而言，同年龄段的男性晶状体重量会比女性高约 8 mg[11]。

晶状体的空间结构（lens dimensions）：研究发现晶状体赤道平面的直径会随年龄增加不断增长，20 岁后增长速度减慢，前 20 年可从出生时的 5 mm 左右增长至 10 mm 左右。同样，非调节状态下晶状体的厚度也会由出生时的 3.5 ~ 4 mm 增长至 4.75 ~ 5 mm[12]。相反，晶状体前表面的曲率半径会随着年龄的增长而不断减小，如 10 岁时约为 16 mm，而 80 岁时会减小至 8 mm；但是后表面曲率半径变化很小，基本保持在 8 mm 左右[13]。

第二节　晶状体的生理特点

晶状体的生理特点主要涉及其组织结构生理代谢方面与水分子、离子、蛋白及小分子结构物质的渗透能力、扩散能力、转运能力。水分子、离子、小分子蛋白（<70 kDa）可自由通过晶状体囊膜。晶状体上皮细胞与晶状体纤维组织结构存在很多离子通道、泵及转运体，这使得上皮细胞可以在细胞外环境中自由活动[14]。

晶状体的生化代谢主要涉及糖类代谢、蛋白质代谢、谷胱甘肽代谢及抗氧化机制这几方面[15]。

糖代谢：主要提及的是己糖激酶，它是进入晶状体内的葡萄糖用于代谢的主要物质，经过此酶的催化，进入晶状体中约 95% 的葡萄糖被磷酸化为葡萄糖-6-磷酸。然而，由于晶状体为无血管组织结构，从而形成一个缺氧的环境，这样的结果使得约 70% 的晶状体 ATP（ATP 为三磷腺苷的英文缩写，分子式为 $C_{10}H_{16}N_5O_{13}P_3$，其主要由腺嘌呤、核糖和 3 个磷酸基团连接形成，水解时释放能量，为生物体内最直接的能量来源）来源于无氧糖酵解。而仅 3% 的葡萄糖可以进入三羧酸循环，产生约 25% 的晶状体 ATP。

蛋白质代谢：晶状体为人体中蛋白质浓度最高的组织结构。晶状体蛋白可以在内肽酶和外肽酶的作用下分解为肽段及氨基酸。

谷胱甘肽代谢：晶状体组织中，尤其是晶状体上皮层内含有高浓度的谷胱甘肽物质，其作用主要包括：通过保护巯基、防止氧化损伤、去除外源性物质从而保持蛋白质硫醇的还原状态来维持晶状体的透明性[16]。

抗氧化机制[17]：活性氧（reactive oxygen species，ROS）为体内一类氧的单电子还原产物，主要是因线粒体状态转换过程中高氧的环境和高还原态的呼吸链使大量电子漏出并还原为氧分子而形成。其为高度活性的氧自由基，对脂质、蛋白质、碳水化合物及核酸有潜在损伤。上面提及的谷胱甘肽系统可能通过中和脂质过氧化物从而防止脂质自由基的连锁反应。晶状体内富含的抗坏血酸可以与超氧阴离子、羟基自由基、过氧自由基发生快速反应，形成脱氢抗坏血酸，起到抗氧化作用。

第三节　晶状体的物理光学特性

晶状体的物理光学特性主要涉及其对光线的传输能力、透明性、屈光指数、色差、球差及调节力。

光线传输能力（light transmission）：晶状体就像一个滤波器，可以吸收对身体有害的大部分长波黑斑效应紫外线（UV-A：315～400 nm 波长）和中波红斑效应紫外线（UV-B：300～315 nm 波长）。透光能力即一定波长光线的穿透能力会随着年龄的增长而发生变化，如 10 岁以下的儿童晶状体存在一个对 320 nm 波长光线的透射带，可以使约 8% 的紫外线穿过晶状体到达视网膜，而 20 多岁时，此比例会明显下降至 0.1%，而 60 岁时，紫外线的穿透能力基本为零[18,19]。这种变化主要与年龄增长下的晶状体颜色及结构变化有关，而这种生理性变化的存在也为某些人工晶状体（过滤蓝光 IOL、过滤紫外线 IOL）的研发提供了一定的依据[20-22]。

透明性（transparency）：在胚胎发育的早期阶段，晶状体并不是透明的，但是随着进一步的发育及与晶状体相连的血管供应的逐步退化，晶状体逐渐变得透明。其透明的主要原因是有序均一的晶状体细胞及纤维排列结构（此结构可将晶状体的光线散射率控制在 5% 以下），以及组织内部结构缺乏吸收可见光的色团[23]。

屈光指数（refractive indices）：正常晶状体的曲率及屈光指数从周边至中央呈不断增加趋势，这主要与组织蛋白浓度不断增高有关[24]。最终形成周边皮质的屈光指数约为 1.386，低于晶状体核的屈光指数 1.410；晶状体前囊膜的屈光指数（1.364～1.381）高于后囊膜（1.338～1.357）[25]。

色差（chromatic aberration）：光线经过晶状体后会分解出光谱中的所有颜色。不同波长的光线会产生不同的通过率及光线偏差。如波长为 570～595 nm 的黄光会正好聚焦于视网膜上，而波长为 440～500 nm 的蓝光聚焦点会落在视网膜前，波长为 620～770 nm 的红光会落在视网膜后。红光与蓝光之间的色散量仅为 1.5～2.0 D，所以最终形成的图像清晰度没有明显降低，但随着晶状体调节力的增加，其屈光力及折射率也随之增加，最终色差也会增加[26]。

球差（spherical aberration）：人眼晶状体的发育特性会将球差对成像质量的影响减至最小，以下晶状体特点都会对减少球差提供基础：①晶状体周边至中心折射率不断增加；②前后囊膜的曲率由周边向两极不断增加；③前囊膜的曲率高于后囊膜曲率[27]。以上结构特性使得外围光线与中心光线的焦点基本接近，从而保证成像质量。当然，瞳孔直径的大小会明显影响球差，研究发现最佳光学成像效果的瞳孔直径为 2.0 ~ 2.5 mm。人眼自身对球差的补偿及调节作用也为非球面人工晶状体的研发及临床应用提供了理论基础[28-30]。

调节（accommodation）：晶状体通过改变自身形状而改变其聚焦能力的过程称为调节，调节的目标是可以将近处和远处的物体清晰成像在视网膜上。看远时，睫状肌放松，悬韧带紧张从而使晶状体变扁平；看近时，睫状肌紧张，悬韧带放松，晶状体前表面曲率增加，研究发现其曲率半径会从 10 mm 减小至 6 mm，从而晶状体的折射率增加，最终可以对近处物体的散射光线进行更大程度的折射，而最终使其聚焦于视网膜黄斑中心凹处[31,32]。调节过程中，由于晶状体前凸，前房深度会出现不同程度的降低，但是整个过程后囊膜的曲率变化较小。我们研究发现正常儿童眼散瞳前后眼部某些生物结构数据会发生不同程度的变化，如前房深度、晶状体厚度等，最终可能会影响人工晶状体度数的计算，这也提醒我们在临床应用或研究中需要对调节与去调节状态下的数据变化予以重视[33]。值得注意的是，晶状体调节的过程一般会伴随着瞳孔的缩小及眼球的会聚，成为调节三联动。所以整个晶状体调节的过程中，包含了物理形状的变化及生理结构的变化，是一个物理学与生理学相融合的过程，这也是交叉学科进行眼部光学系统深入研究的基础，同时也为可调节人工晶状体的研究提供理论及技术基础[34,35]。

第四节　晶状体与年龄

以上提及的晶状体各方面特性与年龄之间有明显相关性，随着年龄的增长，其形态学、生理、生化代谢、调节力及透明性等均会发生改变[36,37]。①形态学方面：在生命的前 20 年中，晶状体的质量与大小变化最大，主要与晶状体上皮细胞的不断增生与分化有关。晶状体囊膜呈持续增厚状态，随着晶状体的生长，其表面积也不断增加。②生理方面：晶状体上皮细胞之间的连接及对阳离子的渗透率随着年龄的变化而变化。研究发现，随着年龄的增长，缝隙连接蛋白 26 会发生氨基酸的丢失，同时钠离子、钾离子及钙离子的囊膜通透性也发生不同程度的改变。③生化代谢方面：晶状体的整体代谢活动会随年龄的增加而呈现下降趋势，这主要与晶状体皮质及核内的相关酶（如参与葡萄糖代谢的甘油醛-3-磷酸脱氢酶、葡萄糖-6-磷酸脱氢酶、磷酸甘油酸激酶等）活性下降有关。虽然晶状体整体代谢活动能力下降，但晶状体合成蛋白质、脂肪酸及胆固醇的能力可持续保持，因此新晶状体纤维的持续更新并不会受到明显影响。④调节力方面[38-40]：晶状体的调节能力随年龄的增长呈明显下降趋势，10 岁调节力为 13 ~ 14 D，40 岁下降至6 D，60岁时基本失去调节力，也就是老视的出现。而晶状体厚度及曲率的增加会使与白内障患者临床表现相一致的近视主诉出现，但是晶状体屈光指数的变化也会部分抵消这一变化。⑤透明性方面：随着年龄的增长，晶状体蛋白的复杂性（高分子量聚合物、蛋白多肽降解、晶状体蛋白不溶解性）不断增高及数量不断增加，这些变化可以明显改变晶状体组织结构的空间顺序从而导致晶状体的透明性下降[41,42]。

总之，晶状体作为眼内屈光系统很重要的组成部分，具有其独特的组织结构、生理特点及物理光学特性，而且其特性的变化与年龄之间有明显的相关性，作为一名眼科医生，应该对其相关基础知识有综合的了解，为白内障手术的开展提供理论支撑。

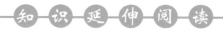
知 识 延 伸 阅 读

　　晶状体悬韧带（zonules of zinn or ciliary zonule）：为环绕晶状体前囊赤道部一周与睫状突相连的纤维组织（主要成分为原纤蛋白，英文为fibrillin，为一种巨大的糖蛋白，是结缔组织中微原纤维的钙离子结合蛋白质，含有34个六半胱氨酸重复单位和5个八半胱氨酸重复单位），功能为保持晶状体位于正常光轴位置，与睫状体相连参与晶状体的调节功能[43,44]。如果原纤蛋白基因突变，会出现悬韧带发育及功能异常（如Marfan综合征），最终可能会出现晶状体位置异常（不同程度的晶状体脱位）。

　　晶状体悬韧带的组织学形成与睫状体上皮细胞有关，悬韧带纤维直径为1～2 μm。与晶状体前囊膜贴附的部位主要分为赤道部前2 mm、赤道部及赤道部后1 mm 3个位置[45]。根据其具体功能及位置不同可分为：①原生小带（primary zonules）：与晶状体囊膜相连；②次生小带（secondary zonules）：相互连接原生小带；③张力小带（tension zonules）：将原生小带固定于睫状突基底膜上（图1-3）。晶状体悬韧带在裂隙灯下很难看到，当瞳孔散大到足够大或存在晶状体脱位时有可能看到部分悬韧带。有研究发现其纤维数量随着年龄的增加而呈现逐渐下降的趋势[46]。

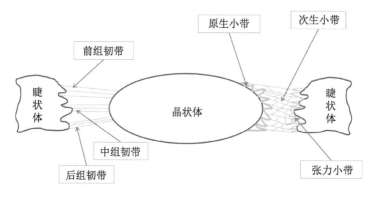

图1-3　晶状体悬韧带的分布与种类示意

参考文献

［1］　WANG X, WU Q. Investigation of the human anterior segment in normal Chinese subjects using a dual Scheimpflug analyzer. Ophthalmology, 2013, 120(4)：703 - 708.

［2］　DONG J, JIA Y, ZHANG Y, et al. Anterior lens capsule and epithelium thickness measurements using spectral-domain optical coherence tomography. BMC Ophthalmol, 2017, 17(1)：94.

［3］　DANYSH B P, DUNCAN M K. The lens capsule. Exp Eye Res, 2009, 88(2)：151 - 164.

［4］　BERMBACH G, MAYER U, NAUMANN G O. Human lens epithelial cells in tissue culture. Exp Eye Res, 1991, 52(2)：113 - 119.

［5］　RAKIC J M, GALAND A, VRENSEN G F. Lens epithelial cell proliferation in human posterior capsule opacification specimens. Exp Eye Res, 2000, 71(5)：489 - 494.

［6］　TAYLOR V L, AL-GHOUL K J, LANE C W, et al. Morphology of the normal human lens. Invest Ophthalmol Vis Sci, 1996, 37(7)：1396 - 1410.

［7］　KUSZAK J R, BERTRAM B A, MACSCI M S, et al. Sutures of the crystalline lens：a review. Scan Electron Microsc, 1984(Pt 3)：1369 - 1378.

［8］　AUGUSTEYN R C. Growth of the human eye lens. Mol Vis, 2007, 13：252 - 257.

［9］　AUGUSTEYN R C. Growth of the lens：in vitro observations. Clin Exp Optom, 2008, 91(3)：226 - 239.

［10］　MOHAMED A, AUGUSTEYN R C. Human lens weights with increasing age. Mol Vis, 2018, 24：867 - xxx.

［11］　HARDING J J, RIXON K C, MARRIOTT F H. Men have heavier lenses than women of the same age. Exp Eye Res, 1977, 25(6)：651.

［12］　ROSEN A M, DENHAM D B, FERNANDEZ V, et al. In vitro dimensions and curvatures of human lenses. Vision Res, 2006, 46(6 - 7)：1002 - 1009.

［13］　SCHACHAR R A. Growth patterns of fresh human crystalline lenses measured by in vitro photographic biometry. J Anat, 2005, 206(6)：575 - 580.

［14］　PRIETO-BONETE G, PEREZ-CARCELES M D, LUNA A. Morphological and histological changes in eye lens：possible application for estimating postmortem interval. Leg Med (Tokyo), 2015, 17(6)：437 - 442.

［15］　HUANG L L, ZHANG C Y, HESS J L, et al. Biochemical changes and cataract formation in lenses from rats receiving multiple, low doses of sodium selenite. Exp Eye Res, 1992, 55(5)：671 - 678.

［16］　GIBLIN F J. Glutathione：a vital lens antioxidant. J Ocul Pharmacol Ther, 2000, 16(2)：121 - 135.

［17］　ANBARAKI A, KHOSHAMAN K, GHASEMI Y, et al. Preventive role of lens antioxidant defense mechanism against riboflavin-mediated sunlight damaging of lens crystallins. Int J Biol Macromol, 2016, 91：895 - 904.

［18］　KESSEL L, LUNDEMAN J H, HERBST K, et al. Age-related changes in the transmission properties of the human lens and their relevance to circadian entrainment. J Cataract Refract Surg, 2010, 36(2)：308 - 312.

［19］　ARTIGAS J M, FELIPE A, NAVEA A, et al. Spectral transmission of the human crystalline lens in adult and elderly persons：color and total transmission of visible light. Invest Ophthalmol Vis Sci, 2012, 53

(7): 4076 - 4084.

[20] MAINSTER M A, Turner P L. Blue-blocking IOLs decrease photoreception without providing significant photoprotection. Surv Ophthalmol, 2010, 55(3): 272 - 289.

[21] MAINSTER M A. Violet and blue light blocking intraocular lenses: photoprotection versus photoreception. Br J Ophthalmol, 2006, 90(6): 784 - 792.

[22] BRØNDSTED A E, LUNDEMAN J H, KESSEL L. Short wavelength light filtering by the natural human lens and IOLs—implications for entrainment of circadian rhythm. Acta Ophthalmol, 2013, 91(1): 52 - 57.

[23] XIA J Z, WANG Q, TATARKOVA S, et al. Structural basis of eye lens transparency: light scattering by concentrated solutions of bovine alpha-crystallin proteins. Biophys J, 1996, 71(5): 2815 - 2822.

[24] IRIBARREN R. Crystalline lens and refractive development. Prog Retin Eye Res, 2015, 47: 86 - 106.

[25] Borja D, MANNS F, HO A, et al. Optical power of the isolated human crystalline lens. Invest Ophthalmol Vis Sci, 2008, 49(6): 2541 - 2548.

[26] HOWARTH P A, BRADLEY A. The longitudinal chromatic aberration of the human eye, and its correction. Vision Res, 1986, 26(2): 361 - 366.

[27] SMITH G, GOX M J, CALVR R, et al. The spherical aberration of the crystalline lens of the human eye. Vision Res, 2001, 41(2): 235 - 243.

[28] LU C W, SMITH G. The aspherizing of intra-ocular lenses. Ophthalmic Physiol Opt, 1990, 10(1): 54 - 66.

[29] SMITH G, LU C W. The spherical aberration of intra-ocular lenses. Ophthalmic Physiol Opt, 1988, 8 (3): 287 - 294.

[30] DIETZE H H, COX M J. Limitations of correcting spherical aberration with aspheric intraocular lenses. J Refract Surg, 2005, 21(5): S541 - S546.

[31] WILSON R S. A new theory of human accommodation: cilio-zonular compression of the lens equator. Trans Am Ophthalmol Soc, 1993, 91: 401 - 416, discussion 416 - 419.

[32] SCHACHAR R A, CUDMORE D P, TORTI R, et al. A physical model demonstrating Schachar's hypothesis of accommodation. Ann Ophthalmol, 1994, 26(1): 4 - 9.

[33] WANG X, DONG J, TANG M, et al. Effect of pupil dilation on biometric measurements and intraocular lens power calculations in schoolchildren. PLoS One, 2018, 13(9): e0203677.

[34] PEPOSE J S, BURKE J, QAZI M A. Benefits and barriers of accommodating intraocular lenses. Curr Opin Ophthalmol, 2017, 28(1): 3 - 8.

[35] DICK H B. Accommodative intraocular lenses: current status. Curr Opin Ophthalmol, 2005, 16(1): 8 - 26.

[36] CHENG C, PARRENO J, NOWAK R B, et al. Age-related changes in eye lens biomechanics, morphology, refractive index and transparency. Aging (Albany NY), 2019, 11(24): 12497 - 12531.

[37] PAJER V, RÁROSI F, KOLOZSVÁRI L, et al. Age-related absorption of the human lens in the near-ultraviolet range. Photochem Photobiol, 2020, 96(4): 826 - 833.

[38] KASTHURIRANGAN S, GLASSER A. Age related changes in accommodative dynamics in humans. Vision Res, 2006, 46(8 - 9): 1507 - 1519.

[39] MORDI J A, CIUFFREDA K J. Dynamic aspects of accommodation: age and presbyopia. Vision Res, 2004, 44(6): 591 – 601.

[40] LOCKHART T E, SHI W. Effects of age on dynamic accommodation. Ergonomics, 2010, 53(7): 892 – 903.

[41] BASSNETT S, SHI Y, VRENSEN G F. Biological glass: structural determinants of eye lens transparency. Philos Trans R Soc Lond B Biol Sci, 2011, 366(1568): 1250 – 1264.

[42] BEEBE D C. Maintaining transparency: a review of the developmental physiology and pathophysiology of two avascular tissues. Semin Cell Dev Biol, 2008, 19(2): 125 – 133.

[43] FARNSWORTH P N, MAURIELLO J A, BURKE-GADOMSKI P, et al. Surface ultrastructure of the human lens capsule and zonular attachments. Invest Ophthalmol, 1976, 15(1): 36 – 40.

[44] McCulloch C. The zonule of Zinn: its origin, course, and insertion, and its relation to neighboring structures. Trans Am Ophthalmol Soc, 1954, 52: 525 – 585.

[45] STREETEN B W. The zonular insertion: a scanning electron microscopic study. Invest Ophthalmol Vis Sci, 1977, 16(4): 364 – 375.

[46] BORNFELD N, SPITZNAS M, BREIPOHL W, et al. Scanning electron microscopy of the zonule of Zinn. I. Human eyes. Albrecht Von Graefes Arch Klin Exp Ophthalmol, 1974, 192(2): 117 – 129.

（王晓刚　董静　邓明辉）

第二章 白内障基础与临床知识荟萃

 导读

　　白内障是世界范围内最为常见但经恰当治疗可逆的致盲性眼病。白内障可以按照不同的方法进行分类，临床常见的白内障类型有老年性白内障、先天性白内障和外伤性白内障等。白内障的诊断并不困难，但需要按照标准进行分期和核的硬度分级，以便更好地确定治疗方案。白内障的治疗分为药物治疗和手术治疗，药物治疗虽然不是目前的主流方法，但相关研究证明其仍有很大的前景和临床意义。在手术治疗方面，一方面，由于白内障手术技术的进步，如飞秒激光辅助的白内障手术和白内障术中导航技术的应用；另一方面，由于高端人工晶状体的研发，如三焦点人工晶状体、散光矫正型人工晶状体、双焦点人工晶状体、连续视程人工晶状体和拟调节人工晶状体等的出现，使得白内障手术从复明性手术转向屈光性手术，后者又进一步迈向精准屈光性手术。此外，在先天性白内障治疗方面也取得重大突破，内源性干细胞诱导晶状体再生技术已成功在临床上获得应用。未来，白内障的治疗会让患者看得更清晰、更舒适、更持久。

 本章节学习目的

◇ 掌握白内障的定义、晶状体混浊的主客观分级标准、核的硬度分级
◇ 掌握常见白内障类型的临床表现与处理原则
◇ 了解白内障手术治疗的发展历程与未来的发展趋势
◇ 了解各种综合征并发的白内障特点

第一节　白内障的病因及发病机制

　　白内障是指晶状体任何部位和组织混浊导致晶状体透明性的丧失。这种混浊形态各异，可以是点状、星状或轮辐状，也可以是晶状体整体密度的增高。混浊的位置可以在

晶状体皮质或核，也可以在周边或中央区，还可以在前囊或后囊膜下。因此，不是所有类型和程度的白内障都会影响视力，一般而言，累及晶状体视轴的混浊将会导致不同程度的视功能受损。

白内障的病因和发病机制目前仍未完全阐明，但任何直接或间接破坏晶状体组织结构、干扰晶状体正常代谢的因素都可能导致白内障的发生，如老化、遗传（约占先天性白内障发病原因的1/3，且以常染色体显性遗传方式最为多见）、染色体畸变、代谢异常、外伤、辐射（如常见的紫外线）、中毒、某些全身代谢疾病（如糖尿病）和不良的生活习惯（如吸烟）等。从病理的角度来说，任何引起晶状体纤维发生交联、变性并积聚成不溶性大分子的因素，如氧化应激，都会导致晶状体发生混浊。

第二节　白内障的临床分类

通常临床上白内障可按照病因、发病时间、晶状体混浊形态及晶状体混浊部位等进行分类（表2-1）。

表2-1　白内障的临床分类

分类	白内障临床类型
按病因	年龄相关性白内障
	外伤性白内障
	并发性白内障
	代谢性白内障
	药物和中毒性白内障
	辐射性白内障
	发育性白内障
	后发性白内障
按发病时间	先天性白内障
	后天获得性白内障
按晶状体混浊形态	点状白内障
	花冠状白内障
	绕核性白内障
按晶状体混浊部位	皮质性白内障
	核性白内障
	囊膜下白内障

最近，*The Lancet* 杂志将白内障按病因简洁地分为3种类型：年龄相关性白内障、儿童白内障和继发性白内障[1]。年龄相关性白内障，即通常所指的老年性白内障，是成人

白内障中最为常见的类型，通常起病于 45~50 岁，晶状体混浊是氧化应激作用于晶状体蛋白的直接结果[2]。根据晶状体混浊的位置，年龄相关性白内障可以分为 3 种类型：皮质性白内障、核性白内障和后囊膜下白内障。皮质性白内障通常呈楔形，起始于晶状体周边皮质，然后逐渐向中央部发展；核性白内障是由于晶状体纤维不断向晶状体中央区聚集挤压，导致晶状体核的硬化和混浊；后囊膜下白内障通常位于中央区视轴上，早期对视力即有较大的影响。需要注意的是，多数年龄相关性白内障患者大都同时合并 2 种及以上的类型。

儿童白内障又可分为先天性白内障和婴儿期白内障。先天性白内障是指出生时已经存在晶状体混浊，而婴儿期白内障是指出生后 1 年内发生的白内障。儿童白内障由于不同的病因可以是单侧或双侧发病。儿童白内障的病因约 1/3 是遗传因素，1/3 是眼部异常或全身多系统综合征的一部分，还有 1/3 病因不明。

继发性白内障是指各种晶状体外部因素导致的白内障，如外伤性白内障、并发性白内障、药物和中毒性白内障等，白内障的发生有已知明确的病因。

第三节　白内障的临床表现

一、常见症状

视力下降：是白内障最明显也最重要的症状。但因晶状体混浊的位置、范围和程度不同，晶状体混浊对视力的影响程度也不一样。如晶状体周边部的混浊对视力影响较小，而在中央区，特别是视轴上的混浊，即使范围小、程度轻也会明显影响视力。

畏光：在一些晶状体混浊不均匀的白内障患者中，由于强光使瞳孔明显缩小，正常大小瞳孔时没有被遮挡的光线反而被自身的虹膜所遮挡，患者因视物不清加重而表现为畏光。

对比敏感度下降：白内障患者在高空间频率上的对比度显著下降。

屈光改变：核性白内障因晶状体核屈光力增强，产生核性近视，原有的老视表现反而减轻。如果晶状体内部混浊程度不一致，还可能产生晶状体源性散光。

单眼复视或多视：这是由于晶状体内混浊或水隙形成，使晶状体各部分屈光力不均匀，有类似棱镜的作用，从而产生单眼复视或多视。

视野缺损：发生混浊的晶状体组织遮挡视线会让白内障患者的视野产生不同程度的缺损，由于晶状体混浊一般不规则，因此视野缺损一般也不规则，有别于青光眼的视野缺损。

二、体征

晶状体混浊可在肉眼、手电筒或裂隙灯显微镜下观察到。不同类型的白内障具有其特征性的混浊表现。晶状体周边的混浊需要在充分散瞳后才可观察全貌。

第四节　白内障混浊分级与核硬度分级

一、白内障混浊的主观分级方法

目前白内障主观分级方法中最为常用的是美国国立眼科研究所（The National Eye Institute，NEI）资助的晶状体混浊分级系统（lens opacities classification system，LOCS）。LOCS Ⅱ（1989 年）和 LOCS Ⅲ（1993 年）被广泛应用于白内障研究、流行病学调查和药物疗效评价等[3]，在国内主要还是以 1989 年提出的 LOCS Ⅱ 分级系统使用最为广泛[4]。其方法是将瞳孔充分放大，采用裂隙灯照相和后部照明法，区别晶状体混浊的类型，即核（N）、皮质（C）和后囊膜下（P）及核的颜色（NC）。通过与相应的一组标准照片的比较，记录相应的等级（表 2 - 2）。

表 2 - 2　LOCS Ⅱ 晶状体混浊分类标准

晶状体部位	混浊情况	LOCS Ⅱ 分类
核 （N）	透明，胚胎核清晰可见	N0
	早期混浊	N1
	中等程度混浊	N2
	严重混浊	N3
皮质 （C）	透明	C0
	少量点状混浊	Ctr*
	点状混浊扩大，且瞳孔区内出现少量点状混浊	C1
	车轮状混浊，超过 2 个象限	C2
	车轮状混浊扩大，瞳孔区约 50% 混浊	C3
	瞳孔区约 90% 混浊	C4
	混浊超过 C4	C5
后囊膜下 （P）	透明	P0
	约 3% 混浊	P1
	约 30% 混浊	P2
	约 50% 混浊	P3
	混浊超过 P3	P4

* Ctr：cortical-trace，指最低限度的晶状体皮质混浊。

LOCS Ⅲ（1993 年）[5]晶状体混浊分级记录法仍然采用一组标准彩色裂隙灯和后部照明照片，将晶状体核混浊（nuclear opalescence，NO）分级为 NO1 ~ NO6，晶状体核颜色（nuclear colour，NC）分级为 NC1～NC6，晶状体皮质混浊分级为 C1～C5，将后囊膜下混浊分级为 P1～P5。以上三项指标，如果平均混浊程度介于两个等级之间，均可用小数表示。例如，晶状体皮质混浊的程度介于 2 与 3，可评定为 2.5。

二、白内障混浊的客观分级方法

1. Pentacam 晶状体密度测定

Pentacam 眼前节分析仪（Oculus，Wetzlar，Germany）采用的是 Scheimpflug 成像原理，通过旋转 Scheimpflug 照相装置在不到 2 秒的时间内对散瞳眼采集最多 50 幅 Scheimpflug 图像，用于晶状体密度分析。对于晶状体密度的测量，Pentacam 程序将晶状体密度以 0～100 的刻度划分，0 表示无混浊，100 表示晶状体完全不透明（图 2-1、图 2-2）。每一幅 Scheimpflug 图像都可以显示出晶状体核中心的峰值密度及区域内的平均密度或是区域内的最大密度值和最小密度值。Pentacam 内置的 Pentacam Nucleus Staging（PNS）软件可用于晶状体混浊区域的三维重建并提供平均晶状体密度、最大晶状体密度以及将晶状体核混浊程度分级。既往研究发现使用 Pentacam 对晶状体密度评估具有良好的可重复性[6]，但皮质性和后囊膜下白内障的晶状体密度值与视力、LOCS Ⅲ 评分、对比敏感度、超声乳化的能量和时间等指标均无显著相关性[7,8]，说明 Pentacam 对晶状体密度评估主要适用于核性白内障，临床上使用时需要注意白内障的类型。

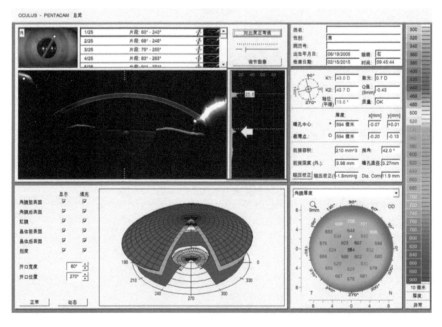

图 2-1　一名 10 岁健康儿童的晶状体密度值，结果显示在 10 左右
（红框内的黄色箭头）

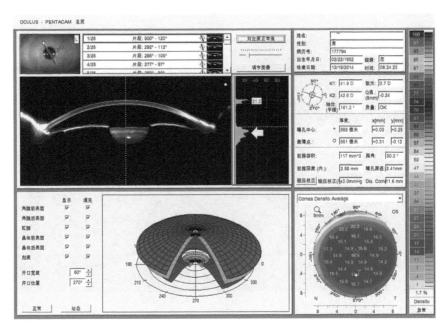

图2-2　一名62岁白内障患者的晶状体密度值，结果显示接近30
（红框内的黄色箭头）

2. 晶状体功能失调指数（dysfunctional lens index，DLI）

iTrace 视功能分析仪（Tracey Technologies，Houston，TX）利用 Ray Tracing 像差分析系统对患者进行客观测量，其基于高阶像差、对比敏感度、瞳孔直径等数据计算得出 DLI[9]，该指标直到2016年随着 iTrace 系统软件升级后才开始应用于我国临床，近来也有国内学者做了相关报道[10,11]。DLI 值的范围为 0 ~ 10，透明晶状体 DLI 值为 10（图2-3），数值越小代表晶状体混浊程度越重（图2-4），因此可以间接地反映出晶状体的混浊程度及对视功能的影响。国内赵云娥教授课题组的研究结果显示，当 DLI 值 < 5.7 时可以作为白内障手术治疗的指标[11]。与 Pentacam 测量的晶状体密度值主要反映晶状体核的混浊程度相比，DLI 值对于不同类型的年龄相关性白内障患者均能客观反映视力的损害程度和晶状体的混浊程度，较 Pentacam 系统测量晶状体密度值的应用范围更广[10]。

3. 客观散射指数（objective scattering index，OSI）

双通道视觉质量分析系统（optical quality analysis system，OQAS；Visiometrics SL，Terrassa，Spain）通过记录点光源经视网膜反射并第二次通过眼屈光介质后的视网膜图像，能分析光线在眼光学系统的散射、像差和衍射对视网膜成像的综合影响，对白内障的客观分级及眼内屈光手术的术后评估等均具有重要意义[12,13]。目前在国内外市场上常用的是西班牙生产的客观视觉质量分析仪 II（OQAS II）。OQAS 基于双通道原理可客观简便地获得患者全眼的 OSI。OSI 是指双通道影像在外周 12 ~ 20 弧分视角之间的环形

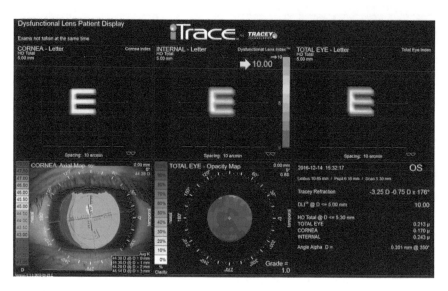

图2-3　一名35岁健康男性的DLI值为10（黄色箭头），
提示晶状体完全透明

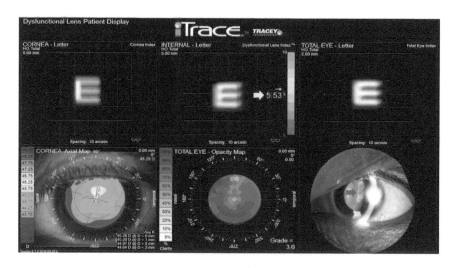

图2-4　一名皮质性混浊白内障患者的DLI值为5.53（黄色箭头），
提示晶状体混浊，Opacity Map（粉红色箭头）可见与该患者
竖条形晶状体皮质混浊（粉红色箭头）对应的位置关系

区域光强度与中心1弧分视角光强度之间的比值，该值介于0~10。OSI值越高，则散射程度越高（图2-5）。由于眼内散射绝大部分来自角膜和晶状体，OSI值<1提示没有白内障（图2-6），1≤OSI值<3提示早期白内障，3≤OSI值<7提示成熟期白内障（图2-7），OSI值≥7提示严重白内障[14]。

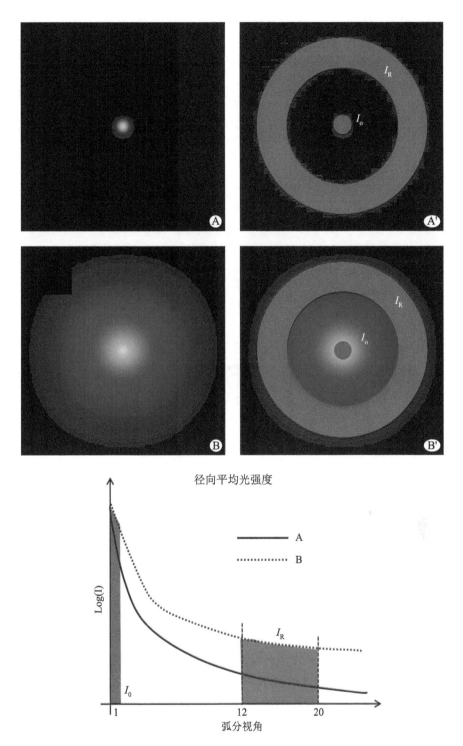

OSI 指 12 弧分与 20 弧分视角之间形成的环形区域（A′和 B′中的 I_R）与中央 1 弧分视角（A′和 B′中的 I_0）光强度的比值。从坐标图可以看出，B 比 A 的 OSI 大，因此图像更模糊。

图 2-5　OSI 示意

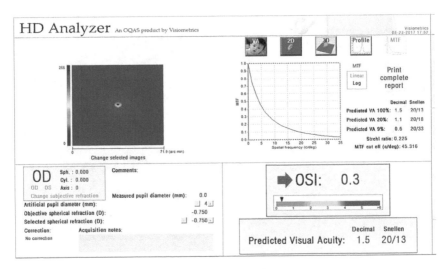

图 2-6　一名年轻志愿者的 OSI 值为 0.3（粉红色箭头），
小于 1 提示没有白内障

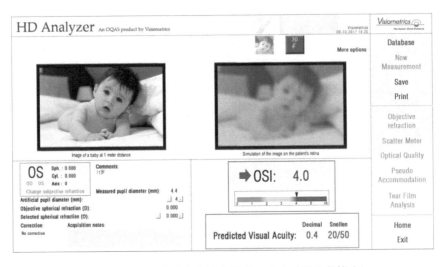

图 2-7　一名白内障患者的 OSI 值为 4.0（粉红色箭头），
大于 3 但小于 7，提示成熟期白内障

　　需要注意的是，眼内散射可分为正向散射和反向散射两种类型，双通道 OQAS 是目前唯一能直接客观测量正向散射的工具。正向散射是指光线经过屈光介质向视网膜方向的散射，对视觉质量造成影响且能被患者主观感知，在一定程度上反映患者的主观症状；反向散射是指经眼底投向角膜的散射部分，通常是被检查者在检查时的主观感知，在一定程度上反映了检查者所观察到的眼内组织结构情况。由于 OSI 值包含了晶状体的正向散射量，在对白内障进行评估时更能接近患者的主观感受，可以接近真实地评估晶状体混浊对视觉质量的影响。因此，与其他评价视觉质量的方法相比，双通道视觉分析技术更能反映白内障引起的主观视觉干扰，使眼科医师的检查结果更接近患者主观症状，在患者主观视觉感受（OSI 值，正向散射）与眼科医师检查所见（白内障混浊的主观评估，反向散射）不一致时，OSI 值更加有助于白内障治疗方案的选定[15]。换言之，是患者主观感觉的客观指标 OSI 值，而不是眼科医生检查的主观评估决定了白内障的治疗策略。

三、晶状体核硬度分级

晶状体核硬度分级目前在临床上常用的是 Emery 分级，该分级对于白内障超声乳化吸除术选择适应证与手术方式具有重要的意义。Emery 分级根据晶状体核硬度不同将其分为 5 级（表 2 - 3）。

表 2 - 3　Emery 晶状体核硬度分级标准

分级	核颜色	核硬度	超声乳化时间
1 级	透明或灰白	软性	极短
2 级	黄白色或黄色	软核	短
3 级	深黄色	中等硬度	中等
4 级	棕色或琥珀色	硬核	长
5 级	棕褐色或黑色	极硬核	不适合

第五节　白内障的治疗

一、药物治疗

虽然目前进行手术摘除白内障联合人工晶状体植入是快速且有效的白内障治疗方法，但我国的白内障手术率（cataract surgery rate，CSR）在世界上仍处于较低水平[16]。CSR 是指每年每百万人群中完成的白内障手术数，是评价根治白内障致盲工作的重要指标。即便是在经济发达的上海市，近期的调查发现该市平均 CSR 也仅仅超过 2000[17]，而美国和日本已达 9000 以上，可见白内障手术虽然快捷有效，但很多白内障患者却因为经济落后、医疗资源匮乏等无法接受手术治疗而丧失劳动力或失明。但是，只要有药物能让白内障的发展延迟 10 年，那么每年至少可减少 45% 的白内障手术。因此，研发延缓或预防白内障发生的药物，对于 CSR 低的国家和地区仍然具有十分重要的意义。

研发治疗白内障药物的关键在于对抗白内障的各个形成过程。由于白内障的形成是一个复杂的慢性过程，多种因素参与其中，因此，对抗某一个白内障形成过程的药物并无显著效果。即使在实验中有一定的疗效，但到目前为止临床上尚没有一款能确切延缓白内障进展或治疗白内障的药物。不过随着新技术的不断出现、白内障基础研究的日益深入，以及对白内障病理生理、生化等基础的认识更深，也许未来能够研发出临床有效的白内障药物。下面对近 5 年来较为重要的白内障药物研究进行简单介绍。

1. 羊毛固醇

羊毛固醇（Lanosterol）作为一种两亲性分子在晶状体中大量存在，由羊毛固醇合酶在胆固醇合成途径的关键环化反应中合成。2015 年，*Nature* 杂志发表了关于羊毛固醇作为阻止晶状体蛋白聚合的关键分子的重要论文，或可成为预防和治疗白内障的新型战略关键点[18]。但最近又有实验性研究报道羊毛固醇没有预防和减轻白内障的作用[19]，因此羊毛固醇在临床上的应用（如用药方式和浓度等）尚需进一步研究。

2. 抗坏血酸（维生素C）

氧化应激是老年性白内障发生发展重要的危险因素。在正常晶状体和房水中均含有高浓度的抗坏血酸，抗坏血酸能使酶分子中的硫基处于还原状态，从而维持酶的活性，并能使氧化型谷胱甘肽转变为还原型。抗坏血酸是晶状体内的重要抗氧化剂，能够防止晶状体氧化，从而预防其变混浊。最近一项进行了 10 年随访的双生子研究发现，白内障的发生发展遗传因素只占 35%，环境因素起主要作用，且饮食中常规摄入维生素 C 对于白内障进展具有重要的减缓作用[20]。需要注意的是，有研究发现过量的维生素 C 摄入又会加速老年性白内障的发展[21]。因此，一般人及老年性白内障患者日常食用富含维生素 C 的水果或适当补充保健品类维生素 C 片剂即可满足抗氧化的需要，否则过犹不及。

3. 纳米载体制剂

一些传统药物如叶黄素和姜黄素，从理论上来说都具有抗氧化作用而能预防白内障，但在口服使用的情况下对白内障的发生发展并无显著作用。近期有研究采用纳米载体技术，制成可溶性的滴眼液，局部使用显示出较好的抗白内障效果[22,23]。由此可见，改进制药工艺或许也是一条研发治疗白内障药物的新途径。

4. 迷迭香酸

迷迭香酸（Rosmarinic acid，RosA）是从唇形科植物迷迭香中分离得到的一种水溶性的天然酚酸类化合物，是一种天然抗氧化剂，具有较强的抗氧化活性，有助于防止自由基造成的细胞受损。近期的研究发现，给实验动物滴用含有迷迭香酸成分的滴眼液[24]或皮下注射迷迭香酸均可延缓实验性白内障的进展[25]。也许未来可以将迷迭香酸研制成为一种有效治疗白内障的药物。

二、手术治疗

祖国医学关于白内障手术治疗的方法——金针拨障术最早见于唐代《外台秘要》一书，距今已有千余年的历史。书中记载，对于严重的白内障，"此宜用金篦决，一针之后，豁然开去而见白日"。

现代的白内障手术则经历了从白内障囊内摘除术（intra-capsular cataract extraction，ICCE）、白内障囊外摘除术（extra-capsular cataract extraction，ECCE），到小切口 ECCE，再到超声乳化白内障吸除术（phacoemulsification），白内障手术在技术上日趋完善。近年来，随着飞秒激光辅助白内障手术的兴起和白内障手术中导航技术的涌现，白内障手术已经从当初的复明性手术进一步升级为屈光性手术，让白内障患者在术后看得更加清晰、更加舒适、更加持久[26]。

1. 白内障囊内摘除术

白内障囊内摘除术是指将混浊的晶状体连同囊膜完整摘除的手术方法，在我国已不再作为治疗白内障的常规术式，目前主要适用于一些不能行囊外摘除和超声乳化手术的特殊情况，如外伤或先天异常导致的严重晶状体脱离。该手术操作简单，手术设备和技巧要求均较低，但该术式需要在大切口（160°~180°的角巩膜缘切口）下完成，手术的并发症较多，如角膜内皮损伤、虹膜根部离断、玻璃体脱出、暴发性脉络膜出血等。最重要的是采用该术式治疗白内障一般不宜联合一期植入人工晶状体，患者术后视力较差。

2. 白内障囊外摘除术

白内障囊外摘除术是指仅摘除混浊的晶状体核与皮质而保留了完整的晶状体后囊膜和周边前囊膜的一种手术方法。与白内障囊内摘除术相比，该术式不仅便于植入人工晶状体，而且可以明显减少玻璃体脱出、视网膜脱离等并发症的发生。虽然白内障囊外摘除术目前也已基本被超声乳化白内障吸除术取代，但对于不具备开展超声乳化白内障吸除术的贫困地区或眼部条件不适合超声乳化白内障吸除术者仍然可以起到重要的补充。虽然现在很多的年轻白内障医生练习手术都是从超声乳化白内障吸除术开始，但白内障囊外摘除术作为白内障手术治疗及内眼显微手术操作的基本功，仍然需要各位年轻医生熟练掌握，以备处理超声乳化白内障吸除术中遇到的一些特殊情况。从适应证的角度而言，除了晶状体全脱位、严重的晶状体半脱位及晶状体后囊膜不稳定外，现代白内障囊外摘除术几乎可以适用于所有类型白内障的治疗，而且特别适用于一些不适合超声乳化白内障吸除术的患者，如成熟的年龄相关性白内障、伴有高度近视的硬核性白内障等。

3. 小切口白内障囊外摘除术

小切口白内障囊外摘除术是现代白内障囊外摘除术经过改良的一种方法，与上述的传统白内障囊外摘除术相比，由于手术切口小，具有损伤小、术后反应轻、愈合快、术源性散光小、视力恢复较快且稳定等优点。如能熟练掌握该术式，可以大大减少术中和术后的并发症。

4. 超声乳化白内障吸除术

超声乳化白内障吸除术的发明者是犹太裔美国人 Charles David. Kelman，1930 年生于美国纽约，年轻时是一名萨克斯乐手，并从未放弃过自己的音乐梦想。在涉足超声乳化白内障吸除术的研究之前，受到冷冻技术在神经外科成功应用的启发，Kelman 医生研究的是冷冻技术在眼科中的应用，如视网膜脱离的冷凝术。很快，Kelman 医生又进行了第一例人眼白内障冷冻摘除术。由于同一时期冷冻技术在眼科的研究结果不断发表，Kelman 医生在这些方面的研究并未为他带来任何声誉。

当时著名的 Troutman 教授断言：白内障手术已经发展至巅峰状态，已经不存在任何改进的空间。但 Kelman 医生注意到当时的白内障手术需要 8~10 天的住院观察，要彻底制动，这对老年人来说某些时候是致命的。因此，他就想：除了冷凝技术之外，是否能够通过利用某种裂解性的能量或某种化学药剂并通过针孔大小的切口完成白内障手术？

幸运的是，这一想法得到了 Hartford 基金会 299 000 美元的支持。Kelman 医生利用这笔资金很快组建了自己的研究团队，但研究进行了 2 年多仍毫无实质性的进展，而此时离基金会结题的时间仅剩半年。当焦头烂额、心灰意冷的 Kelman 医生在口腔科医生为其清除满口烟渍牙石时，他敏锐地感觉到一种若隐若现的细微震荡，听到了尖锐的高频响声，探针与牙齿的接触也似乎若即若离，伴随着液流，牙齿上的顽渍神奇地不见了。受了此次经历的启发，Kelman 医生意识到"高频、高速"是解决问题的关键。到此，超声乳化白内障摘除技术终于迎来了第一道曙光。此后，经过一系列问题的解决与技术的改进，Kelman 医生于 1967 年开始着手临床实验。

第一位接受 Kelman 医生临床实验的是一名 79 岁罹患绝对期青光眼、持续疼痛等待摘除眼球的患者。手术经历了四个半小时，超声乳化时长 79 分钟，术中角膜塌陷三四十次，角膜内皮大片剥脱，虹膜被撕成碎片，晶状体后囊膜破裂。但经过 Kelman 医生及其研究团队不断地改进，白内障超声乳化手术时间逐渐缩短，安全性和有效性也随之显著提高，并于 1970 年 Kelman 医生及其团队正式向市场推出了 Kelman-Cavitron 超声乳化仪。2004 年，Kelman 医生因肺癌去世，享年 74 岁。大师传奇的一生和白内障超声乳化技术曲折的发明经历值得当今每一位眼科医生追思。详细内容可参见刘保松教授主编的《尖峰白内障手术技术》一书关于 Kelman 医生自传的附录。

现代白内障超声乳化技术的进步主要集中在角膜切口的构建、连续环形撕囊、水分离和水分层及碎核技术等方面。白内障超声乳化联合可折叠的人工晶状体植入术是目前治疗白内障的主流手术方式，并且在我国也得到了全面推广。白内障超声乳化技术将白内障的手术切口缩小到 2.8 mm 甚至更小，具有组织损伤小、透明角膜切口不用缝合、手术时间短、术源性散光小、视力恢复快等显著优点，并且在局部麻醉或表面麻醉下即可完成手术。

5. 飞秒激光辅助白内障手术

飞秒是度量时间长短的一种度量单位，1 飞秒为千万亿分之一秒的时间（1 飞秒 = 10^{-15} 秒），在 1 飞秒内，光也只能走 0.3 μm，这个距离甚至不到一根头发丝的百分之一。飞秒激光的波长为 1053 nm，位于红外光谱，其每个激光的脉冲时间仅有几个飞秒，每个光斑的直径小于 2 μm。飞秒激光的激光束可以聚集到眼内的任何组织，在焦点处于极短的时间内释放高能量产生等离子体，随后产生空腔气泡和震荡，从而实现对组织的切开或分离。飞秒激光早期主要用于角膜屈光手术，2009 年，飞秒激光技术开始应用于白内障手术，为白内障手术中角膜切口的制作、矫正散光透明角膜松解切口的制作、前囊膜的切开、晶状体核的裂解等多个步骤提供了极高精度的切割，标志着白内障手术又跨入了一个崭新的时代[27]。

《我国飞秒激光辅助白内障摘除手术规范专家共识（2018 年）》明确指出[28]：飞秒激光白内障摘除手术系统可使透明角膜切口、角膜缘松解切口、环形晶状体前囊膜切开及预劈核操作更加精确，从而优化人工晶状体的位置和术眼的屈光状态，大大提高白内障摘除手术的准确性、有效性和安全性。可以说，飞秒激光辅助的白内障手术，让常规白内障手术更加精准，让高端人工晶状体植入更有保障，让复杂白内障手术更加简单。既往的研究也表明[29]，飞秒激光辅助的白内障摘除手术，术中使用的超声时间更短、能量更低，可减少角膜内皮细胞丢失、减轻角膜水肿，对于硬核白内障手术更具优势[30]。我国于 2013 年引进飞秒激光手术系统，全国范围内已有百余家眼科机构正在使用该技术。

目前临床上有多种飞秒激光工作平台可用于辅助白内障手术，简介如下。

爱尔康公司的 LenSx 飞秒激光系统：市场上第一个用于白内障手术的飞秒激光平台，目前在我国也使用得比较广泛[31]。LenSx 系统具有广角的前节 OCT，可以提供眼前节实时的三维成像，具有高分辨率的视频显微镜，手术过程中手术者可以实时监视全部眼前节结构。

拓普康公司的 LensAR 飞秒激光系统：目前采用增强现实（Augmented Reality™）技术三维地显示眼前节结构，使激光能量准确地定位在需要切削的位置，保证手术安全高效。目前该系统已升级到第四代，即 Streamline® Ⅳ。

雅培公司的 Catalys 飞秒激光系统：将 OCT 图像整合到飞秒激光仪器中用以显示眼前节的解剖结构。该系统具有专利性的液体光学界面，透明液体填充于激光和患者眼球之间的空间，可以减少角膜皱褶。

博士伦公司的 Victus 飞秒激光系统：其最大的特点在于在对接等步骤中使用带有压力传感器的界面来减少角膜皱褶，同时也能够全程通过前节 OCT 显示眼前节结构。

一般而言，飞秒激光辅助的白内障手术适应证可以传统白内障摘除手术患者入选标准为主，患者能主动配合手术，角膜透明，睑裂大小正常，眼部无影响飞秒激光正常操作的情况。但存在以下情况之一者，则为该手术的禁忌证[28]：①眼眶、眼睑或眼球解剖结构异常致飞秒激光无法正常操作，如睑裂狭小、眼睑变形；②患者无法主动配合手术，如眼球震颤、术中无法固视配合、头位不能处于正常位置或因全身性疾病不能仰卧者；③合并妨碍角膜压平的角膜疾病（非接触式设备除外）；④合并干扰激光光束的角膜混浊等；⑤角膜后弹力层膨出，具有角膜破裂风险；⑥近期反复发作感染性角膜疾病；⑦前房内存在血液或其他物质（如硅油等）；⑧低眼压或存在角膜植入物。

6. 手术导航系统辅助的白内障手术

由于白内障术后晶状体已被摘除，角膜的光学质量直接影响着全眼的光学质量，那么角膜与人工晶状体光学性能的匹配程度成为影响屈光性白内障术后视觉质量的关键因素。白内障术中导航系统无疑能最大化地提高角膜与人工晶状体光学性能的匹配程度。白内障手术导航系统术前对患者信息进行采集，术中与术眼信息比对，实现持续、自动、实时的眼球追踪，非接触式投射手术信息至术野，辅助屈光性白内障手术医师精准完成白内障手术的各个关键步骤，包括显示角膜切口位置、撕囊边界、Toric IOL 植入目标散光轴位等[32]。

最早投入临床使用的白内障手术导航系统是爱尔康公司推出的 VERION 数字导航系统（VERION™ Image Guided System），已在我国临床得到广泛使用[33]。此后爱尔康公司还进一步推出了 ORA 导航系统（ORA System with VerifEye® Technology）[34]。目前临床上使用的还有德国蔡司公司的 CALLISTO eye 手术导航系统[35]和瑞士 HAAG-STREIT 公司的 Lenstar LS900 手术导航系统[36]。

此外，白内障手术导航系统还可以与飞秒激光整合，如将同为爱尔康公司的 VERI-ON 数字导航系统与 LenSx 飞秒激光系统进行整合，使飞秒激光辅助的白内障手术做到步步精准。

7. 纳秒激光乳化白内障手术

虽然超声乳化白内障手术经过半个世纪的发展已经风靡世界，但该技术仍存在一些缺陷，如手术中探头释放的超声能量可对周围组织如角膜内皮、虹膜和晶状体后囊有热损伤的风险。为了降低眼内超声热效应，需要灌注冷却系统，而同轴灌注的冷却系统又限制了制造较小的超声乳化探头。因此，寻求更安全、创伤更小白内障手术方式仍然是眼科学领域的热门话题。那么，激光技术能够应用于白内障乳化手术中吗？

其实早在 1989 年，美国纽约的 Jack Dodick 医生从 Nd∶YAG 激光（波长 1064 nm，脉冲时间为 5 纳秒，故称纳秒激光；1 纳秒 = 10^6 飞秒 = 10^{-9} 秒）切开晶状体后囊的过程中受到启发，首先设计研发了 Nd∶YAG 激光白内障乳化系统。激光乳化的基本原理是 Nd∶YAG 激光通过用石英包裹的导光纤维传导，石英纤维的近端有一个标准的激光结合器与激光光源相连，远端到达探头末端，终止于钛靶前 1 mm。激光传导聚集在钛靶上，产生光分解而形成等离子体，后者迅速膨胀爆破产生冲击波，击碎晶状体核（即乳化作用），通过探头末端的抽吸口吸除晶状体碎片，从而完成白内障的摘除（图 2-8）。钛靶同时还起着遮挡激光的作用，这样产生的冲击波主要局限于乳化头内部，乳化头外的冲击波很小，避免了激光对周围组织的直接损伤，在一定程度上保护了患眼的角膜内皮等眼内组织[37,38]。

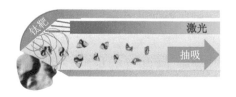

图 2-8　纳秒激光白内障乳化针头原理示意

相比较超声乳化系统，尽管从理论上来说激光乳化系统具有切口小、不产热、使用能量少的优势，但早期 Nd∶YAG 激光乳化系统的主要问题在于乳化效率较低，只能使用于 LOCS Ⅲ 分级系统里 3 级以下的白内障手术。目前在临床上使用的是德国 ARC 激光公司最新推出的 Nd∶YAG 激光乳化仪[39]。该系统最大的改进之处在于在手柄直径不变的前提下激光纤维的直径从原先的 320 μm 减小至 270 μm（图 2-9）。这有助于增大注吸的管腔直径。临床研究显示，该手柄抓核能力显著提升且对 4 级和 5 级核白内障的乳化效率与目前的超声乳化相当[39]。此外，一旦飞秒激光与纳秒激光乳化技术相结合，那么即可实现全程激光且不需手术刀的白内障摘除手术,近期已有相关的研究报道[40]。也许未来的白内障手术可以有更多的选择。

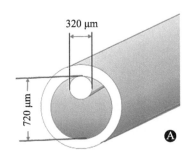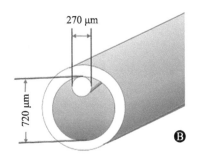

在手柄直径不变的前提下激光纤维的直径从原先的 320 μm(A)减小至 270 μm(B)。手柄针头的外径为 1000 μm,内径为 720 μm。这有助于增大注吸的管腔直径,抓核能力显著提升且乳化效率与目前的超声乳化相当[39]。

图 2-9 最新德国 ARC 激光乳化手柄的改进

8. 内源性干细胞诱导晶状体再生

通过手术吸除混浊的晶状体并植入人工晶状体是目前治疗白内障唯一有效的手段,但对于婴幼儿期的白内障患者,他们处于视功能发育期,并不适合过早植入人工晶状体。即使早期植入,术后也可能经历严重的并发症,甚至发展为不可逆性眼盲。因此,有学者将治疗婴幼儿白内障的方法寄希望于天生具有再生修复潜能的干细胞,特别是内源性干细胞。如果能够充分利用晶状体内源性干细胞的再生潜能,原位再生晶状体,恢复其透光和聚光功能,这将是现代小儿白内障治疗手段的一项革命性突破。中山大学中山眼科中心刘奕志教授领衔的团队率先在世界上利用内源性干细胞原位再生晶状体治疗婴幼儿白内障,并在此方面取得了重大的开创性成果,于 2016 年公开发表于国际著名的 *Nature* 杂志上[41,42]。到目前为止,刘奕志教授领衔的团队已为 100 多名不宜植入人工晶状体的 2 岁以下患白内障的婴幼儿使用内源性干细胞原位再生晶状体治疗他们的白内障,并取得了较好的临床效果。目前该团队正在开展临床试验评估长期疗效,相信未来婴幼儿白内障的治疗会有重大的飞跃。

第六节 临床常见的白内障类型

一、年龄相关性白内障

年龄相关性白内障又称老年性白内障,是临床上最为常见的白内障类型。通常起病于 45 岁以上,进展较为缓慢,多为双侧性,但双眼的晶状体混浊程度可不一致。

年龄相关性白内障主要症状是缓慢的无痛性视力减退。由于晶状体不同部位屈光力改变,可出现单眼复视、多视、近视改变。部分患者还有畏光和眩光。临床上,根据晶状体混浊位置的不同将年龄相关性白内障分为 3 种类型,即皮质性白内障、核性白内障和后囊膜下白内障（图2-10）。需要注意的是，之所以分型是因为要说明混浊以何部位为主，各种类型的白内障之间并无明显的界限，且通常是各种类型的混浊同时存在。各种类型的年龄相关性白内障的临床特点和治疗要点见表2-4。

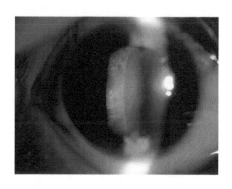

图2-10 后囊膜下白内障。晶状体皮质与核均未见明显混浊改变

表2-4 各种类型年龄相关性白内障的临床特点和治疗要点

	皮质性白内障	核性白内障	后囊膜下白内障
所占比例	最为常见，占65%~70%	占25%~35%	相对少见，约占5%
混浊特点	混浊从周边部晶状体皮质开始，逐渐向中心扩展，混浊呈片状或轮辐状。临床上根据混浊的程度分为初发期、进展期、成熟期和过熟期	混浊主要在晶状体核。核的颜色与核的硬度有一定的相关性，详见Emery核硬度分级	混浊一般从视轴区的后囊膜下开始，逐渐扩大呈盘状
对视力的影响	早期混浊没有累及瞳孔区时对视力无明显影响；累及瞳孔区后，视力开始逐渐下降	近视性改变：由于核硬度增加致屈光指数增加，患者老视减轻或近视增加。 单眼复视：核硬化仅发生在胎儿核，而成年核不受影响，形成一种双屈光现象 畏光：光线较强时瞳孔缩小视力反而下降，可表现为畏光	发病早期即可显著影响视力。当临床上发现晶状体混浊程度与视力减退不相符时，需要特别检查后囊膜下区域，且最好在扩瞳状态下检查
手术治疗要点	白内障的核小且软，最适合行白内障超声乳化吸除术，特别是对于初学超声乳化手术的医生宜选择此类患者	白内障的核较大且硬，需要根据核的颜色判断核的硬度以选择合适的手术方案，这对手术初学者来说尤为重要	单纯的后囊膜下白内障由于核较软，适合行白内障超声乳化吸除术，但术前要特别与成人后极性白内障相鉴别，后者术中破后囊的概率很高

1. 皮质性年龄相关性白内障的临床分期

（1）初发期：见于刚刚开始发生白内障的患者。最早的改变是在周边部前后囊膜下

出现轮辐状排列的透明水疱或水隙，这是晶状体上皮细胞泵转运系统失常导致液体在晶状体皮质内聚集所致。散瞳检查时可发现初发期白内障混浊皮质呈典型的轮辐状外观，每条轮辐状混浊呈楔形，底边位于晶状体赤道部，尖端指向瞳孔中央区（图2-11）。但在此期瞳孔区晶状体仍较为透明，视力一般可不受影响。由于晶状体混浊发展缓慢，可经过数年才进入下一期。

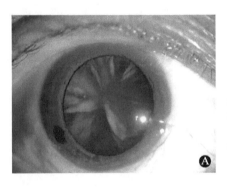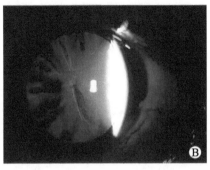

A：裂隙灯弥散光检查可见晶状体混浊呈典型的轮辐状外观，尖端指向瞳孔区中央；B：同一患眼裂隙灯后照法见白内障混浊的轮辐状结构。

图2-11　初发期白内障

（2）进展期：又称未成熟期或膨胀期。从临床症状来说，此期最大的特点是容易引起青光眼急性发作。晶状体混浊的皮质纤维吸收水分肿胀和纤维间液体的不断聚集，使晶状体发生膨胀、增厚，逐渐把虹膜推向前方，前房变浅，房水流出受阻，这对有青光眼潜在体质的患者来说，容易引起青光眼的急性大发作。此外，从临床体征来说，此期最大的特点是在裂隙灯用斜照法检查时在光源同侧瞳孔区可见到新月形投影，称为虹膜新月影投照试验阳性（图2-12），这是此期前囊膜下皮质未完全混浊、部分透明所致。此期患者的视力开始逐渐减退，一般当视力降至0.4及以下时，具备白内障手术治疗的指征。

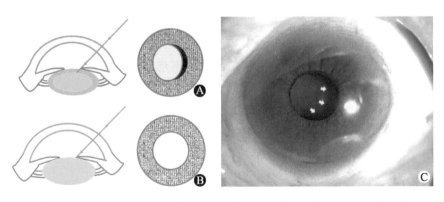

A：晶状体核混浊，但前囊膜下皮质未完全混浊、部分透明，裂隙灯斜照时虹膜投影在深层混浊的晶状体核上，形成新月形投影，虹膜新月影投照试验阳性；B：晶状体核与皮质均全部混浊，虹膜新月影投照试验阴性；C：虹膜新月影投照试验阳性的进展期白内障病例。黄色箭头指示新月形投影的边界。

图2-12　进展期白内障虹膜新月影投照试验示意

（3）成熟期：混浊扩展到整个晶状体，皮质水肿减退，晶状体整个呈灰白色或乳白色，虹膜新月影投照试验阴性（图 2-13）。此期患者的视力显著下降，通常可降至手动或指数，裂隙灯检查时仅能见到前面有限深度的皮质，此时虹膜新月影投照试验转为阴性，眼底已不能窥入。

（4）过熟期：成熟期白内障经过数年的发展，皮质纤维逐渐裂解、液化呈乳白色颗粒，又称 Morgagnian 小体，此时晶状体体积缩小，尚未液化的晶状体核下沉至囊袋下方，随眼球转动而晃动，称为 Morgagnian 白内障（图 2-14）。由于晶状体前囊膜失去原有的张力而呈松弛状态，对虹膜的支撑力减弱，也可出现虹膜震颤。需要注意的是，过熟期白内障液化的皮质若从破裂的囊膜溢出而进入房水，可诱发晶状体蛋白自身免疫反应进而诱发晶状体过敏性葡萄膜炎。此外，若溢出的物质经房水循环堵塞小梁网而导致眼压升高，可形成晶状体溶解性青光眼。或因晶状体脱位或移位、晶状体核脱出形成瞳孔阻滞，也均可引起继发性青光眼。上述由过熟期白内障导致的眼部并发症均需尽快进行手术治疗。

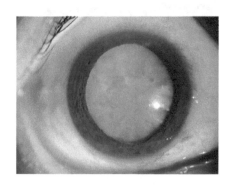 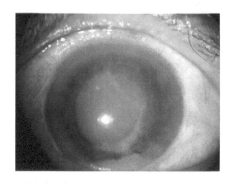

图 2-13 成熟期白内障，整个晶状体 皮质呈白色混浊，虹膜新月影 投照试验阴性

图 2-14 过熟期白内障，下方瞳孔缘及 前房下方可见因晶状体皮质裂解、液化 形成的乳白色颗粒（Morgagnian 小体），晶状体核向下沉

2. 鉴别诊断

（1）后极性白内障：初学超声乳化手术的医生需要特别注意这种特殊类型的白内障与年龄相关性后囊膜下白内障之间的差异。后极性白内障是一种相对少见的先天性白内障亚型，发病率在 3‰~5‰，多数（占 65%~80%）为双眼发病，单眼发病者多伴有弱视（图 2-15）。多为常染色体显性遗传，但也可以是散发[43]。后极性白内障确切的发病机制仍然不是很清楚，目前研究认为是基因突变所致。发育不良的晶状体纤维从赤道部迁移至后极部，逐渐形成特征性盘状白内障和细胞外物质的沉积。此外，混浊处的后囊膜非常薄，有的病例甚至出现缺损，导致在超声乳化白内障手术中后囊破裂的发生率高达 7.1%~36%[44]。因此，对诊断为年龄相关性后囊膜下白内障患者行手术治疗前需认真评估和鉴别，在没有把握与后极性白内障相区分时，可在术前使用前节 OCT、眼部彩色多普勒超声、UBM 等设备间接评估后极部后囊膜的状态与手术治疗时破后囊的风险[45]。

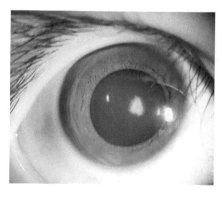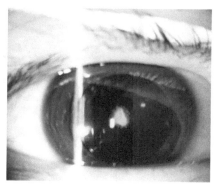

A：裂隙灯弥散光检查；B：后照法检查。

图2-15　8岁女童，右眼后极性白内障

（2）其他非年龄因素导致的白内障：在诊断年龄相关性白内障之前，需要排除除年龄因素之外其他明确病因导致的白内障，如眼部外伤、眼部疾病、全身疾病或药物使用等造成的白内障。这些白内障都有明确的病因，但需要详细询问病史以利鉴别诊断。比如，后囊膜下白内障还可见于长期使用糖皮质激素类药物的患者。

二、先天性白内障

先天性白内障是严重影响婴幼儿视力发育的常见眼病。令人欣慰的是，最近，为了规范、促进先天性白内障早期发现、早期治疗，中国妇幼保健协会儿童眼保健专业委员会儿童眼病筛查学组对新生儿先天性白内障筛查达成了共识[46]，为临床上先天性白内障的早期筛查提供了很好的指导。如前所述，儿童白内障可分为先天性白内障和婴儿期白内障。先天性白内障是指出生时已经存在晶状体混浊，而婴儿期白内障是指出生后1年内发生的白内障。但由于先天性白内障在婴儿出生时往往很难发作并得到及时诊断，因此，在临床上很难将二者明确地区别开来。在国内的教材中，多用先天性白内障这一概念并取其广义上的含义（可对应国外使用的儿童白内障这一概念）。

1．先天性白内障的症状

由于患儿不能自诉不适的症状，主要由家属发现眼部异常表现，如患儿不能固视、瞳孔区发白（白瞳症）、眼球不规则颤动等。医生接诊时需要仔细询问病史，特别是要排除其他眼部疾病导致的白瞳症。

2．先天性白内障的体征

先天性白内障因晶状体混浊的部位、形态和程度不同，可以表现出不同的体征。常见的类型有：核性白内障（最为常见）、前/后极性白内障、绕核性白内障、前/后囊膜下白内障、全白内障等。临床上，在较大儿童或成人中还可见到一种称为发育性白内障的白内障类型，是指先天性和成人型白内障的过度类型，混浊物多为一些沉积物的聚积，而非晶状体纤维本身（图2-16）。所以，发育性白内障在形态上与晶状体纤维走行无关，呈散在的斑点状混浊，裂隙灯检查时可见灰白色、棕色或淡蓝色反光。虽然混浊程度和数量可随年龄增加，但进展相当缓慢，一般不影响视力。

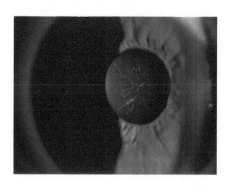

图 2－16　一名 28 岁青年男性，体检时发现不规则点、线状晶状体混浊

3．治疗

（1）随访观察：对于视力影响不大的先天性白内障类型，一般不需要治疗，可密切随访。

（2）手术治疗：由于出生后 6 周内是视觉发育的关键期，对患儿视力影响较大的先天性白内障类型，如核性白内障，宜尽早安排手术治疗，建立正常的视觉刺激，降低形觉剥夺性弱视等并发症的发生率。尽管如此，在计划摘除儿童先天性白内障之前，必须考虑手术时机是否合适及儿童眼球发育的特点。需要注意的是，虽然理论上认为"先天性白内障越早手术效果越好"，但这一观点并未达成广泛的共识。患儿越早手术，一方面全身器官系统未发育成熟或畸形导致的全身麻醉风险就越大，另一方面术后发生炎症反应、继发性青光眼等并发症的风险就越高。既往有部分学者认为，对于单眼先天性白内障且需要手术治疗的患儿（有更大的风险发生弱视），出生后 4 ~ 6 周是手术治疗的最佳时期[47]；对于双眼先天性白内障且需要手术的患儿，也应该在出生后 8 周内完成，而为了避免形觉剥夺性弱视的发生，通常第二只眼的手术要在第一只眼手术后 1 周之内完成[47]。但真正在临床上，为了手术安全和降低手术并发症，对先天性白内障手术治疗的年龄一般需要在 6 个月以上。

在先天性白内障的治疗过程中，另外一个不可回避的问题是 IOL 植入的时机。根据目前临床研究的结果，对于单眼先天性白内障的患儿，1 岁以内不建议一期联合植入 IOL[48]，有研究认为 2 岁以内一期植入 IOL 并未显著提高视力[49]，但最近也有研究指出 6 个月至 2 岁的白内障患儿植入 IOL 是安全有效的[50]；对于双眼先天性白内障的患儿，国外的临床研究结果显示 2 岁以内双眼一期植入 IOL 对于视力的发育是安全有效的[51]。但最近在 *The Lancet Child & Adolescent Health* 杂志上发表的研究结果则指出[52]：不管是单眼还是双眼先天性白内障，都不推荐在 2 岁以内植入 IOL。可见，儿童白内障术后 IOL 植入的时机尚有争议。国内学者一般建议在 2 岁以后、眼球发育接近正常、超声波检查眼轴 ≥ 22 mm 时再植入 IOL。目前国内尚没有相关的专家共识或指南发布，临床上需要手术者在遵循大原则的前提下根据患儿个体的具体情况做出最佳的治疗策略。

此外，前已述及，中山大学中山眼科中心刘奕志教授领衔的团队率先在世界上利用内源性干细胞原位再生晶状体治疗婴幼儿白内障，并在此方面取得了重大的开创性成果。到目前为止，刘奕志教授领衔的团队已为100多名不宜植入人工晶状体的2岁以下患白内障的婴幼儿使用内源性干细胞原位再生晶状体治疗他们的白内障，并取得了较好的临床效果。也许，这是未来治疗先天性白内障值得期待的方案。

三、外伤性白内障

外伤性白内障是指直接或间接性的外力、化学物质、电流等作用于晶状体，使其发生混浊性的改变，称为外伤性白内障。有钝挫伤白内障，可同时伴有晶状体脱位；有眼球穿通伤白内障，晶状体直接被破坏，可伴皮质溢出，受伤后短期内即发生混浊。绝大多数患者都有明确的外伤史，但对于儿童和青少年患者，如符合外伤性白内障的临床特征，即使否认外伤史，鉴于病史描述的准确性不高，也不可轻易否定诊断。

临床上常见的外伤性白内障类型（表2-5）有钝挫伤白内障、穿通伤白内障（图2-17）、化学伤白内障（图2-18）和电击伤白内障（图2-19）。

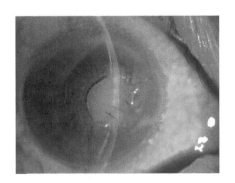

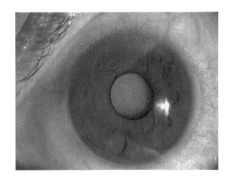

图2-17　角膜穿通伤术后3天即发生了明显的完全性白内障　　　　图2-18　一名45岁男性患者,农药误入眼内1个月后发生了显著的晶状体混浊

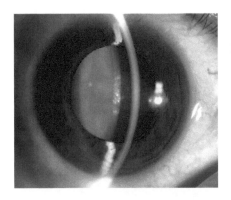

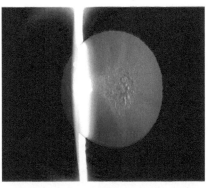

图2-19　一名54岁男性患者，多年前有电击伤史，出现前囊膜下晶状体混浊。左图为裂隙灯弥散光检查，右图为后照法检查

表 2-5　各种外伤性白内障的特点

	钝挫伤白内障	穿通伤白内障	化学伤白内障	电击伤白内障
病因	眼球受到外部钝性力量，但眼球外壁完整	眼球被锐器刺穿，且累及并破坏了晶状体的完整性	碱性化学物质经眼表渗透到眼内。注意：酸性物质一般不易引起白内障	触电（110 V 以上）或雷击
发病机制	①钝性力量经房水传导和玻璃体回弹，使晶状体上皮功能受损，导致浅层皮质晶状体纤维水肿、变性而产生混浊②挫伤严重时可以发生囊膜破裂，房水进入晶状体导致混浊	①囊膜破裂，房水进入晶状体导致混浊②若合并眼内异物，伴发的炎症反应或铜锈症、铁锈症导致白内障	碱性化学物质能够快速渗透至眼内，引起房水 pH 值升高和糖及维生素 C 水平降低，迅速导致产生皮质性白内障	由于晶状体含有大量蛋白质，电阻较大，当电流到达晶状体前囊膜时，遇到较大的电阻而产生热能，引起晶状体囊膜通透性改变和晶状体纤维蛋白变性凝固
临床特点	混浊形态多样，因瞳孔缘色素上皮细胞脱落，在晶状体前囊膜出现特征性的环形混浊，称为 Vossius 环状混浊，其下可有浅层皮质混浊	若囊膜破口较小，细丝刺伤，可自闭而形成局限性混浊；若破口较大，则可在短时间内迅速进展为全晶状体混浊	白内障进展迅速，一般在接触化学物质 1~2 周即可发展为显著的晶状体混浊	发病缓慢，多发生在受伤后 2~6 个月甚至更长时间前囊膜下点状或线状混浊，可静止不发展，甚至逐渐吸收；也可发展为全白内障
治疗	对视力影响不大时可随访观察手术治疗时要特别注意有无合并晶状体脱位，术前需充分散瞳检查或行 UBM 检查	对于不影响视力的局部混浊可随访观察手术治疗时除需要注意有无合并晶状体脱位，还要特别注意后囊膜的完整性，根据个体情况选择合适的手术方式，避免晶状体皮质碎片或核脱入玻璃体腔。对于外伤较重者，一般不建议一期植入 IOL	一般可选择超声乳化手术，一期可联合植入 IOL，术后效果佳	对视力影响不大时可随访观察对于影响视力的白内障，可选择超声乳化手术，一期可联合植入 IOL，术后效果佳

四、代谢性白内障

代谢性白内障指由晶状体周围的眼内环境生化异常导致的晶状体混浊。许多全身病，特别是内分泌障碍性疾病多会合并白内障的发生，常见的有糖代谢异常、半乳糖代谢异常、钙代谢异常和铜代谢异常等导致的白内障（表2-6）。

表2-6　各种代谢性白内障的特点

	糖尿病性白内障	低血钙性白内障	半乳糖性白内障	Wilson病合并的白内障
合并疾病	糖尿病	甲状旁腺功能不全	半乳糖血症	肝豆状核变性
异常代谢	葡萄糖↑	钙离子↓	半乳糖↑	铜离子↑
发病机制	血糖升高时进入晶状体内的葡萄糖显著增加，己糖激酶被饱和醛糖还原酶活化，将葡萄糖转化为不能透过细胞膜的山梨醇蓄积在晶状体内，渗透压升高使得晶状体纤维吸水肿胀而混浊	既往动物实验研究显示钙离子含量降低引起晶状体内部发生了阳离子平衡紊乱导致晶状体混浊，但具体机制尚不清楚	半乳糖基转移酶缺乏阻碍半乳糖衍生物向葡萄糖衍生物正常转化，结果在醛糖还原酶的催化下形成不能透过细胞膜的甜醇，蓄积在晶状体内，渗透压升高使得晶状体纤维吸水肿胀而混浊	Wilson病是一种常染色体隐性遗传病，为金属铜离子浓度过高，在晶状体内沉积所致，并非晶状体纤维本身的混浊
临床特点	真性糖尿病性白内障多见于1型糖尿病患者，多双眼发病，发展迅速，短时间内即可发展为完全性白内障，且常伴有屈光改变。 临床上多见的是合并老年性皮质性白内障，与单纯性老年性白内障相比，其发病更早、进展更快	在囊膜下散在或密集分布的点状混浊，有时夹杂着天蓝色结晶样反光颗粒，也可在浅层皮质出现形似鱼骨样的辐射状条纹混浊。 值得注意的是，混浊很少累及晶状体核	患有半乳糖血症的妊娠妇女，如对摄入半乳糖不加限制，其产后的婴儿约有75%将合并有白内障，且在出生几天内即可检查到白内障形成。 此类白内障在形态学上多为核性，也可表现为前或后囊膜下白内障	晶状体前囊膜下出现局限性混浊，色彩明亮，葵花样分布，一般不影响视力。除晶状体混浊外，角膜缘色素环（Kayser-Fleischer环）是本病的眼部特征性改变。此环为金属铜离子沉积于后弹力层所致，呈铜锈绿色

五、并发性白内障

并发性白内障主要指眼部疾病或眼部手术导致的白内障（表2-7）。广义上全身疾病导致的并发性白内障不在此处讨论。

表 2-7　各种病因导致的并发性白内障临床特点

	眼前节疾病相关	眼后节疾病相关	玻璃体手术相关
相关疾病	角膜溃疡、前葡萄膜炎（如虹膜睫状体炎）、Fuchs 综合征	后葡萄膜炎、视网膜色素变性、陈旧性视网膜脱离、高度近视、眼内肿瘤	视网膜脱离、硅油眼等的玻璃体手术
主要发病机制	炎性白细胞或毒性物质破坏前囊膜的渗透性	①玻璃体腔内有害物质容易穿透晶状体后囊膜；②眼内肿瘤的毒性作用及机械性损伤	①手术器械的机械性损伤；②玻璃体腔填充物影响晶状体代谢和渗透压改变；③手术引起的炎症刺激
临床特点	眼前节炎症性病变导致的白内障常合并虹膜后粘连，晶状体前囊膜色素沉着，晶状体混浊多位于瞳孔中央区或在虹膜后粘连的位置（图 2-20）90% 的 Fuchs 综合征患者可并发白内障，且一般不出现虹膜后粘连，混浊始于后囊膜下，发展迅速	混浊多起自后囊膜下，可见彩色的结晶，混浊内空泡较多，之后逐渐向晶状体核中心及周边扩散，可呈放射状，继之向前皮质蔓延，最终形成完全性白内障高度近视多并发核性白内障，也可出现不完全的后囊膜下混浊	一般在术后 1 周内即可发生，也有术后数月或更长时间发生；混浊最初发生于后囊膜和后囊膜下，逐渐发展为完全性白内障
鉴别诊断	对于能发现明确病因的并发性白内障诊断并不困难，但对于较为隐匿的眼后节疾病（如视网膜色素变性）并发的白内障，需要仔细检查眼底情况，如果白内障混浊严重，也可借助 VEP 和 B 超评估视神经和眼底情况；此外，眼压检查也非常重要，对于伴有高眼压的患者，需排除眼内肿物或青光眼		
治疗原则	积极治疗原发病，对于影响视力的并发性白内障，在原发疾病稳定的前提下，可行白内障手术治疗，且术后仍需要视情况控制原发疾病		

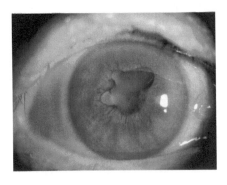

图 2-20　虹膜睫状体炎并发的白内障，可见
广泛虹膜后粘连，瞳孔呈不规则梅花状

六、药物中毒性白内障

药物中毒性白内障指全身或眼局部使用药物影响眼部营养供应或产生毒性物质导致的白内障（表2-8）。

表2-8　各种类型药物中毒性白内障的临床特点

药物	引起白内障的临床特点
糖皮质激素	发病机制不详，局部或全身给药都可诱发白内障。临床特点为后囊下晶状体混浊，且与老年性白内障的后囊下类型从形态上无法区分
吩噻嗪类药物	如吩噻嗪、氯丙嗪，可以导致色素沉积在前囊膜的晶状体上皮细胞内而引起混浊，但对视力一般无明显影响
缩瞳剂	首先表现为前囊膜、上皮细胞内出现微小的空泡，之后可发展为皮质性或核性白内障。长期或频繁滴用缩瞳剂更容易并发白内障
胺碘酮	在晶状体前部形成星状轴性色素沉着，但对视力一般无明显影响

七、辐射性白内障

辐射性白内障与晶状体对 X 线、γ 射线、β 射线和中子辐射的过量吸收有关。辐射性白内障的发生与个体对射线的敏感性有关。妊娠最初 3 个月内如受过量的 X 线照射，极易引起先天性白内障。此外，长期从事与放射有关的工作者，如未做到有效防护，这种慢性累积剂量引起的晶状体改变比相同剂量引起的急性放射性损伤更为严重。

八、后发性白内障

后发性白内障即俗称的白内障术后复发，是指白内障吸除术后晶状体囊膜发生混浊，在成人白内障术后发生率高达 25%~50%，在儿童则是 100%。随着保留后囊膜白内障手术的普及，后发性白内障日益成为白内障术后再次影响视力的重要因素。后发性白内障的主要发病机制为赤道部晶状体上皮细胞（注意：不包括前囊膜晶状体上皮细胞）增生、向后囊方向移行并化生。最近有研究指出[53]，与后发性白内障发生发展有显著关系的临床因素包括手术时年龄 <60 岁、患有糖尿病、晶状体核硬度大于Ⅲ级、玻璃体切除术后及植入亲水性人工晶状体。白内障术后复发是白内障患者术前术后都比较关注的问题，应在术前谈话时明确告知患者可能发生的风险及处理方法，特别是具有上述复发高危因素的患者。

后发性白内障的诊断并不困难，如有明确的白内障手术史、后囊膜混浊。后囊膜混浊的形态包括很多种，可有：①Soemmering 环：指晶状体周边部皮质残留，前后囊膜粘连包裹皮质而变混浊，形成一个周边混浊中央透明的环（图 2-21）。由于未累及瞳孔区，故而一般不影响视力。②Elschnig 珠：移行到后囊膜的晶状体上皮细胞增生，聚集成团而形成透明的珍珠样小体（图 2-22）。③后囊膜纤维化：移行到后囊膜的晶状体上皮细胞增生并化生，形成纤维样白色混浊（图 2-23）。

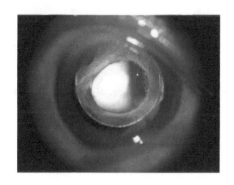

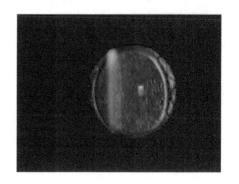

图 2-21　Soemmering 环　　　　　　图 2-22　Elschnig 珠

尽管白内障手术方式不断改进、在术中尽量清除前囊膜和赤道部的皮质和晶状体上皮细胞、人工晶状体材料和设计不断改良[54]、术后抗晶状体上皮细胞增生药物得到应用，以及研发预防后囊膜混浊发生的特殊环状材料[55]，但到目前为止临床上尚无预防后发性白内障发生的有效措施。目前对于影响视力的后发性白内障，行之有效的治疗措施包括手术后囊膜切开或 Nd：YAG 激光切开（图 2-24）。但在治疗前建议扩瞳或行眼部 B 超检查评估眼底情况，尽量降低术后发生视网膜脱离等严重并发症的发生概率。

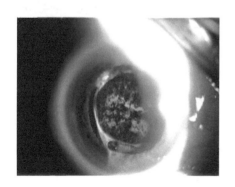

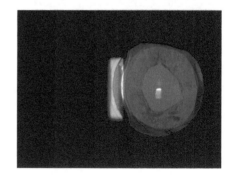

图 2-23　后囊膜纤维化的　　　　　图 2-24　后发性白内障行
　　　　后发性白内障　　　　　　　　　Nd：YAG 激光切开术后

第七节　综合征相关的白内障

各种原因引起的全身性疾病综合征都同时累及晶状体而发生白内障，现做一小结，便于查阅（表 2-9）。

表 2 - 9　各类综合征相关的白内障

病因	相关综合征	发病机制	全身表现	白内障特点	眼部其他表现
染色体畸变	Down 综合征（21-三体综合征）	常见，多了一条 21 号染色体	智力低下，舌大，伸舌，手足粗短，通贯手	白内障为双侧，多为点状或是带状红绿色混浊，最终发展为全白内障	睑裂短且向外上方倾斜，内眦赘皮。眼底视盘色红，如玫瑰色。视网膜的血管有较多的分支
	Cockayne 综合征（20-三体综合征）	多了一条 20 号染色体	2 岁后开始发病，4 岁时最多见。智力低下，侏儒体型，关节强直四肢长，手足粗大，耳朵大	先天性白内障	眼球内陷，眼外肌麻痹，黄斑区色素呈椒盐样变性为突出特征，视盘呈灰色或蜡黄色改变
	Edward 综合征（18-三体综合征）	多了一条 18 号染色体	智力低下，面形怪异，耳位低，先天性心脏病，脊柱和肾脏畸形，精神运动障碍	先天性白内障	小睑裂，眼距过宽，斜视，单侧上睑下垂。角膜混浊，先天性青光眼
	Patau 综合征（13-三体综合征）	多了一条 13 号染色体	严重的多系统疾病，如先天性心脏病、小颅畸形、腭裂和唇裂、并指等。罕有活过 3 岁者	晶状体后囊有血管膜残留	小眼球，色素膜缺损，永存原始玻璃体，视网膜脱离和视神经发育不良，独眼畸形等
	Turner 综合征	缺少了一条性染色体 X	患者均为女性，身材矮小，骨骼畸形，肘外翻，原发闭经，女性特征发育不全	约25%的患者有白内障，多为 Y 字缝混浊，或后囊膜下小点状和片状混浊	内眦赘皮，眶距过宽，角膜周边混浊，虹膜表面有色素积聚，斜视及色盲
	Klinefelter综合征	增加了一条性染色体 X	患者均为男性，乳房发育，男性特征发育不全，睾丸小，精液中无精子，四肢细长，身材较高，毛发稀疏	约45%的患者有白内障，晶状体皮质斑点状、条状混浊或后囊膜下轻度混浊。同时也可伴有晶状体脱位	内眦赘皮，眶距过宽，睑裂外上斜，睫毛过长，小眼球，斜视及色盲；双侧葡萄膜缺损

（续）

病因	相关综合征	发病机制	全身表现	白内障特点	眼部其他表现
遗传病	Marfan 综合征	全身中胚叶组织广泛发育不良，累及眼、骨骼和心血管系统，病因不明，常染色体显性遗传	智力正常，手指和足趾细长，形如蜘蛛，四肢骨细长，容易骨折，鸡胸或凹陷胸；60%~80% 的患者有心血管异常，常见的有二尖瓣脱垂、间隔缺损、主动脉和肺动脉瘤等	30% 以上的患者有先天性白内障，完全混浊者少见；60%~85% 的患者有晶状体半脱位，多偏向鼻上方（注意：国外报道多偏向颞上方），双眼对称，少数患者晶状体呈球形	前房角发育异常合并青光眼。瞳孔开大肌发育不良致瞳孔不易被散大。约 16% 的患者出现高度近视，轴性或核性近视
	Marchesani 综合征（反 Marfan 综合征）	中胚叶组织过度增生，常染色体显性和隐性遗传	身材矮而粗，胸廓宽大，头短方圆，颈粗短，四肢及手指和足趾短粗	小球形晶状体，易发生白内障，成年后发生晶状体半脱位，多偏向鼻下方，全脱位者少见	因球形晶状体形成高度近视（晶状体曲度过大所致），常继发青光眼（滴缩瞳药后眼压升高，滴散瞳药后眼压反而下降）
	Stickler 综合征（遗传性进行性关节-眼病）	以眼、骨骼与颌面部异常为特征的结缔组织病，常染色体显性遗传	四肢关节肿大，关节发育异常及早期退行性改变，肌肉萎缩。小颌，腭弓高，腭裂，神经性耳聋	点状、核性或全白内障	80% 以上有高度近视，玻璃体、脉络膜、视网膜变性，孔源性视网膜脱离
	Crouzon 综合征（鹦鹉头综合征）	常染色体显性遗传	智力低下；颅骨缝过早关闭致颅内压升高，额骨突出，上颌骨发育不良，下颌前突，钩状鼻，貌似鹦鹉	部分患者合并白内障、晶状体脱位	眼眶浅致明显的眼球突出，重者引起睑裂闭合不全，眶距过宽和外斜视。颅压高致视盘水肿
	Werner 综合征	类固醇在肝脏代谢异常，常染色体隐性遗传	未老先衰，少年秃头，白发，皮肤萎缩、钙化，形如硬皮病。身材矮小，钩形鼻，内分泌功能紊乱，糖尿病和性功能障碍	绝大部分患者早期即有双侧白内障，为后皮质或后囊膜下混浊	眼睑下垂、斜视和角膜变性

（续）

病因	相关综合征	发病机制	全身表现	白内障特点	眼部其他表现
遗传病	Alport 综合征（慢性遗传性肾炎）	常染色体显性遗传和可能的 X 连锁隐性遗传	肾炎，蛋白尿，晚期肾衰竭，双侧对称性神经性耳聋，男性患者早亡，女性患者寿命正常	白内障多为前囊和后囊膜下混浊，球形晶状体；晶状体囊膜薄弱而紧张，晶状体上皮细胞减少致晶状体前部圆锥形突起	少数患者有视盘玻璃膜疣，点状角膜病变，约80%的患者出现颞侧黄斑变薄
代谢病相关综合征	Lowe 综合征(眼脑肾综合征)	多系统氨基酸代谢障碍，X 连锁隐性遗传	特殊面容，头颅大，前额隆起，眼窝凹陷。1 岁后出现多动症和智力障碍，部分患者有软骨病和骨软化	90% 出生时或新生儿期出现双眼白内障，绝大多数为全白内障	角膜有特征性的角膜瘢痕疙瘩（Keloid），表现为角膜深层的白色混浊。房角发育异常致青光眼常见
	Refsum 综合征	植烷酸代谢障碍，常染色体隐性遗传	多发性神经炎，四肢麻痹和瘫痪，小脑共济失调，神经性耳聋	部分患者有白内障，多为后囊膜下混浊	视网膜色素变性，进行性眼肌麻痹和眼球震颤，上睑下垂
	Fabry 病	先天性神经鞘脂代谢障碍，X 连锁隐性遗传	女性患者无症状或症状轻微。男性患者青少年起病，四肢和手足灼热痛，皮肤毛细血管扩张，直径可达数毫米	约一半的患者晶状体囊或囊下有颗粒状增生。男性患者和部分女性患者晶状体前囊的后部有一独特的线性混浊，称为 Fabry 白内障	脂肪沉积致眼睑及眶周组织肿胀，眼睑毛细血管扩张或是疣状物生长。结膜血管扩张迂曲，视网膜血管呈螺旋状迂曲扩张，视盘和黄斑水肿
	肝豆状核变性	先天性铜代谢障碍，常染色体隐性遗传	儿童和青少年期起病，开始为四肢震颤，肌张力增强，逐渐发展为言语不清，吞咽困难。肝功能异常、肝硬化	过量的铜沉积在晶状体前囊膜，在晶状体中央部形成盘状或放射状混浊，形成类似葵花样白内障，对视力影响不大	铜在周边部角膜后弹力层沉积，形成宽 1～2 mm 褐色或黄绿色的色素环（Kayser-Fleisher 环）

参考文献

[1] LIU Y C, WILKINS M, KIM T, et al. Cataracts. Lancet, 2017, 390(10094): 600 – 612.

[2] VINSON J A. Oxidative stress in cataracts. Pathophysiology, 2006, 13(3): 151 – 162.

[3] GALI H E, SELLA R, AFSHARI N A. Cataract grading systems: a review of past and present. Curr Opin Ophthalmol, 2019, 30(1): 13 – 18.

[4] CHYLACK L T Jr, LESKE M C, MCCARTHY D, et al. Lens opacities classification system II (LOCS II). Arch Ophthalmol, 1989, 107(7): 991 – 997.

[5] CHYLACK L T, WOLFE J K, SINGER D M, et al. The lens opacities classification system III. Arch Ophthalmol, 1993, 111(6): 831 – 836.

[6] FARIA-CORREIA F, LOPES B T, RAMOS I C, et al. Application of different Scheimpflug-based lens densitometry methods in phacodynamics prediction. Clin Ophthalmol, 2016, 10: 609 – 615.

[7] 裴雪婷, 鲍永珍, 黎晓新. 晶状体密度测量在年龄相关性白内障诊断中的价值探讨. 眼科研究, 2009, 27(1): 49 – 54.

[8] GUPTA M, RAM J, JAIN A, et al. Correlation of nuclear density using the lens opacity classification system III versus Scheimpflug imaging with phacoemulsification parameters. J Cataract Refract Surg, 2013, 39(12): 1818 – 1823.

[9] FARIA-CORREIA F, RAMOS I, LOPES B, et al. Comparison of dysfunctional lens index and Scheimpflug lens densitometry in the evaluation of age-related nuclear cataracts. J Refract Surg, 2016, 32(4): 244 – 248.

[10] 王晓明, 汤欣. 晶状体功能失调指数在年龄相关性白内障诊断及手术中的应用. 中华实验眼科杂志, 2018, 36(3): 199 – 203.

[11] LI Z, YU L, CHEN D, et al. Dysfunctional lens index serves as a novel surgery decision-maker for age-related nuclear cataracts. Curr Eye Res, 2019, 44(7): 733 – 738.

[12] VILASECA M, ROMERO M J, ARJONA M, et al. Grading nuclear, cortical and posterior subcapsular cataracts using an objective scatter index measured with a double-pass system. Br J Ophthalmol, 2012, 96(9): 1204 – 1210.

[13] ORTIZ D, ALIÓ J L, RUIZ-COLECHÁ J, et al. Grading nuclear cataract opacity by densitometry and objective optical analysis. J Cataract Refract Surg, 2008, 34(8): 1345 – 1352.

[14] ARTAL P, BENITO A, PÉREZ G M, et al. An objective scatter index based on double-pass retinal images of a point source to classify cataracts. PloS One, 2011, 6(2): e16823.

[15] HWANG J S, LEE Y P, BAE S H, et al. Utility of the optical quality analysis system for decision-making in cataract surgery. BMC Ophthalmol, 2018, 18(1): 231.

[16] YAN W, WANG W, WIJNGAARDEN P, et al. Longitudinal changes in global cataract surgery rate inequality and associations with socioeconomic indices. Clin Exp Ophthalmol, 2019, 47(4): 453 – 460.

[17] 朱明明, 朱剑锋, 邹海东, 等. 上海市白内障手术率调查及相关因素分析. 中华医学杂志, 2013, 93(47): 3737 – 3740.

[18] ZHAO L, CHEN X J, ZHU J, et al. Lanosterol reverses protein aggregation in cataracts. Nature, 2015, 523(7562): 607 – 611.

［19］ DASZYNSKI D M, SANTHOSHKUMAR P, PHADTE A S, et al. Failure of oxysterols such as lanosterol to restore lens clarity from cataracts. Sci Rep, 2019, 9(1): 8459.

［20］ YONOVA-DOING E, FORKIN Z A, HYSI P G, et al. Genetic and dietary factors influencing the progression of nuclear cataract. Ophthalmology, 2016, 123(6): 1237 – 1244.

［21］ ZHENG SELIN J, RAUTIAINEN S, LINDBLAD B E, et al. High-dose supplements of vitamins C and E, low-dose multivitamins, and the risk of age-related cataract: a population-based prospective cohort study of men. Am J Epidemiol, 2013, 177(6): 548 – 555.

［22］ VORA D, HERUYE S, KUMARI D, et al. Preparation, characterization and antioxidant evaluation of poorly soluble polyphenol-loaded nanoparticles for cataract treatment. AAPS PharmSciTech, 2019, 20(5): 163.

［23］ BODOKI E, VOSTINARU O, SAMOILA O, et al. Topical nanodelivery system of lutein for the prevention of selenite-induced cataract. Nanomedicine, 2019, 15(1): 188 – 197.

［24］ VELPANDIAN T, GUPTA P, RAVI A K, et al. Evaluation of pharmacological activities and assessment of intraocular penetration of an ayurvedic polyherbal eye drop (Itone™) in experimental models. BMC Complemt Altern Med, 2013, 13: 1.

［25］ CHEMEROVSKI-GLIKMAN M, MIMOUNI M, DAGAN Y, et al. Rosmarinic acid restores complete transparency of sonicated human cataract ex vivo and delays cataract formation in vivo. Sci Rep, 2018, 8(1): 9341.

［26］ OLSON R J. Cataract surgery from 1918 to the present and future-just imagine! Am J Ophthalmol, 2018, 185: 10 – 13.

［27］ NAGY Z, TAKACS A, FILKORN T, et al. Initial clinical evaluation of an intraocular femtosecond laser in cataract surgery. J Refract Surg, 2009, 25(12): 1053 – 1060.

［28］ 中华医学会眼科学分会白内障及人工晶状体学组. 我国飞秒激光辅助白内障摘除手术规范专家共识(2018 年). 中华眼科杂志, 2018, 54(5): 328 – 333.

［29］ CHEN X, CHEN K, HE J, et al. Comparing the curative effects between femtosecond laser-assisted cataract surgery and conventional phacoemulsification surgery: a meta-analysis. PloS One, 2016, 11(3): e0152088.

［30］ CHEN X, YU Y, SONG X, et al. Clinical outcomes of femtosecond laser-assisted cataract surgery versus conventional phacoemulsification surgery for hard nuclear cataracts. J Cataract Refract Surg, 2017, 43(4): 486 – 491.

［31］ ZHANG X, YU Y, ZHANG G, et al. Performance of femtosecond laser-assisted cataract surgery in Chinese patients with cataract: a prospective, multicenter, registry study. BMC Ophthalmol, 2019, 19(1): 77.

［32］ 周星延, 王静, 赵江月, 等. 白内障手术导航系统研究进展. 中国眼耳鼻喉科杂志, 2017, 17(2): 101 – 104.

［33］ 张蓓, 邓国华, 周栋, 等. Verion 导航与手动标记对 Toric 人工晶状体植入术后角膜散光矫正的影响. 中华眼视光学与视觉科学杂志, 2018, 20(4): 227 – 231.

［34］ SOLOMON K D, SANDOVAL H P, POTVIN R. Correcting astigmatism at the time of cataract surgery: toric IOLs and corneal relaxing incisions planned with an image-guidance system and intraoperative aberrometer versus manual planning and surgery. J Cataract Refract Surg, 2019, 45(5): 569 –575.

[35] MAYER W J, KREUTZER T, DIRISAMER M, et al. Comparison of visual outcomes, alignment accuracy, and surgical time between 2 methods of corneal marking for toric intraocular lens implantation. J Cataract Refract Surg, 2017, 43(10): 1281 –1286.

[36] 赵阳, 李蕾, 朱思泉. 手术导航系统在多焦点人工晶状体植入手术中的初步应用. 眼科, 2014, 23(3): 182 –186.

[37] TANEV I, TANEV V, KANELLOPOULOS A J. Nanosecond laser-assisted cataract surgery: endothelial cell study. J Cataract Refract Surg, 2016, 42(5): 725 –730.

[38] 罗书科, 林振德. Nd: YAG 激光乳化和超声乳化白内障术后角膜内皮细胞变化的远期观察. 眼科新进展, 2011, 31(9): 857, 861.

[39] SAUDER G, RUF E, MOEDL S, et al. Nanosecond laser cataract surgery in LOCS III grade 4 and 5: a case series. Asia Pac J Ophthalmol (Phila), 2017, 6(5): 425 –428.

[40] KANELLOPOULOS A J. All-laser bladeless cataract surgery, combining femtosecond and nanosecond lasers: a novel surgical technique. Clin Ophthalmol, 2013, 7: 1791 –1795.

[41] LIN H, OUYANG H, ZHU J, et al. Lens regeneration using endogenous stem cells with gain of visual function. Nature, 2016, 531(7594): 323 –328.

[42] 刘奕志. 利用内源性干细胞原位再生晶状体治疗婴幼儿白内障. 科技导报, 2018, 36(7): 37 –42.

[43] KALANTAN H. Posterior polar cataract: a review. Saudi J Ophthalmol, 2012, 26(1): 41 –49.

[44] LEE M W, LEE Y C. Phacoemulsification of posterior polar cataracts—a surgical challenge. Br J Ophthalmol, 2003, 87(11): 1426 –1427.

[45] PAVAN KUMAR G, KRISHNAMURTHY P, NATH M, et al. Can preoperative anterior segment optical coherence tomography predict posterior capsule rupture during phacoemulsification in patients with posterior polar cataract? J Cataract Refract Surg, 2018, 44(12): 1441 –1445.

[46] 中国妇幼保健协会儿童眼保健专业委员会儿童眼病筛查学组. 关于新生儿先天性白内障筛查的专家共识. 中国斜视与小儿眼科杂志, 2018, 26(3): 4 –6.

[47] SERAFINO M, TRIVEDI R H, LEVIN A V, et al. Use of the Delphi process in paediatric cataract management. Br J Ophthalmol, 2016, 100(5): 611 –615.

[48] KUMAR P, LAMBERT S R. Evaluating the evidence for and against the use of IOLs in infants and young children. Expert Rev Med Devices, 2016, 13(4): 381 –389.

[49] SOLEBO A L, RUSSELL-EGGITT I, CUMBERLANd P M, et al. Risks and outcomes associated with primary intraocular lens implantation in children under 2 years of age: the IoLunder2 cohort study. Br J Ophthalmol, 2015, 99(11): 1471 –1476.

[50] BOTHUN E D, WILSON M E, TRABOULSI E I, et al. Outcomes of unilateral cataracts in infants and toddlers 7 to 24 months of age: toddler aphakia and pseudophakia study (TAPS). Ophthalmology, 2019, 126(8): 1189 –1195.

[51] STRUCK M C. Long-term results of pediatric cataract surgery and primary intraocular lens implantation from 7 to 22 months of life. JAMA Ophthalmol, 2015, 133(10): 1180 –1183.

[52] SOLEBO A L, CUMBERLAND P, RAHI J S, et al. 5-year outcomes after primary intraocular lens implantation in children aged 2 years or younger with congenital or infantile cataract: findings from the IoL-

under2 prospective inception cohort study. Lancet Child Adolesc Health, 2018, 2(12): 863 – 871.

[53] WU S, TONG N, PAN L, et al. Retrospective analyses of potential risk factors for posterior capsule opacification after cataract surgery. J Ophthalmol, 2018, 2018: 9089285.

[54] KATSUKI Y, MATSUSHIMA H, MUKAI K, et al. Open-capsule intraocular lens to prevent posterior capsule opacification. J Cataract Refract Surg, 2019, 45(7): 1007 – 1012.

[55] SLUTZKY L, KLEINMANN G. Further enhancement of intraocular open-capsule devices for prevention of posterior capsule opacification. Transl Vis Sci Technol, 2018, 7(1): 21.

（张正威）

第三章 白内障手术相关评估指标

 导读

随着白内障超声乳化手术在各级医院的普遍开展，有不少医生认为白内障的检查和诊断很简单，经过简单训练的医生就可以胜任这项工作，但实际临床工作中因术前检查及评估不完善产生过很多失败的病例。因此白内障的术前检查和相关指标的全面细致评估尤为重要，不要忽略任何一个潜在影响手术效果的指标，其内容应该包括详细的眼部检查、全身检查、必要的特殊检查及良好的术前沟通。

本章节学习目的

◇ 掌握白内障术眼的评估
◇ 掌握手术安全性的评估
◇ 了解患者对医生及手术本身接受程度及术前谈话的重要性

第一节　白内障术眼的评估

白内障患者术眼的评估主要包括白内障严重程度的评估、白内障术后视力的评估，以及可能导致手术并发症的各种情况的评估。眼部评估主要内容：①术前需要检查患者的裸眼远近视力和最佳矫正视力。对于视力手动以下不能进行视力表检查的患者，应该进行光定位和红绿色觉的检查。②视网膜视力检查是利用干涉激光原理，让患者辨认不同空间频率的平行线条的方向，可检查有屈光介质混浊眼的视力，所测视力与术后视力基本一致，有时可能存在一定偏差[1]。视网膜视力小于 0.03 或只有红光感的患者，视网膜可能有器质性病变，一般术后视力不佳。光感定位不准确或严重的白内障患者，无法看清眼底进行眼底检查时，可以选择进行视网膜电流图（electroretinogram，ERG）及视觉诱发电位（visual evoked potentials，VEP）检查，可进一步评估视网膜及视神经功能，评估术后视力。各种视觉电生理检测方法及其波形与视网膜各层组织的关系概述为表 3-1。

表 3-1 视网膜组织结构与相应的电生理检查

视网膜组织结构	电生理检查
色素上皮细胞	EOG
光感受器	ERG 的 a 波
双极细胞、Müller 细胞	ERG 的 b 波
无长突细胞	ERG 的 OPs 波
神经节细胞	图形 ERG
视神经	图形 VEP 和图形 ERG

眼电生理检查：①ERG：由 a 波和 b 波构成，a 波起源于视网膜感光细胞，取决于光刺激及感受器的完整性；b 波起源于 Müller 细胞，取决于光刺激和视网膜内信号传递的完整性。影响视网膜电流图的主要因素是白内障的类型和混浊程度，不同混浊程度的白内障不同程度地衰减进入眼内的光线，从而导致视网膜的刺激光线强度降低，不同程度地影响视网膜电流图的潜伏期及振幅。闪光视网膜电流图（flash electroretinogram，FERG）主要反映视神经节细胞前整个视网膜的功能，对广泛性视网膜病变有较好的诊断意义。如果视网膜电流图的 a 波、b 波振幅正常或轻度降低，则提示视锥细胞、视杆细胞功能良好，术后视功能恢复较好；振幅明显降低或呈熄灭型，则提示视网膜有广泛、严重的病变，白内障术后疗效欠佳[2]。②VEP：反映视觉信息从视网膜到大脑皮质视觉中枢信号的传递过程，是视网膜受到光或图像刺激后，神经冲动从神经节细胞突触、轴索、视神经到枕叶视皮质视觉产生过程中所伴发的电活动，能敏感地反映视神经各区神经元轴索和髓鞘的完整性及功能状态，是评价视路功能的重要指标。因视觉信号由视网膜传导至视神经，当视网膜发生病变时，由视网膜传至视神经的电信号减弱，造成 VEP 的异常。图形 VEP 的波形稳定性和重复性好，但是，晶状体的混浊会影响图像刺激在视网膜上的清晰成像，因此图形 VEP 检查不适用于屈光间质混浊患者。与此同时，晶状体混浊对闪光视觉诱发电位（flash visual evoked potentials，FVEP）的影响主要是入射光线的强度衰减，视网膜照度降低，FVEP 波形表现为振幅下降，潜伏期变化不大。提高闪光刺激亮度时 VEP 反应达到饱和，可以提供关于视网膜后极部及视神经的客观信息。研究报道晶状体混浊对 FVEP 没有明显影响，FVEP 可以准确、有效地评估白内障患者甚至是成熟期白内障患者的视功能，尤其是对于伴有黄斑或视神经病变的白内障患者，通过对术前 FVEP 检查结果的分析判断可以评估其术后视功能状况[3]。由于 FVEP 的波形不稳定，变异性较大，在临床实际工作中应注意结合病史及其他辅助检查结果综合考虑，一定要双眼间对比。③VEP 和 FERG 二者联合检查有利于比较全面和客观地了解整个视网膜及视神经通路的功能状态[4]。

术前需要利用裂隙灯显微镜评估晶状体核的硬度：核硬度达到Ⅴ级及以上时如果进行超声乳化摘除晶状体，需要大幅度提高超声能量，对于初学者更容易损伤角膜内皮，所以此类硬度核首先推荐选择小切口白内障手术方式，有条件的单位也可以考虑利用飞秒激光辅助碎核技术降低核硬度之后联合超声乳化手术进行治疗，中等硬度的核较适合选择超声乳化手术。

如果白内障或玻璃体混浊严重，无法清楚观察眼底，可以通过眼部B超检查，大致了解玻璃体、视网膜和视神经的情况。但B超检查的分辨率有限，只能发现比较严重的眼部问题，如视网膜脱离、脉络膜水肿等，对于黄斑前膜、黄斑变性等疾病发现率较低，而且图像的阅读解析也需要医生具有丰富的经验，防止误诊或漏诊[5]。

常规测眼压，必要时行视野、眼球突出度等进一步检查。术前监测眼压，可以全面评估眼睛承受手术的程度。青光眼患者眼球承受能力很弱，手术操作要轻柔和快速。对于轻度和中度晶状体混浊的患者可进行视野检查，如果患者有屈光不正，首先要矫正屈光不正，再进行视野检查，视野检查可以评估青光眼及眼底病变严重程度。眼球突出度异常多与甲状腺相关性眼病有关。

OCT检查：可以在术前明确有无青光眼、黄斑病变，对预估术后视力有重要作用[6]。OCT是20世纪90年代初期发展起来的一种新型非接触性、无创性影像技术，该技术以光的干涉现象检测生物组织不同深度层面对入射弱相干光的反向发射或后向散射能力，分析出不同组织的结构及其距离，经计算处理成像，从而获得人眼的视网膜断层结构图像（图3-1），因其具有高分辨率、高灵敏度、非接触性、可重复、无创、扫描速度快等特点，减少了患者检查过程中的不适，易于被患者接受。而且OCT检查受患者角膜及晶状体屈光状态的影响较小，对观察眼底各层结构的细微变化拥有独特的优势。OCT检查能明显提高白内障术前眼底病变的检出率，尤其是黄斑病变的检出率，有利于更客观地对术后视力进行预测评估。OCTA作为一种非侵入性的新型眼底影像检查技术，可高分辨率识别视网膜脉络膜血流运动信息，对活体组织视网膜脉络膜微血管循环进行

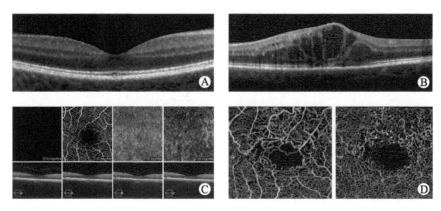

A：正常黄斑区OCT；B：黄斑囊样水肿OCT；C：正常眼OCTA；D：OCTA显示浅层中心凹无血管区面积增大伴深层毛细血管扩张。

图3-1　正常和疾病状态下黄斑区OCT及OCTA图像特点

成像。因此，使用 OCTA 在白内障手术前检测视网膜脉络膜血管改变及疾病的管理随访和治疗效果检测等方面具有独特优势。应该注意，OCT 检查对患者屈光间质要求较高，所以对于相关结果的判读应该综合考虑，不可以仅依靠图像武断地下结论。

眼底荧光血管造影（fundus fluorescein angiography，FFA）检查：对于检眼镜或 OCT 检查仍然无法确定的病例建议进行眼底荧光血管造影检查，以利于对术眼的评估及预后随访。FFA 检查对于糖尿病患者尤为重要。糖尿病患者白内障术后短期之内可以获得明显的视力提高，随着观察时间延长，出现黄斑水肿加重，糖尿病视网膜病变进展加快，远期甚至发生虹膜红变、新生血管性青光眼，会导致视力下降。根据造影的结果，通过控制和干预相关危险因素，达到提高视力、延缓糖尿病视网膜病变进展的目的，使糖尿病患者从白内障手术中长远获益。

角膜内皮检查：不论是哪种白内障摘除手术，均无法完全避免对角膜内皮细胞的损伤，严重的损伤可能造成患者角膜内皮功能的失代偿及大疱性角膜病变，对患者生活质量及预后产生极大影响，所以要重视对角膜内皮检查结果的判读。正常的成年人平均角膜内皮细胞计数在 2000 ~ 2500 个/mm^2，伴随着患者年龄增长，角膜内皮细胞数量逐年下降，角膜内皮细胞每年正常丢失率在 0.3% ~ 0.5%。角膜内皮细胞损失后不能再生，一般认为维持正常角膜内皮屏障功能的最低内皮细胞数为 700 个/mm^2，超过临界代偿能力将导致角膜内皮代偿失调[7]。因此白内障术前角膜内皮细胞不能太少（指南或文献建议最低数据为 1000 个/mm^2），临床实际工作中，医生应根据自身的具体手术技术建立自己的关于术前最低角膜内皮细胞数手术标准。

角膜地形图检查：角膜地形图能够正确地反映角膜前后表面的形态变化，详细了解角膜的屈光状态，排除圆锥角膜、边缘性角膜变性等病变，可以改善白内障患者术后的预后。白内障术后影响裸眼视力的主要原因之一是术后角膜散光，通过角膜地形图观察角膜形态改变可以了解术前及术后散光的程度和性质，对白内障手术设计（散光 IOL、松解切口的选择）及术后的评价具有重要的临床意义。有关文献报道表明，白内障小切口比大切口的角膜形态变化小、恢复快，一般术后 5 ~ 6 周即恢复至术前状态，而且切口越小，视力恢复越快且稳定，角膜地形图长期随访提示术后早期角膜形态轻度改变，但迅速恢复而且持续稳定[8]。评价白内障术后散光的变化采用角膜地形图，可以形象地反映角膜形态的变化，并可以定量分析角膜形态与曲率变化，对术前、术后的角膜前表面形态做出准确判断，对白内障手术具有较大的指导意义。

超声生物显微镜（ultrasound biomicroscope，UBM）检查：对于青光眼患者和眼外伤性白内障患者，术前还需要加查超声生物显微镜及晶状体后囊膜彩超，一方面 UBM 检查可以观察睫状体和周边虹膜的位置、成角及解剖变异，判断有无房角关闭、晶状体脱位或半脱位、虹膜睫状体囊肿等（图 3 - 2）；另一方面晶状体后囊膜彩超可以显示晶状体后囊是否完整，尤其对于成熟期白内障、外伤性白内障及后极性白内障或后圆锥形晶状体的术前检查极为重要，可以为术前的手术设计及准备提供保障。晶状体脱位范围局限于 2 个象限的患者，可单纯行白内障超声乳化联合人工晶状体植入术或白内障超声乳化联合人工晶状体植入联合囊袋张力环植入的三联术式，从而有效确切地改善患者的术后视力和视觉质量；晶状体脱位范围 >2 个象限时，因悬韧带离断范围大，不适宜直接行囊袋张力环植入和人工晶状体植入，可行后段玻璃体手术切除晶状体联合人工晶状体悬吊。当然也可以根据自己掌握的手术方式和患者具体情况进行治疗[9]。

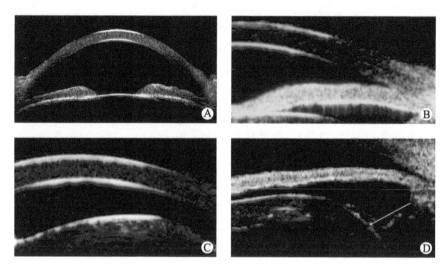

A：正常眼；B：周边房角关闭；C：晶状体脱位于前房，前房深度变浅；D：晶状体悬韧带松弛。

图 3 - 2　UBM 检查

　　干眼症相关检查：干眼即由泪液的量或质或流体动力学异常引起泪膜不稳定和（或）眼表损害，从而导致眼部不适症状及视功能障碍的一类疾病。主要检查包括：①裂隙灯显微镜检查：包括眼睑、睑缘及睑板腺、泪河高度、结膜和角膜等。②泪河高度：在荧光素染色后，裂隙灯显微镜下投射在角结膜表面的光带和下睑缘光带的交界处的泪液液平。裂隙灯显微镜下正常泪河切面为凸形，OCT 测量泪河高度为 0.3 ~ 0.5 mm[10]。③泪膜破裂时间（break-up time，BUT）：正常 BUT >10 s，泪液分泌试验正常为 10 ~ 15 mm，<10 mm 为低分泌，<5 mm 为干眼。④2% 荧光素行角膜荧光素染色检查可以观察角膜上皮有无缺损。⑤泪液分泌试验（Schirmer test）：分为 Schirmer Ⅰ 和 Schirmer Ⅱ 试验，又可分为是否使用表面麻醉。较常采用的为不使用表面麻醉时进行的 Schirmer Ⅰ 试验，检测的是反射性泪液分泌情况，使用表面麻醉时检测的则是基础泪液分泌情况。使用表面麻醉时进行 SchirmerⅡ 试验可帮助鉴别 Sjogren 综合征患者，其鼻黏膜刺激引起的反射性泪液分泌显著减少。无表面麻醉的 Schirmer Ⅰ 试验正常 >10 mm/5 min，表面麻醉的 Schirmer Ⅰ 试验正常 >5 mm/5 min。干眼症的发病率越来越高，一方面和大量电子设备的使用增多有关；另一方面白内障患者大多数为中老年患者，其自身存在不同程度的睑板腺功能退行性变和基础泪液分泌减少问题，所以在经历白内障手术后干眼症加重的发生率相当高，有文献报道可以达到 60% ~ 70%，而且术前干眼存在会对角膜地形图等术前检查结果产生明显影响，从而对屈光性白内障的手术个性化设计产生影响。因此术前应当进行泪液相关检查，提前预防和治疗干眼症，从而防止术后由干眼引起的屈光状态异常及异物感影响患者术后生活质量。如果术前已经有明显的干眼不适，要评估白内障手术的紧急程度，若紧急程度低且有比较严重的干眼症，应先进行对症治疗，待干眼症状缓解稳定后再做白内障手术，以获得更好的术后感受[11]。

对比敏感度（contrast sensitivity，CS）是指光学系统中，眼对不同空间频率图像的辨别分析能力，是人眼视觉过程敏感程度的反映。视觉功能正常时，事物成像对比度决定了看到影像的清晰度。眩光对比敏感度反映了散射光线影响对比敏感度的程度，对比敏感度反映了物体不同空间频率和明暗对比，眩光对比敏感度和对比敏感度可全面准确评价视功能。早期的后囊膜下及皮质性白内障对中等频率对比敏感度的下降有显著的影响，而早期的核性白内障主要表现为高空间频率对比敏感度的下降。有研究发现，在高空间频率下，白内障患者双眼的对比敏感度低于单眼，这表明这些患者存在双眼视觉的抑制。这些患者只做一只眼手术可能并不能完全提高视力，需要第二只眼也行手术才能获得较好的视力[12]。所以对比敏感度函数可作为白内障手术患者视功能恢复情况的参考。

虹膜松弛综合征是出现在白内障术中的小瞳孔综合征，其特征为：虹膜疲软无力并随正常的灌注流量而起伏、涌动；虹膜易脱出并嵌顿于切口内；术前虽经充分散瞳，但仍出现术中进行性的瞳孔缩小。Chang等发现白内障超声乳化手术中出现一种小瞳孔综合征，将其命名为术中虹膜松弛综合征（intraoperative floppy iris syndrome，IFIS）。根据David分级，将IFIS分为轻、中、重3级[13]。IFIS的评分标准：是否出现三联征（虹膜松弛或隆起、术中瞳孔进行性缩小、虹膜自手术切口脱出）。均未出现评分为0分，任意1项特征出现评分为1分，出现任意2项评分为2分，均为不完全型；出现典型三联征为完全型，评分为3分。术前即使经过充分散瞳，但仍然出现术中渐进性瞳孔缩小、虹膜松弛脱出，如处理不当，可产生极为严重的并发症，影响手术效果。因此术前需要评估虹膜松弛综合征的严重程度。有研究表明，α_1受体拮抗剂与虹膜松弛综合征有密切关系。因此，手术前应询问患者有无前列腺增生、高血压、糖尿病等病史及其用药情况。应将其列为术前常规评估项目[14]。

裂隙灯检查有无倒睫、结膜炎、角膜血管翳、胶滴状角膜营养不良和老年环的大小，并评估这些因素对手术的影响。严重的角膜血管翳会影响手术视野，给操作带来困难。滴状角膜变性为常染色体显性遗传病，好发于中年绝经期后女性，年龄通常在40～70岁。该病为原发性角膜内玻璃体变性，后弹力层上有滴状赘生物突入前房，是角膜内皮代谢失调、功能下降的表现。此类患者要注意角膜内皮细胞数量，防止术后出现角膜内皮代偿失调。位于角膜缘上方的老年环在手术中影响上方前房的观察，手术时应该细心操作。眼窝深会给手术带来一定难度，对于小睑裂的患者，可以考虑做外眦角切开术保证术中视野的清晰度。

瞳孔要充分散大，对于初学者最少应散大至7 mm，否则容易损伤虹膜，出现各项并发症。所以对术前自然瞳孔及散瞳后的晶状体形态、混浊程度进行观察很有必要。据文献报道：单独应用复方托吡卡胺滴眼后 5~10 分钟开始产生散瞳作用，15~20 分钟瞳孔散至最大，散瞳后的 40 分钟瞳孔大小处于稳定状态，约维持 1.5 小时后开始出现瞳孔收缩，5~10 小时瞳孔恢复至滴药前水平[15]。

假性剥脱综合征患者的悬韧带受累常常很严重，可被剥脱物完全覆盖或替代，因脆性增加可断裂，出现晶状体不全脱位或完全脱位。在行白内障囊外摘除术时应该特别小心，因悬韧带病变，术中和术后并发症大大增加。此病患者如果合并有剥脱综合征，摘除晶状体不能使青光眼缓解，应该给予重视。

眼轴的长度也会影响手术。眼轴小于 22 mm，通常前房浅，手术操作空间小，容易损伤角膜内皮，术后角膜水肿发生率高。眼轴大于 25 mm，周边视网膜变性变薄，术中容易出现视网膜裂孔，术后出现视网膜脱离。

根据不同手术要求，还应该掌握角膜厚度、房角开放状态及行 CT、磁共振等检查。

第二节　手术安全性的评估

全身术前评估强调局部与整体关系的重要性，特别是要掌握全身各系统疾病对眼部手术安全性的影响。全身手术安全性评估主要包括以下内容。

（1）血、尿、便三项常规，血小板计数，出、凝血时间及血沉均应在正常范围内；心电图、胸部透视、血压均应正常；肝功能、血糖、尿素氮值、凝血功能均应正常；如果有发热、腹泻、全身感染、精神异常和月经来潮等需要推迟手术，并行对症治疗，痊愈后再进行眼部手术；眼睑、结膜、睑缘应无急、慢性炎症，若有炎症，必须彻底治愈后，再择期行眼部手术。

（2）术前做泪道常规冲洗检查有无泪囊炎，特别是慢性泪囊炎，因其是一个病灶，内有大量细菌，细菌很有可能从手术切口进入眼内，容易引起眼内炎。眼内炎发展快速，很难控制，很容易造成难以挽回的视力损害。因此，如有泪囊炎，应先局部用药或联合全身药物控制。对于慢性泪囊炎患者，考虑行泪管植入术、鼻腔泪囊吻合术或泪囊摘除术，彻底控制炎症后，再行白内障手术治疗[16]。

（3）因为口腔颌面部的血管丰富，构成深、浅两个静脉网，互相吻合，但没有静脉瓣，血液既可以向心回流，也可离心反流。因此，面部尤其是两侧口角至鼻根部位，医学上称之为"危险三角区"，在这个部位发生感染（如疖、痈等）后，若随意搔抓、挤压、挑破、热敷及意外损伤等，都可导致炎症迅速扩散。因为挤压疖、痈可使脓液和静脉内含细菌的栓子进入颅内海绵窦，引起颅内海绵窦血栓性静脉炎，严重时可危及生命。因此头、面部，特别是危险三角区出现疖肿时，应进行全身及局部治疗，彻底治愈后另择期行眼部手术；鼻窦炎、慢性化脓性中耳炎、慢性扁桃腺炎急性发作时，应在耳鼻喉科彻底治愈后再做内、外眼手术；若有龋齿等病灶，应先经口腔科治疗后再行内眼手术。

（4）具有下列情况的患者，非急诊情况下，可在通过治疗并检查示正常后再进行白内障手术：①血红蛋白低于 100 g/L；②白细胞数 > 10 × 10^9/L；③血小板低于 90 × 10^9/L[17]。

（5）老年性白内障患者，身体各内脏器官均有不同程度的衰退现象，心脏功能不良在临床上很常见。对于心功能严重异常，而患者坚决要求手术者，术前应全面细致地进行全身检查，做好思想工作，使患者消除紧张情绪。手术前一天晚上及手术当天给予适量的镇静剂。白内障手术时应充分麻醉以减少疼痛，在压迫眼球降低眼压时，或做眼球固定牵拉眼肌时动作要轻巧，以免发生眼心反射使心率变慢或心脏骤停。充分估计手术中可能发生的情况，准备好急救药品及抢救器械，制定好急救措施。嘱患者术后不要长期平卧休息，应采用半卧位，适当下床活动，多吃水果及蔬菜，保持大便通畅。

（6）若术前发现皮肤患麻疹或药物疹，均应彻底治疗，使机体处于正常状态后再考虑手术。不要热退后即刻手术，否则，机体的病毒感染或过敏状态尚未结束，会造成术后严重并发症，甚至使手术失败。

（7）有系统性疾病、要求手术者，如有重度糖尿病、心和肾功能欠佳、慢性心力衰竭、过敏体质或精神神经异常等，只要术前诊断明确，措施得当，患者及家属理解，选择操作熟练的术者，选择损伤最轻、时间最短的手术方法，手术时有内科医生监护，术后严密观察，积极主动治疗，手术达到预期是有可能的。

（8）对于慢性支气管炎患者，术前应该控制炎症，止咳平喘。术中不自主的咳嗽会给手术安全带来一定的影响。

（9）对于前列腺肥大患者，由于内眼手术或术后有时要用阿托品点眼，故术后有发生尿潴留的危险，若导尿不成功，老年人极易发生尿毒症、心力衰竭而死亡。因此，应先做前列腺肥大切除术，然后做白内障手术。

（10）对于曾行广泛血管瘤切除及有出血倾向者，术前应查血型，做好配血、输血准备。

（11）普通患者因为白内障视力下降到 0.3 ~ 0.5 时，建议做手术。对于糖尿病患者来说，一般也是这个标准，但是如果影响检查眼底，可以提前手术。将血糖控制在 5.5 ~ 10.0 mmol/L，术前血糖尽可能控制在 8.3 mmol/L 以下，最高也不能超过 10.0 mmol/L。高血糖可以损伤中性粒细胞和吞噬细胞的功能，降低机体免疫力，增高白内障术后患者感染率。注射胰岛素的糖尿病患者因手术日进食少或禁食，所以用胰岛素或降糖药的剂量宜适当控制或术日早晨停用，否则会出现低血糖。糖化血红蛋白（HbA1c）是 WHO 和许多国家糖尿病学会推荐的糖尿病首选诊断指标。与传统的糖尿病诊断指标——血糖相比，HbA1c 具有生物学变异性小、不易受血糖波动影响、无须空腹或特定时间取血、分析前的不稳定性小等特点。一般情况下，HbA1c 的控制目标应小于 7%[18]。

（12）高血压者，术前收缩压控制在 150 mmHg（20 kPa）以下方可手术，否则术中、术后容易出血。术前和患者充分沟通，并给患者使用镇定药物，尽量选择白内障超声乳化手术，对眼睛进行表面麻醉，这样可以避免患者在手术过程中紧张，防止术中患者血压升高。

（13）围手术期抗凝药物的使用：随着人口老龄化，与心房纤颤（简称房颤）相关的卒中增加，静脉血栓栓塞症患者、冠心病支架植入术患者均需要接受长期抗凝治疗。此类患者如接受眼科手术治疗，必须权衡使用抗凝药物的获益和出血风险，及时调整抗凝治疗方案，使患者获得最大收益。临床常用的抗血小板药物有阿司匹林、氯吡格雷、替格瑞洛和普拉格雷。常用的抗凝药物有肝素类、华法林衍生出的阿哌沙班、利伐沙班和达比加群。对于需要使用此类药物的患者，术前应该充分评估致盲性出血并发症发生风险。①术前使用阿司匹林的患者，如果没有植入冠状动脉支架，可以在术前 7 ~ 10 天停用药物以降低出血风险。如果植入支架，可与心内科医生商议会诊治疗方案。如术前植入金属裸支架，则停用氯吡格雷（或相应二级抗血小板药物）7 天，持续服用阿司匹林，若因急性冠状动脉综合征植入支架，则应在出血风险过后恢复氯吡格雷等药物的服用。植入药物洗脱支架则需持续使用 12 个月双重抗血小板药物。任何情况下都要考虑推迟手术与服药进行手术的利弊。必要时请心脏专科医生会诊，共同制定治疗方案。中华医学会心血管病学分会发布的《2013 抗血小板治疗中国专家共识》对手术出血风险分级中将白内障手术列为低危类，但同时推荐围手术期需参考手术出血风险级别，评估外科手术出血风险，酌情减量或停用抗血小板药物。部分研究者认为长期服用小剂量阿司匹林患者不停用阿司匹林行白内障超声乳化手术未增加手术出血性并发症，建议白内障术中不停用阿司匹林[19]。②术前使用华法林的患者，如择期手术，术前需中断华法林治疗，可于术前 5 天停用，术时使用 INR（国际标准化比率）恢复到正常范围，并于术后 12 ~ 24 小时恢复使用，如果止血彻底可于术日当晚恢复服用。如果将 INR 降低带来高风险事件，可重叠使用低分子肝素或普通肝素。有研究结果显示，在不停用华法林并且严格调控 INR 值的情况下，熟练的白内障术者可在表面麻醉下通过透明角膜切口进行手术，可避免停药导致血栓形成诱发心脑血管意外等不良事件[20]。③对于其他口服新型抗凝药的患者，如果口服达比加群，需要评估肾功能以决定停药时间[21]。术前应停用利伐沙班至少 24 小时[22]。停用阿哌沙班则需要评估手术潜在的出血风险，对于中高度风险者，术前至少停用 48 小时，低风险者术前至少停用 24 小时[23]。

（14）有些患者手术前常出现焦虑、抑郁、恐惧等异常情绪，特别是初次手术的患者焦虑程度较高。术前可以安抚甚至药物控制患者的紧张情绪，防止术中患者不配合，从而发生意外。对于严重不配合的患者，可以考虑全麻手术。

（15）对于耳聋、语言不通或老年痴呆等不配合手术的患者也考虑全麻手术，以提高手术的安全性。

第三节　医患术前谈话的重要性

全球知名医学专业杂志《柳叶刀》曾刊文专门探讨中国的医患矛盾及医疗改革，提出中国医生经常是可怕暴力的受害者，医患矛盾高发与公众缺乏获取医学信息正确渠道密切相关[24]。因此需要良好的医患术前沟通来避免这些潜在矛盾。临床工作中，医生常遇到这样的问题：有些患者特别胆小，医生给了他一份《手术同意书》，一看到可能导致意外死亡的情况，患者几乎被吓昏，当即就可能产生放弃做手术的念头。也有不少患者或家属受网上负面新闻的影响，对医生不信任，往往"随便"在手术同意书上签字了事。他们会说，手术同意书上写什么，没有必要认真看，不懂医很难看清楚。做手术就有出意外的风险，知道了又能怎样？签字完全是多余的，但是如果手术效果不佳，又会纠缠不清。随着互联网的发展，很多患者可以在就诊前提前了解自己病情，有助于消除医疗中的信息不对称。但是互联网上的信息参差不齐，缺乏诊断及治疗的规范性，所以在输入关键词之后，网页上出现大量似是而非的信息，其中夹杂着各种广告、夸张的图片和话语。正确的医学诊疗信息被裹挟在这些内容中，一并推送给了患者。普通患者是很难辨其真伪的，他们仅能从表征判断自己的疾病状况，却无法获知疾病深层次知识，结果患者便会只接受自己想要接受的真假难辨的信息，记住了让人印象深刻的信息。这种缺乏专业知识指导而进行的信息鉴别和筛选是极易发生错误的，患者会利用网络错误信息主观判断医生诊疗是否正确，在就诊中会给医生带来一些麻烦。如果要消除这些麻烦，对于极其认真和有主见的患者，医生应该考虑患者焦虑的心态，耐心地解答患者的疑问，以避免医疗纠纷的产生。

目前医患关系很紧张，临床医生工作又极其繁忙，就诊时不一定有时间跟患者详细解释，因此术前谈话成为又一个重要的环节，需要在这一环节打消患者的疑虑，使患者充分信任手术医生。术前谈话的内容一般包括患者疾病的诊断情况，手术治疗的必要性，手术方式选择依据，术中和术后可能出现的不良反应、并发症及意外情况，拟采取的预防术中和术后并发症及意外情况的有效措施，手术治疗的预后和经费估计等方面，同时对患者及相关人员的咨询、问题予以解答，以便得到患者和家属的了解和理解，对将要进行的手术治疗达成统一意见。对于医生来说，谈话的目的是让患者及其家属体会到手术前我们对患者的病情认真负责、诊断准确、信心十足、准备充分，让患者及其家属感受到医师的医疗服务和医疗水平有特色、有水平，让患者对手术医生产生充分的信任。只有患者充分的信任，才不至于在手术效果不佳时产生医疗纠纷。

传统白内障手术的目的就是复明，让患者在手术后能看到光，看到人影、物影就算是成功了。而现在，随着人们对生活质量要求的提高，白内障手术已不再是单纯地追求简单的复明，而是要求最大化地提高术后视觉质量，不仅要让患者看得见，而且要看得清晰、持久、舒适。现在已经进入了屈光性白内障手术的时代，患者要求更高，术前的沟通尤为重要。

术前谈话具体应该包括以下内容。

（1）术前应向患者讲清楚患者目前的病情状态、本次手术的目的、手术方式的选择、效果、预后和可能出现的问题及需要患者配合的关键步骤，以取得患者的理解与支持。对可能出现的问题和不利因素应与患者充分讨论，以求取得共识。而对未成年者，所有以上过程都应与家长谈清楚，取得家长的信任和理解。在此基础上，例行手术前签字制度。

（2）手术同意书签字的主要内容将根据手术种类确定，包括：①手术有生命危险；②手术有失明危险；③手术可能被迫中断；④术中并发症；⑤术后并发症等。如拟行人工晶状体植入术，应指出不能植入的可能性。

（3）术后注意事项：①术后2周内避免不洁水进入眼里；②不要揉眼；③定期复查，不适随诊。

（4）有些患者术后可能需要验光配镜，一定要交代清楚，让患者3个月后复查验光配镜。后发性白内障是谈话的一个重点，应跟患者及家属解释清楚后发性白内障的产生机制、临床症状及处理方式，消除患者及家属的疑虑。

总之，医患术前谈话很重要，术前与患方进行充分的沟通，首先取得患者及家属的充分信任，使他们能配合医方治疗，才有可能取得良好的治疗效果。其次要充分沟通术中或术后可能发生的意外及并发症，使患者及家属做到心中有数，一旦发生并发症，他们能够理解并积极配合治疗，这样才能取得好的治疗效果。医患共同努力，才能战胜病魔。

参考文献

[1] 郑虔，赵镇南，廉恒丽，等. 轴性高度近视眼超声乳化白内障吸除联合人工晶状体植入术后屈光度数误差分析. 中华眼科杂志，2015，51(4)：276-281.

[2] 李芳，张晨，陈雪艺，等. 闪光视觉诱发电位联合闪光视网膜电流图检查评价白内障患者术后视功能. 中国老年学杂志，2013，33(23)：5858-5860.

[3] 司晓华，尹春红，浦佳宁，等. 视觉电生理检查对白内障患者术后视力的评估. 国际眼科杂志，2011，11(8)：1481-1482.

[4] 徐涛涛，徐国旭，季晓燕，等. 视觉电生理与视网膜计对成熟期白内障患者术后视功能预测的评价. 眼科新进展，2011，31(10)：937-940.

[5] 黎文浩，徐莉，叶彩霞，等. OCT联合B超在白内障患者术前眼底检查中的应用价值. 深圳中西医结合杂志，2019，29(3)：80-82.

[6] BRUNNER M, ROMANO V, STEGER B, et al. Imaging of corneal neovascularization: optical coherence tomography angiography and fluorescence angiography. Invest Opthalmol Vis Sci, 2018, 59 (3): 1263-1269.

[7] 李绍珍. 眼科手术学. 2版. 北京：人民卫生出版社，1997：373-374.

[8] 路俊霞，张妍. 不同切口白内障超声乳化术的疗效及对角膜内皮细胞的影响. 国际眼科杂志，2020，20(9)：1578-1582.

[9] 窦文文，邹贺，张辉. 白内障合并晶状体脱位范围>2个象限患者的术式选择和术后疗效. 国际眼科杂志，2017，17(8)：1545-1547.

[10] 吴元，吴海龙，李海丽，等. OCT前节模块测量的上下泪河数值与干眼的相关性. 中华实验眼科杂志，2014，32(6)：541-545.

[11] 王辉. 基于白内障患者应用人工泪液治疗干眼症效果分析. 医药前沿，2018，8(25)：55.

[12] 邓斯元，陈志鹏，封楣，等. 早期白内障患者单眼及双眼对比敏感度与视觉相关生活质量的关系.

中华实验眼科杂志, 2020, 38(3): 204 – 210.

[13] CHANG D F, CAMPBELL J R. Intraoperative floppy iris syndrome associated with tamsuosin. J Cataract Refract Surg, 2005, 31(4): 664 – 673.

[14] 华夏, 汤欣, 苑晓勇. 白内障术中虹膜松弛综合征的危险因素及预防. 国际眼科纵览, 2018, 42 (4): 256 – 259.

[15] 蒲卫星, 汤欣, 宋慧. 国产散瞳药在白内障超声乳化术前准备及术中散瞳效果的临床观察. 国际眼科杂志, 2010, 10(9): 1689 – 1691.

[16] 郑秀华, 朝风芹, 孟小丽. 白内障人工晶体术后内眼炎. 山东医大基础医学院学报, 2002, 16(3): 167 – 168.

[17] 范存斌. 临床输血技术规范. 中国临床医生, 2001, 29(2): 1.

[18] 严宏, 宾玥. 糖尿病患者白内障手术的综合治疗策略. 中华实验眼科杂志, 2019, 37(10): 769 – 773.

[19] 周丽琴, 王毅, 王晟, 等. 长期服用小剂量阿司匹林对白内障超声乳化术的安全性探讨. 浙江临床医学, 2015, 17(5): 785 – 786.

[20] 陈源, 徐明, 邢茜, 等. 服用华法林对白内障手术安全性的评估. 中华眼外伤职业眼病杂志, 2017, 39(8): 586 – 588.

[21] 赵丹, 周鹏. 达比加群及其逆转剂在心血管疾病中的研究进展. 心血管病学进展, 2019, 40(50): 801 – 804.

[22] 张学琴, 尹星烁, 王好雨, 等. 利伐沙班用于血栓栓塞性疾病的预防和治疗进展. 中国新药杂志, 2020, 29(70): 744 – 748.

[23] 王声祥, 任艳平, 李楠, 等. 阿哌沙班、利伐沙班、达比加群酯、依诺肝素预防髋膝关节置换术后静脉血栓形成的成本 – 效果分析. 中国医院药学杂志, 2020, 40(2): 208 – 212.

[24] ANON. Chinese doctors are under threat. Lancet, 2010, 376(9742): 657.

（董洪涛）

第四章 白内障手术治疗

第一节 术前准备

 导读

　　白内障超声乳化手术的术前准备是很重要的一部分，只有做好充分的术前准备，才可能为手术的成功及减少手术并发症的发生提供保障。所以，作为手术医师，你需要掌握的不仅是手术技术本身，也应该将与手术相关的其他方面的知识综合理解，以此形成一套完整、规范的手术流程。

本章节学习目的

◇ 掌握白内障围手术期的用药管理
◇ 掌握 IOL 度数计算与选择
◇ 掌握实战前的自我准备
◇ 掌握与手术相关的器械，了解自己的武器
◇ 掌握不同超声乳化设备的动力学知识
◇ 掌握各个手术步骤的关键点及注意事项

一、白内障围手术期的用药管理

　　对于任何眼部手术，围手术期都是一个很重要的阶段。从广义而言，围手术期是包含术前、术中及术后的一个综合性阶段，具体是指从确定手术治疗起，至本次手术相关治疗基本结束为止，一般指术前 5～7 天至术后 7～12 天。通过对围手术期的合理高效管理，可以达到预防感染、促进术后恢复的目的，所以本部分主要讲解围手术期预防眼部感染的相关知识。

1. 术前用药管理及相关预防措施

（1）抗菌及抗炎药物点眼：白内障术后眼内感染最常见的致病菌为凝固酶阴性葡萄球菌，而术前滴用抗菌药物可有效减少结膜囊内的菌量，故白内障术前局部广谱抗生素点眼可减少术后眼内炎的发生。目前主要使用氟喹诺酮类滴眼液，一方面此类药物具有广谱抗菌能力；另一方面其具有较小的眼部组织毒性及良好的药代动力学[1]。临床建议常规使用频次为术前连续使用 1～3 天，4 次/日；若仅使用 1 天，可频点 6～8 次/日。另外术前非甾体类抗炎药物的局部应用可以减轻术后炎症反应，对于术中保持瞳孔散大状态及预防白内障患者术后黄斑水肿有一定的效果。

（2）剪除睫毛：早期研究发现术前睫毛的剪除无法避免患眼周围菌群的存在[2]，但睫毛根部消毒是有必要的，而且术中手术贴膜一定要将睫毛和睑缘完全包入，防止开睑器挤压睑板产生的分泌物及附着于睫毛上的微生物进入前房造成感染。

（3）泪道冲洗：虽然部分研究并未发现术前冲洗泪道与术后眼内炎发生的直接相关性[3]，但是考虑到泪囊炎、泪道阻塞及泪小管的局部炎症会增加术后眼内感染风险，故临床术前冲洗泪道是常规操作流程的一部分，而且为了避免泪道冲洗的细菌至结膜囊停留，故建议泪道冲洗时间尽量在术前 1 天或更早。

（4）全身抗生素：术前是否需要全身使用抗生素预防术后感染，需要依据患者的全身状况进行判断。对于患者全身状况正常的老年性白内障患者，采用上述方式局部预防感染即可；而对于高龄患者，尤其是糖尿病、外伤及独眼患者等特殊病例，可以酌情使用全身抗菌药物作为有效的预防措施。

2. 术中用药管理及相关预防措施

（1）聚维酮碘（povidone-iodine，PI）结膜囊消毒：随着医师对内眼术后眼部感染预防的重视，结膜囊内 PI 消毒已经逐渐被很多医师所接受，而且 2013 年 ESCRS 会议指南中也将结膜囊内 PI 的应用作为预防眼内感染的医疗标准。2018 年的一项研究发现，玻璃体腔注射前结膜囊内 5% PI 消毒可明显降低术后眼内感染的风险[4]。常规使用 5%～10% PI 结膜囊内消毒 3 分钟以上，可达到杀菌效果。某些对 PI 有过敏反应的患者，可以使用 0.05% 氯己定替代。在 PI 使用浓度方面，部分研究发现 116 位患者使用 5% PI 结膜囊消毒后，13 例（11.2%）患者会出现中度结膜不适感，5 例（4.3%）患者会出现点状角膜炎。基于以上研究结果，我们认为 PI 结膜囊消毒是相对有效的围手术期预防感染的手段，但使用前应该关注患者的眼表状态，如是否存在干眼、角膜上皮营养不良、结膜松弛等症状。

（2）手术切口的选择：有研究报道，即使均选择超声乳化手术，术中采用巩膜隧道切口与采用透明角膜切口相比，在预防术后眼内感染方面仍有一定的优势，这可能与巩膜隧道切口较好的自闭性及隧道路径长于透明角膜切口有关。而且我们考虑熟练的小切口手术医生手术时间明显少于超声乳化手术时间，手术暴露时间的缩短也进一步降低了术后感染发生的概率。

（3）术中灌注液加入抗菌药物：有研究发现，术中灌注液加入万古霉素或庆大霉素可以明显减少前房病原体的污染程度，这为临床术中灌注液加入抗菌药物提供了一定的依据[5,6]。但是考虑到万古霉素及庆大霉素的毒性作用，这方面的应用需要权衡利弊，如果患者存在术后感染的高危因素，采取此项措施也未尝不可。

（4）术毕前房内注射抗菌药物：术中器械反复进出前房可能将睑缘、睫毛及眼表的细菌带入眼内，而且超声乳化手术中采用未缝合的透明角膜切口可能引起虹吸现象从而使眼表液体逆行眼内的情况出现，这些均为造成术后眼内感染的潜在风险。术毕前房注入抗生素目的在于消除术中可能进入眼内的病原微生物。国际相关研究发现术毕前房注射 10 g/L 头孢呋辛 0.1 mL 可使白内障术后眼内炎的发生率明显下降[7,8]。故 2013 年 ES-CRS 推荐白内障术毕前房注射 10 g/L 头孢呋辛 0.1 mL 作为常规白内障手术流程的一部分。虽然此药品制剂目前未在我国推广使用，但《我国白内障摘除手术后感染性眼内炎防治专家共识（2017 年）》已经考虑将此项措施在我国逐步推广，指南中同时强调当怀疑患者对头孢菌素过敏时，可选择 1 g/L 莫西沙星 0.1 mL 或 0.1 g/L 万古霉素 0.1 mL 前房灌洗，但需特别注意前房注射较高浓度万古霉素（10 g/L 万古霉素 0.1 mL）时发生出血性梗阻性血管炎的潜在风险[9,10]。

（5）术毕结膜下注射抗菌药物：由于小切口白内障手术采用巩膜隧道切口，所以术毕多数医师会进行抗生素的结膜下注射，一方面注射药物后结膜隆起可将术中剪开的结膜复位并遮盖巩膜切口；另一方面结膜下注射抗菌药物虽然在玻璃体腔内很难达到足够的药物浓度[11]，但是前房内可获得一定的药物浓度[12]，而且部分研究也表明术毕结膜下注射抗生素可以降低白内障术后眼内感染的发生概率[13]。

3. 术后用药管理及相关预防措施

（1）局部抗菌及抗炎药物点眼：术后局部滴用不同类型的抗生素一直是预防眼内炎发生的常规措施之一，常规建议术后局部使用氟喹诺酮类或氨基糖苷类等广谱抗生素点眼。研究显示，氟喹诺酮类抗生素眼内穿透力强，故建议常规采用术后使用 1~2 周、每天 4 次的使用方案，以起到一定的抗菌效果[14]。同时，术后联合应用非甾体类抗炎药物，可以通过抑制环氧化酶的活化，阻止前列腺素的合成，从而降低术后的炎症反应及疼痛症状，从而降低术后黄斑水肿的发生率。

（2）全身应用抗生素：术后全身应用抗生素预防感染不属于常规措施，在相关指南中也未将术后全身抗菌药物的应用作为常规，但是对于可能存在高危感染风险的患者，如高龄、糖尿病、尿毒症等特殊情况可以酌情考虑使用。

总之，白内障围手术期的规范用药及个体化用药管理是预防术后感染及减轻术后炎症反应，同时为患者提供更好视觉效果很重要的组成部分。随着药物种类不断增多及剂型不断改进，用药规范也在不断地发生变化，所以临床医生应该积极学习专业新进展，根据最新研究结果及国内外专家共识随时调整用药管理方案，以期达到更好的效果。

二、IOL 度数的计算与选择

随着白内障手术理念由复明性向屈光性转变，与患者术后视觉质量密切相关的 IOL

成为很多白内障医生关注的重点。IOL 的种类不断增多，其对应的各种计算公式也在不断发展和完善，合理的 IOL 度数计算与选择是一个合格白内障手术医生应该重点注意的部分，所以本部分主要讲解 IOL 各种计算公式的相关知识。

IOL 度数计算主要包含 3 个重要的参数：眼轴长度、角膜屈光力、预估有效人工晶状体位置[15]。当然，前房深度、晶状体厚度、玻璃体长度、A 常数的优化也会对最终 IOL 的计算结果产生不同程度的影响，下面我们会简单介绍几个相对重要的参数。

（1）眼轴长度（axial length，AL）：常规定义为角膜前表面（泪膜、角膜上皮）至黄斑中心凹（内界膜、视网膜色素上皮层）之间的距离。其在 IOL 度数计算公式中占重要地位，通常 0.1 mm 的眼轴测量误差会导致 0.27 D 的屈光误差，所以将眼轴测量的准确性控制在 0.1 mm 之内是很有必要的（图 4 – 1）。

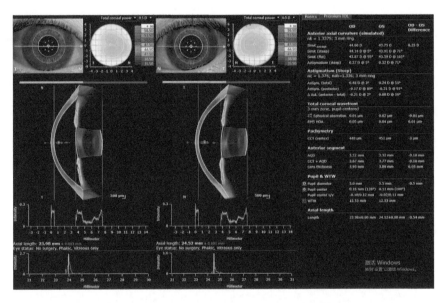

图 4 – 1　利用 SS-OCT 眼前节成像设备测得的双眼眼轴数据可以精确到小数点后 3 位有效数字，足见生物测量数据的精确性越来越高

（2）角膜屈光力（corneal power）：首先要明确角膜屈光力并不是设备直接测量的数据，而是通过角膜厚度、前表面角膜曲率半径、后表面角膜曲率半径计算获得的数据（图 4 – 2）。早期角膜后表面曲率无法直接测得，所以角膜屈光力通常是通过前表面角膜测得的数据进行估算，而且假设角膜前后表面的曲率半径之比为一个常数，研究发现此常数正常眼约为 0.82，近视角膜屈光术后约为 0.76，远视角膜屈光术后约为 0.86[16]。按照 SRK 常规计算公式：IOL 度数 = A 常数 – 0.9 × 角膜屈光力 – 2.5 × 眼轴长度，可以发现，角膜屈光力 1 D 的测量误差会导致 0.9 D 的 IOL 度数变化，足见其测量准确的重要性。由于角膜屈光术后角膜前表面和后表面的曲率半径的比率发生了变化，所以常规 IOL 度数计算公式无法使用，而需要使用专用计算公式进行计算。近期研究发现，通过对角膜屈光力进行一定的矫正，可以提高 IOL 度数选择的准确性，明显提高术后目标屈光度的预测能力[17]。

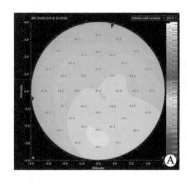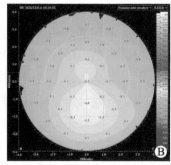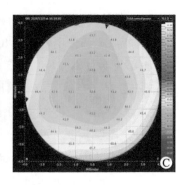

图 4-2 利用 SS-OCT 眼前节成像设备测得的角膜中央 8 mm 范围内的角膜前表面
轴向屈光力（A）、角膜后表面轴向屈光力（B）及全角膜屈光力（C）分布

（3）前房深度（anterior chamber depth，ACD）：可分为内前房深度（角膜内皮至晶状体前表面）和外前房深度（角膜上皮至晶状体前表面），两者的区别为是否包含中央角膜厚度数据。因考虑白内障术后 ACD 的变化会直接影响 IOL 的位置，从而影响其屈光焦点位置，所以 ACD 在 IOL 度数计算中直接与有效人工晶状体位置（effective lens position，ELP）有明显的相关性，也获得临床医生越来越多的重视和研究[18]。这也是在临床中我们会发现浅前房、深前房状态下的 IOL 度数计算结果存在一定误差的原因，所以术者需要根据不同的前房深度分区进行 IOL 度数计算公式的选择与调整[19-21]。

（4）ELP：白内障术后稳定状态下，植入囊袋内的 IOL 平面与角膜上皮层之间的距离（图 4-3）。因为 IOL 的厚度明显小于晶状体的厚度、白内障术后 ACD 会有不同程度的加深、不同度数或设计的 IOL 几何学数据均会影响 ELP 的位置，所以对其的正确预测很有挑战性。早些时候眼科医生便认识到 ELP 的重要性，所以 1980 年前的第一代 IOL 度数计算公式均将 ELP 设定为 4 mm（当时 IOL 大多植入前房）；随着第二代计算公式的出现，Binkhorst 医生将 AL 作为 ELP 的唯一比例因子；1988 年第三代计算公式出现之后，角膜屈光力和 AL 作为比例因子被纳入，进一步提高了 ELP 预测的准确性；1995年，随着第四代计算公式的出现，Olsen 等将术前 ACD 和晶状体厚度两个新的数据纳入，再次提高了 ELP 的预测准确性[22]。

（5）A 常数：并不是一成不变的常数，与很多因素有关，如 IOL 的材质和类型、术者手术切口的位置、术者的手术熟练程度、眼轴长度和角膜屈光力测量的调整。一般而言，A 常数的变化与 IOL 度数的变化呈 1∶1 的比例关系。很多设备中嵌入可以实现 A 常数优化的程序，通过不断的术后临床实际数据积累（大数据量、不同眼轴长度数据）进行个性化 A 常数优化，可以提高 IOL 度数计算的准确性。Hill 教授在网站上对 IOLMaster 设备中 A 常数的优化步骤进行了详细的讲解，感兴趣的医生可以按照步骤进行操作，优化属于自己的 A 常数，提高 IOL 度数计算的准确性（https：//www. doctor-hill. com/iol-master/optimization. htm）。

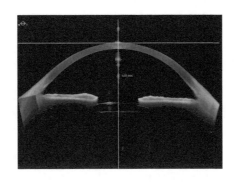

图4-3　利用 SS-OCT 眼前节成像设备测得的白内障术后1周
沿视轴方向角膜内皮面至人工晶状体前表面的距离为 4.32 mm。
设备的清晰成像为术后实际人工晶状体位置的测量提供保障，
也为进一步优化人工晶状体计算公式提供新的数据基础

三、目前 IOL 度数常用的计算公式

首先我们应该知晓精准 IOL 度数计算公式的诞生是一个需要物理学家、数学家、光学工程师及医生均参与其中的过程，追求术后屈光状态的完美是每个白内障手术医生的终极目标，同时我们也应该清楚目前尚没有完美的 IOL 度数计算公式可以满足各种眼部结构的精准计算，而且术后目标屈光度的预留与实际屈光度之间的误差仍然在 20% 左右。所以了解并掌握你所使用的 IOL 度数计算公式尤为重要。

对于眼轴长度范围在 22.5 ~ 24.0 mm，同时中央角膜屈光力范围在 42.0 ~ 45.0 D，而且有相对正常 ACD 的术眼，大多通过目前常用的 IOL 度数计算公式可以获得比较满意的计算效果。但是在超出以上提及范围的情况下，我们选择何种计算公式较为合适呢？研究表明，经过常数优化的 Haigis（优化 a0、a1、a2）计算公式及 Olsen、Barrett、Holladay 2 等新一代的计算公式有一定的优势。以下，我们将介绍常用 IOL 度数计算公式的基本信息供大家参考。

（1）Holladay 1 计算公式：与其相关的一个重要参数是术者因子（surgical factor，SF），个性化 SF 的计算需要使用术前角膜屈光力和眼轴长度数据及术后稳定的屈光状态、术中植入 IOL 的度数。SF 的定义是术后虹膜平面到 IOL 光学平面之间的距离，与术者手术经验有明显关系[23]。研究发现，此计算公式对眼轴长度在 24.6 mm 至 26.0 mm 的 IOL 度数计算相对较好。

（2）Holladay 2 计算公式：基于 Holladay 1 产生，使用 7 个参数（AL、ACD、角膜屈光力、晶状体厚度、角膜直径、术前屈光数据、年龄）预测 SF，Jack Holladay 教授未透露相关计算细节。研究发现，此计算公式对短眼轴、正常眼轴及长眼轴计算效果均较好。

（3）Barrett 计算公式：Barrett Universal Ⅱ计算公式基于理论模型眼（ACD、AL、角

膜曲率）得出。公式中用于计算 ELP 的相关参数必须有 AL、角膜屈光力，可选择的包括 ACD、晶状体厚度、角膜直径。研究发现，此公式适用于短眼轴、正常眼轴及长眼轴。

（4）Haigis 计算公式：与 a0、a1 和 a2 三个参数有关。参数 a0 与角膜屈光力有关，a1 与术前 ACD 密切相关，a2 与 AL 密切相关，双重回归分析方法可用于对以上参数进行优化。AL 和 ACD 数据用于预测 ELP。若 Haigis 公式仅对 a0 进行优化，则适用于正常眼；若对三个参数均进行优化，使用范围便扩大至短眼轴、正常眼轴及长眼轴。

（5）Hoffer Q 计算公式：此公式与个体化的 AL、ACD 及角膜曲率数据相关。IOL 种类不同，针对性的个性化 ACD（pACD）也不同，主要影响因素包括：随着 AL 增加 ACD 也增加的相关因素、随着角膜曲率增加 ACD 也增加的相关因素、特殊长眼轴或短眼轴调整 ACD 的变化因素、与 ACD 相关的常数[24]。AL 和角膜屈光力数据用于 ELP 的预测分析。按照研究指南，建议 Hoffer Q 计算公式用于眼轴长度小于 22.0 mm 的情况。

（6）SRK/T 计算公式：此计算公式是基于 SRK 之上的经验性计算公式，经验性优化的参数主要包括：术后预测性的 ACD、视网膜厚度矫正因子、角膜屈光指数[25]。AL 和角膜屈光力数据用于 ELP 的预测分析。按照研究指南，SRK/T 可用于 AL 长于 26.0 mm 的计算。Hoffer Q、Holladay 1 和 SRK/T 结合可用于眼轴长度在 22.0～24.5 mm 的 IOL 度数计算。

（7）SRK Ⅰ和 SRK Ⅱ计算公式：此两种计算公式已基本废弃[26]。

（8）Olsen 计算公式：此公式利用光学设计光线追踪原理进行 IOL 度数计算，同时引入 C 常数的概念用于预估术后 IOL 位置[27]。计算需要输入的参数主要包括 AL、角膜屈光力、ACD、晶状体厚度等。C 常数的优势主要在于其与眼前节解剖相关，而与角膜曲率和其他因素关系不大，因此 C 常数对长眼轴、短眼轴的术后预测均有优势[28]。

（9）Hill-RBF 计算公式：基于 AI 及大数据的 IOL 度数计算公式，对眼轴长度数据有更大的包容性，目前其术后预测准确性达 94.8%（±0.5 D），已嵌合在 Lenstar LS900 生物测量设备中，并可通过 ASCRS 网站界面进行使用（https://rbfcalculator.com/）[29]。

四、关于 IOL 度数计算公式的几个问题

（1）是否可以继续使用三代甚至更老的 IOL 度数计算公式？

现今的白内障手术医生，尤其是专科医院及教学医院白内障科的手术医生已经明显地意识到最新出现的四代、五代等新的 IOL 度数计算公式可以提供更准确的术后目标屈光度，但是仍然有很大一部分医生仅常规使用三代甚至三代以前的 IOL 度数计算公式，究其原因一方面是由于知识更新换代的时效性，尤其对于基层医生而言，了解此方面进展的机会较少，且缺乏白内障专科医生，所以只能把当地上级医院使用的计算方法引进来，直接模仿套用，这是很多医院的学习模式；另一方面是眼部生物数据测量设备的差异，目前较新的计算公式多常规使用光学测量仪器的生物测量参数（如 IOLMaster 500 或 700、Lenstar LS900、OA-2000 等），这使得部分仍然使用 A 超进行生物参数测量的基

层医院失去使用此新知识的机会。

虽然存在以上的限制，但是作为白内障手术医生，仍然应该了解新 IOL 度数计算公式的术后效果。作为 Hill-RBF 人工晶状体计算公式的发明人，Hill 教授通过对未发表的近 25 万例数据对比研究发现，使用常规计算公式的术后结果中约 78% 的患者术后目标屈光度可控制在 ±0.5 D 范围内，6% 的手术医生可将此准确度提高至 84%，仅有不到 1% 的手术医生可将此准确度提高至 92%。而今，随着生物测量设备的精确性不断提高，与新一代计算公式的结合可将术后目标屈光度的准确性提高至 90% 左右，这是屈光白内障手术时代的一大飞跃[30]。来自澳大利亚的 Barrett 教授提及新一代的计算公式预期结果明显优于早先的公式，这也是很多白内障手术医生思维应该转变的方面。

（2）是否需要将生物测量参数输入不同的计算公式进行比较？

这个问题应该是很多临床工作者都会面临的问题，虽然现今我们有很多计算公式可供选择并免费使用，但是并没有一种“万能”的计算公式，也就是说很难只用一种公式解决所有问题，所以很多医生还是会选择使用不同的计算公式对同一组生物测量参数进行计算分析，观察公式之间的差异，甚至找寻规律便于推广，这也是很多研究者进行临床科研的一个方向[31]。这里需要着重强调术后随访，我们要从术后实际随访的真实数据中找寻规律及答案，而不是通过单一的 case 来说明对或错。在某会议上曾有人提出，如果几个计算公式的结果各有差异，是否有必要均计算后取平均值？当时 Barrett 教授的回答是：没有必要。但是你可以选择你已经很有信心或经验的 2 个计算公式进行比较分析，而选择 4~5 个甚至更多的计算公式进行计算并取平均值完全没有必要。Hill 教授进一步举例补充道：无论是在研究还是在实际临床中，在对多个公式进行比较时，一定要设定好比较的基线，否则只会增加混杂因素干扰真实结果。例如，进行长眼轴公式比较的时候，选择临床较为公认的 Wang-Koch 修正的 Holladay Ⅰ、Barrett Universal Ⅱ、Hill-RBF 比较合适，毕竟以上三者均适合长眼轴的使用情况；但此时如果纳入 SRK/T、Hoffer Q 就显得结果不那么可信了，而且可能对真实结果存在干扰。

另外，Hill 教授和 Barrett 教授均提倡大家使用 Barrett Universal Ⅱ 和 Hill-RBF 进行数据结果差异的比较分析，其原因主要基于以下两方面：①这两种计算公式的原理不同：Barrett Universal Ⅱ 是一个基于高斯光学近轴光线追踪理论的公式，对数据量也有一定的要求；而 Hill-RBF 纯属于基于海量数据的人工智能分析系统。所以总结归纳何种情况下两者得出的结果相近、何种情况下结果不同对于两者的进一步完善很有意义。②基于以上原理，这两个公式在计算分析上明显优于其他常规计算公式，而且这两个公式均可提供误差在 0.25 D 范围内的推荐结果，这不仅体现了技术的融合，也是与真实结果无限接近的表现。

（3）各种计算公式的不同之处是什么？

单纯依据出现的时间不同，将各种计算公式定义为第一代、第二代、第三代等的分类方式可能不太合理，也很难体现出各种计算公式的特点和区别。Koch 教授建议按 IOL 度数计算的方法进行公式分类，如 SRK Ⅱ 属于回归计算公式；SRK/T、Holladay Ⅰ 和

Ⅱ、HofferQ、Haigis、Barrett 均是基于常规光学系统的聚散度计算公式；当然依据每种公式使用的变量不同又可以分为两变量计算公式（SRK/T、Holladay Ⅰ、HofferQ）、三变量计算公式（Haigis）、五变量计算公式（Barrett）、七变量计算公式（Holladay Ⅱ）；Hill-RBF 是基于大数据人工智能算法的计算公式；Olsen、Okulix 等属于光线追踪计算公式。

与常规的聚散度计算公式不同，光线追踪类的计算公式考虑到了角膜和植入 IOL 的非球面性及相差数据，但是其并不完美，因为对有效 IOL 位置的判断仍然存在问题，所以其目前的准确度仍然在 85% 以下[32]。基于人工智能算法的 Hill-RBF 计算公式输出界面有"in bounds"和"out of bounds"两种提示。"out of bounds"表示 AI 数据库目前没有充分的数据将你所提供病例的计算结果准确性在 ±0.5 D 范围内达到 90% 以上；"in bounds"表示目前的 AI 数据库已经有充分的数据将你所提供病例的计算结果准确性在 ±0.5 D 范围内达到 90% 以上[29]。

（4）如何选择更好的计算公式？

获取这方面知识最好的方法是参加各种专业会议，听取已使用相关计算公式专家的研究结果与使用建议；另一种有效的方法是仔细阅读相关文献，但在阅读文献时一定要注意入选标准及分析方法部分的具体描述，以此判断是否符合自己的选择条件。如果仅考虑使用一个计算公式的话，很多专家比较推荐 Barrett Universal Ⅱ，这应该是目前较为理想的选择，这也与最近的研究结果相一致[29]。另一个需要注意的问题与生物测量工具有关，如晶状体厚度数据并非每种测量设备均可提供，所以 Olsen 计算公式的使用在这方面会受到限制[33]。

总之，向更好公式的转换需要多方面的准备，最基础的生物测量设备的转变尤为重要（如扫频光源 OCT、生物测量设备 IOLMaster 700 等），只有提高了生物测量参数的多样性及准确性，才会有更多计算公式可选择，从而才可能为高端 IOL 的度数及散光 IOL 轴位的计算提供更为精准的依据[34,35]。

（5）如何处理长眼轴和短眼轴的情况？

长眼轴（>25.0 mm）、短眼轴（<22.0 mm）的 IOL 选择为临床医生提出很大的挑战。其实，并不单纯是眼轴，非常规的陡峭或平坦的曲率也会导致 IOL 度数计算的不准确性，所以在早期，有专家提出不同的眼轴长度使用不同的计算公式。但是最近的四代或五代计算公式一致性较好，大多数医生对其数据结果较为满意。

众多专家还是强调了短眼轴的特殊性，如短眼轴数据测量下的很小误差也会导致计算结果的较大偏差，术后实际结果总是存在偏近视预留，而且大度数的 IOL 对屈光结果的影响很难评估，术后 ELP 的预测准确性不高，短眼轴情况下的浅前房是真正的浅前房还是晶状体厚度增加导致的浅前房等条件最终会导致短眼轴的计算公式研究结果之间存在差异[36]。但最近的荟萃分析提出 Haigis 计算公式在短眼轴方面存在一定优势[37]。而 Koch 教授认为使用 Holladay Ⅰ、Holladay Ⅱ、Barrett、Olsen、Hill-RBF 五种计算公式进行计算，最后取平均值较为合理，并建议大家使用这种方法。基于以上可以看出这方面仍然是日后研究的重点及难点。

长眼轴同样极具挑战，研究发现 Hill-RBF、Barrett、Wang-Koch 修正计算公式均表现出一定的优势，尤其是 Wang-Koch 修正计算公式更为准确[38]。临床中，为了照顾高度近视眼患者自幼习惯看近的生活习惯，我们常规会为患者预留 −2.0 D 至 −2.5 D 的近视度数，这样非常规度数的预留方式也减少了患者术后出现中度近视导致看近、看远均不舒服的特殊情况。提高长眼轴的生物测量准确性也很有挑战，目前普遍发现长眼轴的生物测量结果长于其真实值，这也是术后实际出现偏远视预留的重要原因之一。Holladay 教授建议对于长眼轴可选择采用非线性回归优化后的 Holladay Ⅱ 计算公式，大家可以在互联网上免费使用（http://www.hicsoap.com/）。此网站计算公式考虑到了眼轴、曲率、ACD、晶状体厚度、角膜直径数据的优化，以求尽量减少术后误差。

（6）如何应对角膜屈光术后的特殊情况？

随着时代的发展，角膜屈光术后发生白内障的患者越来越多，而角膜屈光术后 IOL 度数的计算仍然富有挑战性，目前其在 ±0.5 D 范围内的比例为 70%~75%，还有很大的提高空间。这种问题的出现主要与角膜屈光术后眼部状态的改变有关：①角膜屈光手术切削之后角膜前表面曲率发生明显变化，而且由于切削中心的不同，也会导致最终计算结果的差异。②角膜后表面曲率实际数据的测量相对较难。对于正常眼，可以通过角膜前表面的曲率数据相对准确地预测角膜后表面曲率，而角膜屈光术后打破了这种定律，带来了一些问题。③由于大部分 ELP 计算公式都有角膜屈光力参与其中，所以屈光术后 ELP 结果的准确性也发生明显改变[39,40]。④角膜屈光术后多为长眼轴，这种情况下的长眼轴应该进行回归矫正，而常规 IOL 度数计算公式并没有考虑到这个因素。

由于以上提及的影响因素较多，所以 Koch 教授建议使用 ASCRS 网站的角膜屈光术后专用计算公式，并尽可能将各种检查设备下的数据输入，最后取各种计算结果的平均值，以使最终的 IOL 度数偏差不会太大。当然，也可以使用 APACRS 网站的 Barrett True K 计算公式进行计算，研究已经发现，其对角膜屈光术后的目标屈光度预测能力并不逊色于 ASCRS 上的计算工具[41]。

（7）如何应对硅油眼？

由于硅油的屈光指数不同于玻璃体，所以硅油眼的生物测量及相应的 IOL 度数计算也需要特别注意，好在现今超声及光学设备多含有硅油眼测量和计算的选项。即使这样，研究发现目前也仅有 30% 左右的硅油眼术后可达到 ±1.0 D 的目标屈光度范围[42]。还有一个需要注意的问题是该患者是否考虑近期行硅油取出术？如果按照常规计算给硅油眼患者装入一个常规的 IOL 度数，那么术后屈光度会明显偏远视，直至硅油取出后这种状态才能够被打破。

（8）如何提高临床实际效果的准确性？

不断提高 IOL 度数的预测准确性是每位手术医生追求的目标，我们可以通过以下途径和方法进一步提高 IOL 度数计算的准确性：①对 IOL 常数进行个性化优化。②确保生物测量准确性及有效性：确保测量人员按照设备操作手册及要求进行数据采集及确认。

③建议术者确认测量数据的有效性：虽然术者很忙，但还是要腾出一定的时间来确认测量数据的可信度，对于不可信或令人持怀疑态度的数据一定要进行重复测量验证，这是一种可以避免测量误差及错误的方法；术后实际屈光数据验证术前选择的正确性，通过不断的统计验证，不断提高术后屈光预测的准确性，而不是一成不变地用同一种方法做同一件事情。④花时间和特殊患者进行沟通：在而今医患关系紧张的年代，医患沟通尤为重要。所以术者应该腾出一定的时间和特殊患者（短眼轴、角膜屈光术后）进行术前沟通，让患者也参与到整个手术规划的过程中，不仅体现人文关怀，还体现术者对患者的重视程度，这样即使术后遇到问题，患者也会积极配合进行处理，而不是无理取闹。⑤保持学习态度，及时进行知识更新：现今数据更新换代极快，所以要通过参加会议及阅读文献不断地学习新知识、更新旧知识，而不是一味地使用一样的公式做一样的事情。

第二节　实战前的自我准备

导读

实战的初始阶段是一个兼具生理及心理挑战的阶段，这里体现的是我们常说的学习曲线。在真正进行人眼实战操作之前的 wetlab 及其他途径和方式的练习，对实战时遇到一些特殊情况的处理有很大好处，所以鼓励初学者多进行实战之前的练习，增加实战成功率，阶梯式建立手术自信心，形成良性的成长路线。

本章节学习目的

◇ 了解左手在超声乳化手术中的重要性
◇ 了解通过各种训练模式缩短学习曲线的重要性
◇ 了解较为实用的练习方式

成功培训一位白内障手术医生对偏远地区眼科卫生事业的发展至关重要[43]。各个国家根据自身的国情及医疗体系会有相应的培训体系并尝试将手术医生的培训变得高效[44]。但很多时候还是"师傅带徒弟"的学习路线，师傅是否会倾囊相授并给你实战的机会是一个未知数，所以很多年轻医生的成长便成了另一个未知数。如何通过可控的练习不断提高自己的显微操作能力是众多年轻医生成长过程中急需解决的问题。所以本章节内容会将笔者自身经历及他人成长历程分享给大家，希望大家可以找寻到适合自己的学习路线，逐步成长。

一、左手的重要性

白内障手术是一个需视觉、触觉、听觉及双手双脚协调合作完成的显微操作。术中对左手的配合性要求较高，一方面其需要利用辅助器械稳定眼球，防止表面麻醉下不可控的眼球运动；另一方面在超声乳化手术中需要侧切口的劈核钩完成劈核等辅助动作，而且在进行双手注吸及玻璃体切割操作时也需要左手有足够的灵活性及稳定性，所以术中左手的稳定性及协调性极为重要[45]。初学者由于术中无法很好地关注整个手术视野内的操作，仅将注意力集中于正在操作中的器械或动作上，形成所谓的"管状视野"，此时很可能出现一些突发情况，造成并发症的发生。而术中左手辅助器械操作不当可能影响操作视野，最终导致后囊破裂、侧切口处撕囊口撕裂、损伤虹膜等情况，所以初学者一定要重视和加强左手稳定性的相关训练（图4-4）。

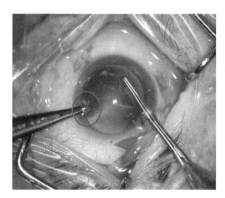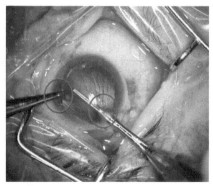

图4-4　初学者由于术中左手对侧切口施压过大，导致角膜变形
（侧切口红色圆圈部位），影响术野及整个撕囊操作。右图可见
主切口处由于撕囊镊（主切口红色圆圈部位）的用力不当或
双手配合不当同样出现明显的角膜变形

　　研究证实各种操作的灵活性都可以通过不断的练习进行优化，所以即使出生就是"左撇子"的孩子，在家长的逼迫下，也能够使用右手熟练地进行写字及各种精细动作；同样，右利手的人通过不断的练习也可以提高左手的灵活性，只是对于成年人而言，这种训练与脑皮层之间关系的建立更为困难，但终归是可以实现的[46]。那么，该如何提高左手的灵活性呢？我们可以通过日常生活中的各种便利操作进行刻意练习，如左手刷牙、梳头、开门锁门、使用鼠标等；同样可以锻炼左手写字、画画，甚至有的学者建议写字的方向从右向左以刺激大脑皮层的信息建立；更深层次的练习可以通过学习乐器来完成，乐器演奏项目对双手的配合及左手的灵活性要求更高。

　　对于劈核力度的练习，我们可以使用两个劈核钩夹大米（从A容器夹至B容器）的练习方式来感受应该使用的劈核力度，训练双手触觉的敏感性，从而提高术中对细微操作的感知能力[47]。作为辅助，应该在大脑意识中强调左手的重要性，所以可以在看上级医师手术视频时多注意左手的操作，在大脑中反复学习上级医师如何更好地运用左手完成辅助操作，强化大脑记忆，这样在实际操作中，操作者会对左手有特殊的注意力，能够更好地掌控手术的全局。

二、训练模式的选择

针对超声乳化手术各个步骤的练习，有很多辅助的商业化设备可供选择，但因为价格等现实问题，并不是每个人都有机会获得那样的学习条件，但是我们可以借助生活中的一些素材进行练习，以下内容会对其进行详细介绍。

1. Eyesi Surgical Stimulator

随着 VR 技术的不断完善，研究者设计出可以进行超声乳化手术练习的 VR 装置，而且研究发现使用此种装置进行训练的初学者，可以缩短学习曲线，减少术中并发症的发生[48,49]。但也有研究发现 VR 技术对住院医师技术训练方面的效果不明显，技术本身有待提高[50]。无论研究结果如何，这种练习方式的可获得性并不是很高，毕竟费用昂贵，再者国内渴望练习者众多，即便是有这样的机会，也只是体验，对我们个人而言，很难有一定数量的突破。

2. Kitaro Dry/Wet Lab[51]

与 VR 不同，Kitaro 练习平台具有一定的实际操作感受，可以练习 CCC、劈核等各个步骤，但也是相对费用较为昂贵（操作视频网站：https://www.youtube.com/watch?v = OZR0q5TAKDQ），对于个人练习相对可实现性较低。

3. Wetlab 练习

每个医院或医学教学单位可能都设立有 wetlab 实验室，虽然环境及硬件条件迥异，但仍然可以让广大住院医师及医学生亲身体会显微镜下的各种操作，如缝合、切口制作、撕囊、超声乳化等各个环节（图 4 - 5）。

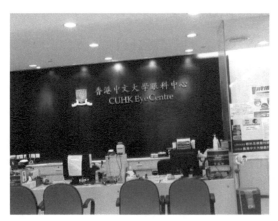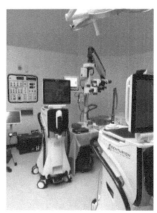

图 4 - 5 2018 年 APAO 会议到香港中文大学眼科中心参观，
右图是供练习的 wetlab 操作室

通过动物眼的练习，初学者可以逐渐建立对手术显微镜的适应能力、手术显微镜下的显微操作能力，但需要注意的是动物眼与人眼存在差异，与动物眼（羊、兔子、猪等）相比，人眼前房容积相对较小、晶状体核较软且弹性较大，所以在由 wetlab 转换到实际操作中要注意这些不同之处，尽快适应角色的转换，提高手术的安全性[52-54]。当然，随着科技的进步及不同超声乳化设备厂家之间的竞争，每年无论是白内障专业会议（我国白内障会议、APACRS、ASCRS、ESCRS）还是厂家推介会，以及某些国内医疗培训机构均会举办各种各样的手术培训班，一方面会理论讲解各个操作步骤的注意点，另一方面会通过 wetlab 的动物眼操作形式让学习者体会和实践课程中所讲解的各个手术步骤，属于理论与实践结合的课程，这样的收获应该不小（图4-6）。

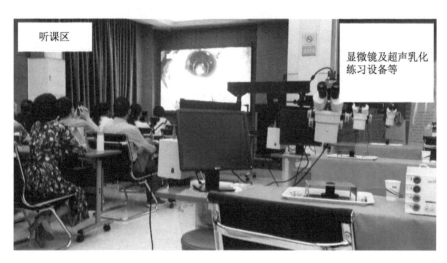

图4-6 2018年我们举办的一期超声乳化 wetlab 培训班，
学员们可以将理论与实践很好地结合

4. 一些较为实用的练习方法

我们可以利用生活中的各种原材料进行超声乳化手术中部分步骤的分解练习，这些练习主要集中在 CCC，在实际操作中 CCC 也是非常具有挑战性的一步。根据老一辈的经验，在考虑经济支出的情况下我们可以选择西红柿、葡萄作为基本原料进行练习，但是个人感觉这两种水果还不属于最佳选择，所以经过实践，发现冬天的柿子（松软类型）是一个很好的 CCC 练习工具，撕囊的过程中不仅可以体会囊膜的脆性，也可以体会到膨胀时囊膜向周边撕裂的感受，其唯一的缺点是无法体会到局限空间和撕囊口对撕囊感觉的限制。所以通过进一步的探索和体会，发现了锡箔纸这个练习工具，目前可以购买到的最薄厚度约为 10 μm，基本和前囊膜的厚度相近，主要的缺点是没有弹性，但是完全可以练习撕囊中的起瓣、撕扯力量及方向，另外一个好处是可以加上撕囊口及类似于前房的操作空间限制条件，使得练习者可以在类似于人眼的操作空间状态下慢慢规范自己的操作流程及步骤，总结需要注意的地方，不断完善，这也是笔者初期一直在使用的练习工具（图4-7）。

5. 升级版的练习方式

使用升级版这个词汇来描述，主要是体现在人眼的实战，对应的费用也会升级。目前我国好像也存在类似的培训中心，但是学习机会的竞争较为激烈。作为一名极度渴望

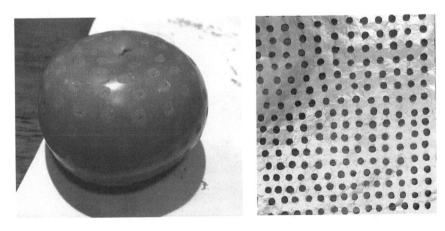

图 4 -7　笔者利用柿子及锡箔纸进行的 CCC 练习

成长的大龄超声乳化手术医生，笔者在 google 的帮助下怀着忐忑的心情大胆地选择了网上的国际培训机构（主要集中在印度），经过反复的邮件沟通决定前往学习手术，最终我选择了位于印度斋普尔的 Sahai Hospital & Research Center 进行超声乳化及小切口手术学习。

学习的过程是令人吃惊的、开心的、紧张的、崩溃的、收获很大的。我去的第一天与带教老师进行会面沟通，表达自己的学习目的及手术基础。本以为会存在 wetlab 动物眼的练习，没想到第二天便开始了人眼的手术操作（吃惊）。学习的过程中认识了很多来自不同国家的学习者（开心），交流后体会到了各个国家对于超声乳化医生的培训都存在着一种束手无策的状态，这也是大家选择到印度进行学习的共同原因之一。一对一培训的带教老师会对每个手术步骤进行演示并讲解注意事项，在演示之后，我的实操便开始了（紧张：来此学习之前我对人眼仅进行过 2 次撕囊，当时心脏好像在颈部跳动，紧张的状态下也没能完成好当时的撕囊操作）。他们的手术显微镜不像国内的那么好，刚开始很难调焦至清晰，操作中出现各种问题，导致自己心情很沮丧（崩溃）。随着操作例数的逐渐增加，自己对手术显微镜、手术器械、各步骤操作有了基本的概念，再加上下手术之后的理论学习，慢慢地找到了感觉，在经过 30 例左右的操作之后已经可以独自完成整个超声乳化过程，手术时间基本在 15 ~ 20 分钟，这是正能量的开始（收获）。在整个学习过程中我充分体会到了理论与实践结合的重要性，也体会到了自信心建立及他人鼓励的重要性（图 4 -8）。

学习完回国后，第一次实战是在上级医师的指导下完成的，可能由于医患关系及操作器械方式不同，自己的紧张程度明显高于在外学习（除了操作的手不颤抖，腿一直在抖，抖动贯穿整个手术过程）时，值得庆幸的是手术过程比较顺利，患者配合也很好（图 4 -9）。好的开端会为以后的成长之路建立自信，而自信心的不断积累是一名手术医生成长过程中一笔无比宝贵的财富，它的价值应该远远超出了培训过程中经济及心理上的付出。

　　总之，学习的过程是艰辛的也是有收获的，通过自己不断的理论学习、wetlab 练习，再加上一定的实战，会对白内障手术有更深刻的认识和体会。希望大家可以选择适合自己的学习方法及成长方式从而快乐地成长。

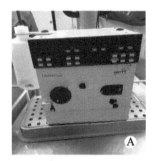
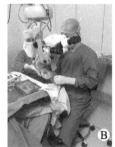
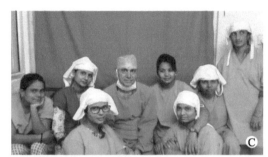
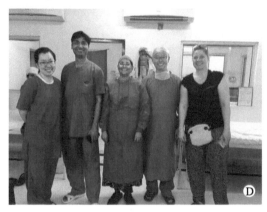
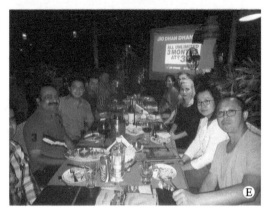

A：手术使用的超声乳化设备；B：术中；C：来自伊拉克的学习医生及护士；D：学习结束时和带教老师及其他学习者的合影；E：术后的聚餐交流。

图 4-8　印度超声乳化手术学习之行

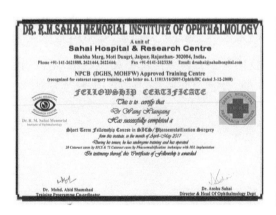
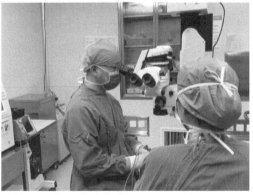

图 4-9　印度学习证明及回国后自己主刀完成的手术

第三节　了解与手术相关的器械

 导读

　　与白内障手术相关的器械有很多，随着科技的进步及人类创新意识的不断提高，不断改良和优化的手术器械也推陈出新，新的器械总是在努力克服先前器械的不足，而且努力使得手术更加安全流畅，所以作为一位合格的手术医生及初学者，一定要掌握与自身手术方式相关的器械及功能，如同战士对自己的武器了如指掌一样，这是一项必备的技能。

本章节学习目的

◇ 了解手术显微镜
◇ 了解白内障手术各个步骤对应的器械及功能
◇ 了解新的器械

一、手术显微镜

　　它是眼科及神经外科等显微手术操作的必备，主要由光源聚光器、物镜及目镜组成。光路上有多个透镜按照不同的次序排列，为同轴冷光源，可通过脚踏控制在术中进行微调，同时常规备有助手镜，以方便助手学习并关注参与手术过程。眼科白内障超声乳化手术常用的放大倍数调整为 6 ~ 7 倍（注意：随着放大倍数的不断增大，虽然可以看清楚更多的局部细节，但同样会失去景深），术者可依据不同的操作习惯及步骤进行随时调整。因眼科手术中显微镜的调整可影响整个手术视野的清晰度，所以对手术显微镜的了解及掌握应该是基础中的基础。随着科技的进步，目前白内障相关的手术显微镜同时附加很多辅助功能，如术中导航（撕囊、切口位置、Toric 散光 IOL 放置位置）、术中 IOL 度数计算、术中 OCT 成像等。

二、术中各个步骤的手术器械

1. 开睑器

　　此手术器械对于术野的合理暴露很重要，其工作原理类似于外科的拉钩或开胸器，在手术中起到撑开眼睑暴露眼球的作用。可以分为弹性较好、质量较轻的钢性开睑器、平移式开睑器、可调节式开睑器、防蓄水式开睑器。为了不妨碍手术操作，且对患者眼睑外眦部形成较小的撕扯，我们临床中常用的为钢性开睑器。

2. 眼球固定器

眼球固定器为非封闭式环形器械，环形直径约为 16 mm，带有可活动的关节部位，主要用于白内障手术中侧切口及主切口制作时固定患者眼球，以便更好地完成不同平面设计走行的透明角膜切口。但是我们很多情况下没有这样的辅助器械，需要利用有齿镊在侧切口或主切口的对侧角巩膜缘处握持筋膜以控制眼球运动（图 4 - 10）。

3. 侧切刀

侧切刀主要用于白内障超声乳化手术中侧切口的制作，种类方面有钢刀、钻石刀，刀刃的设计也有不同，一般侧切刀的宽度为 1 mm，可根据术中要求进行扩大以方便操作（图 4 - 11）。

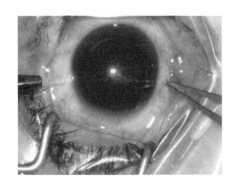

图 4 - 10 笔者利用有齿镊固定眼球进行侧切口的制作

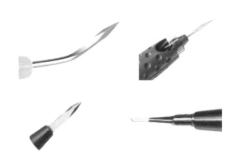

图 4 - 11 术中使用的各种侧切刀，在刀头的设计及材质上各有不同

4. 主切刀

主切刀主要用于术中透明角膜主切口的制作，宽度应与超乳头要求的宽度相一致，而且也应考虑到 IOL 种类对主切口的要求，所以有 1.8 mm、2.2 mm、2.8 mm、3.0 mm、3.2 mm 等，材质与侧切刀相似，有钻石刀、钢刀、蓝宝石刀、黑钻石刀、陶瓷复合材料刀等[55]，钻石刀及宝石刀可反复消毒使用，但是消毒会对钢刀刀刃的利度产生影响，所以在条件允许的情况下，钢刀多为一次性使用。

5. 撕囊镊

撕囊镊与截囊针相比费用较为昂贵，但优势为双手操作感和控制力较好。主要用于术中撕囊操作，可根据主切口的大小选择适合切口操作空间的手术器械。随着微切口手术方式的不断发展，撕囊镊的设计也在不断变化，握持部位的大小及凹槽设计更有利于术者对其把控，符合人体工程学；头部设计的尖端主要用于刺破前囊膜表面并将前囊挑起形成撕囊起始瓣，通过主切口颈部宽度、弧度及咬合模式设计，主要考虑减少术中操作时前房粘弹剂的漏出，保持前房内一定有效操作空间及压力，防止撕囊口向周边出现不可控的撕裂；撕囊镊紧邻头端的颈部可以设置刻度（5.0 mm、5.5 mm），为术者掌控撕囊口的目标直径提供参考。随着现今屈光性白内障手术的发展，对术中撕囊的居中性及人工晶状体全周 360°均匀覆盖的要求也越来越高，除了借助先进的飞秒激光辅助撕囊技术，我们也可以通过自己的发明创造，在经济实惠的条件下实现以上目标（图4-12）。

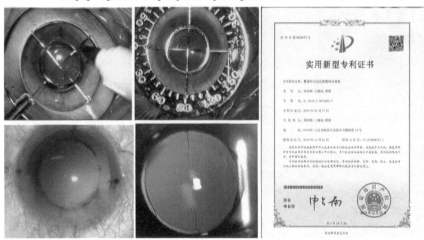

图4-12　本章节作者联合设计的囊袋中心定位辅助撕囊器械
已经获得国家专利并在 SCI 期刊发表相应的临床应用文章，
同时经临床验证可以达到较好的术后效果

6. 劈核钩及预劈核器

核块处理是白内障超声乳化手术过程中很重要的一步，此步骤中一方面要使用超声乳化设备；另一方面需要劈核钩来辅助完成。根据术中劈核的方式不同，可以分为用于水平劈核的头端钝圆的劈核器及用于垂直劈核的头端尖锐的劈核器。为了减少术中超声能量的使用，预劈核器应运而生，其功能主要是在不使用任何超声能量的前提下利用一定的机械原理将晶状体核实现一分为二或一分为多的状态，预劈核技术的出现大大减少了术中超声能量的使用，从而降低了超声能量过高所导致的术中主切口灼伤和术后角膜内皮代偿失调的发生率，使患者可以获得较好的术后效果。

7. 抛光器

前囊膜及后囊膜的抛光处理对预防囊口皱缩及后发性白内障的发生有一定作用，所以除了常规可以使用注吸针头进行前囊膜及后囊膜的摩擦式抛光外，也有一些专用于前囊膜及后囊膜的抛光设备以期将附着在囊膜上的残留晶状体上皮细胞及絮状皮质进行清洁处理。它们的设计主要以钝性的接触面与囊膜进行接触，通过摩擦运动来完成。笔者也申请了一项专门用于后囊膜抛光的水流抛光设备，可以利用液流冲刷，在更为安全的前提下完成抛光操作。

8. 与瞳孔扩张有关的器械

与瞳孔扩张有关的器械主要包括虹膜拉钩及瞳孔扩张器。对于小瞳孔的术眼可以使用虹膜拉钩或瞳孔扩张器械扩大瞳孔直径，以便更好地暴露晶状体部分，从而安全地完成手术。常用的虹膜拉钩多为一次性材料，也有公司利用钛合金材料制作可重复使用的虹膜拉钩，也可以利用6-0缝线自制虹膜拉钩。瞳孔扩张器种类较多，在"小瞳孔的处理"一节有更为详尽的描述。

9. 与囊袋有关的器械

与囊袋有关的器械主要为囊袋拉钩，与虹膜拉钩类似，主要用于术中晶状体脱位情况下稳定囊袋以便后续手术操作[56]。对于术中存在悬韧带松弛的术眼，可以考虑囊袋张力环植入，以在增加囊袋稳定性的同时防止囊袋收缩。

以上所提及的仅仅是与超声乳化白内障手术相关的常规手术器械，而实际临床工作中，我们会遇到各种不同的手术条件，所以对小切口手术器械中的手动注吸及娩核装置也应该有一定的了解。同样，处理手术并发症也是一个手术医生成长中难免遇到的问题，关于手术并发症处理相关的器械及设备，如虹膜恢复器、前部玻璃体切割设备也是作为一名白内障手术医生应该了解的。

总之，作为一名处于成长期和学习期的白内障手术医生，需要不断了解与手术步骤相关的各类手术器械，并根据自身条件适当更新手术器械，在手术前根据个体化患眼的状态准备好相应的手术器械，做到心中有数，对于并发症做到预防为主，为患者的光明保驾护航。

第四节　超声乳化设备及其液流动力学

 导读

超声乳化设备种类繁多，但基本功能都很相近，其主要构成部分包括控制台、超声乳化手柄、脚踏板及链接部分。控制台主要由计算机系统组成，可以控制超声乳化设备的所有功能。各种参数（包括超声乳化的能量、负压及流速）均可通过此控制台根据术者的操作习惯进行个性化设置。随着科技的进步，新式超声乳化设备可以根据术者的要求进行多种状态下（如软核、中等硬度核及极硬核）的参数设置。当然，术中术者也可以根据术眼的具体情况随时进行参数的调整，以提高手术的效率及安全性。手柄按照功能主要分为超声乳化手柄和注吸手柄两种。超声乳化手柄内包含与超乳头相连接的压电晶状体，超乳头的表面常规配备硅胶袖套。超乳头与硅胶袖套之间的灌注液流可以带走超乳头震动产生的热量，对其起到降温的作用。需要注意的是，在硅胶袖套上有引出灌注液的两个圆孔，术中需与超乳头斜面相垂直。超声乳化手柄的另一末端与控制台相连，另外还有两个链接孔，分别与灌注管道和抽吸系统相连。脚踏板的合理控制是整个手术过程中极为关键的步骤，术者通过对脚踏的灵活控制，可以实现灌注、超声乳化及注吸之间的合理切换，更高效地完成手术。

超声乳化设备液流系统基本可以分为蠕动泵和文丘里泵两大类，对每种系统液流动力学特点进行了解和掌握是每位超声乳化白内障手术医生的必修课，液流系统参数的合理设置及运用，一方面可以保证手术安全性，另一方面也可以提高手术效率。医学生的工科知识比较匮乏，所以本部分内容尽量以较为易懂的方式呈献给读者，希望通过本部分内容的学习大家可以掌握超声乳化手术中液流系统的变化，为顺利完成手术提供技术保障。

 本章节学习目的

◇ 明确超声乳化手术中液流系统的变化及其对注吸和切口的影响
◇ 明确蠕动泵与文丘里泵的区别
◇ 明确脚踏与超声乳化设备各个挡位的关系
◇ 明确浪涌产生的原因及预防措施

一、前房液流平衡

超声乳化手术的整个过程中前房的稳定需要进出前房的整个液流系统达到平衡，而此液流系统主要分为流入（灌注液：不断替代被吸除的晶状体组织、保持前房稳定、冷却超乳头）与流出（不断被吸除的晶状体组织、被抽吸出前房的灌注液、切口漏出液流）两个变量，只有两者保持平衡方可为顺利完成手术提供保障（图4-13）。实际较为理想的液流平衡状态是流入略大于流出，从而使前房保持较为稳定的容积及压力。术中明显的浪涌会造成前房压力波动大，对手术安全造成威胁。如果流出大于流入或出现明显的浪涌，此时前房很难维持正常，甚至出现前房塌陷，后囊会向前房快速移动，极有可能出现超乳头接触后囊导致其发生破裂。所以影响前房液流稳定性的主要因素是手术切口的制作和超声乳化设备参数的合理设置。

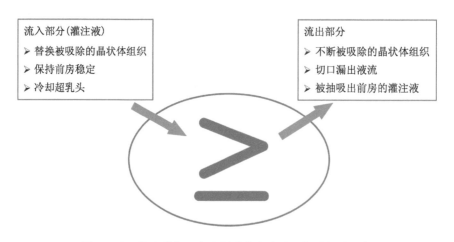

图4-13 超声乳化手术中影响前房液流平衡的相关因素

手术切口：超声乳化手术中影响前房液流平衡的主要因素之一。①切口过大：大量的液体会通过切口流出；②切口过小/过紧：袖套会明显受压导致灌注液流不足。

二、泵的种类

液流系统泵为超声乳化设备的核心部分，主要有两种类型。

1. 基于液流的蠕动泵（peristaltic pump）

其特点是泵转速越快，越多容积的液流会经过可变形的管道排出（图4-14）。基于以上原理，当晶状体核块完全堵塞超乳头时，与前房相连的液流无法流入管道，此时通过超乳头流出的灌注液为零；由于蠕动泵的滚轮不断运转会挤压并带走管道内的残余液流，弹性管道内负压不断升高，直至达到最大负压设定值后滚轮停止转动（图4-15）。蠕动泵系统的负压和流速是可以分别进行设置的。如上面提及的当超乳头发生堵塞时，无液流进入管道，此时负压开始建立；而流速与泵的转速相关，流速越快，达到预设负压值的时间越短；整个过程中泵只有在负压达到预设值的时候才会停止转动。这也体现了负压和流速在蠕动泵系统中是相对独立的两部分，但是两者之间也存在一定的关系，所以在手术时，需要分别对负压及流速参数进行匹配设置。当堵塞被完全解除时，由于前期堵塞产生的负压会瞬间带走前房内的灌注液从而出现浪涌，负压在整个过程中会对超乳头端的晶状体核块产生"吸引力"，负压越高，其"吸引力"也越明显。而我们常听到的"握持力"应该是负压吸引力、超声能量对核的推斥力及灌注液流在前房内形成的涡流之间出现的一种动态平衡状态，不应该单纯地等同于上面所提及的"吸引力"。

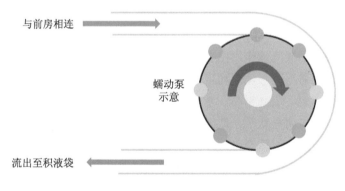

图4-14　临床常用的蠕动泵超声乳化仪设备原理示意

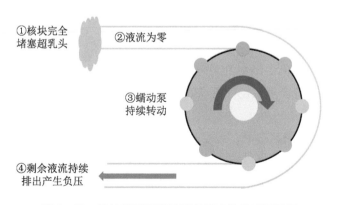

图4-15　核块堵塞时蠕动泵负压产生的过程示意

2. 基于负压的文丘里泵 (venturi pump)

其特点是利用压缩气体（液氮）带走液流中的空气产生负压，从而引起液流的变化（图 4 - 16）。基于以上原理可以看出，文丘里泵不同于蠕动泵，其通过压缩气体形成的负压可以将与积液盒相连接的超声乳化手柄流出管道内乳化的晶状体组织及部分灌注液吸出至积液盒内。文丘里泵最大的特点是无须超乳头完全堵塞即可主动产生负压，并且术者可以通过脚踏控制快速达到预设负压值。同时也可以看出，随着负压的增加流速呈现增加趋势，因而在文丘里泵系统中负压和流速关系密切，不可实现单独控制；参数设置时仅设置负压即可，术者通过控制负压实现对流速的控制。

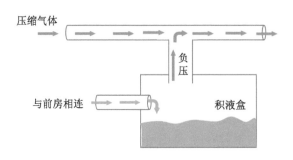

图 4 - 16　临床常用的文丘里泵超声乳化设备原理示意

三、液流灌注系统

主要指进入眼内的液流，作用主要是当核块被吸除时提供液体填充以维持前房及眼内压的稳定，同时也对超乳头使用超声能量时的产热进行降温。依据重力原理，灌注液流速度主要由瓶高决定。瓶高越高，水压越大，最终液流速度越快。在超乳头、袖套及切口的位置由于流出口明显变窄，此时灌注液流会不同程度地受限。当超乳头堵塞并且无液体渗漏时，整个灌注水压全部集中至眼内形成眼内压。按照公式计算，一般 75 cm 的瓶高会产生约 55 mmHg 的压力，所以术者将瓶高调整至 150 cm 时会产生 110 mmHg 的眼内压，这个压力明显高过青光眼急性发作时的眼内压，一定时间内会产生急性高眼压损伤，因而术中瓶高的调整及合理应用应该引起术者重视（图 4 - 17）。

四、脚踏控制

脚踏控制是超声乳化手术中的关键所在，通过对脚踏的灵活控制，可以实现灌注、负压、超声乳化之间的合理切换，更高效地完成手术。以下我们将对脚踏的各个挡位进行概述（图 4 - 18）。

0 挡位：完全放松的状态下，无灌注、负压及超声能量。

1 挡位：灌注挡位，仅提供灌注液流以维持眼内压。

2 挡位：注吸挡位，在 1 挡位的基础上增加负压吸引；在蠕动泵超声乳化仪的超乳头堵塞时，负压开始逐步升高，从而有助于对核块及皮质的“握持”，其负压上升速度

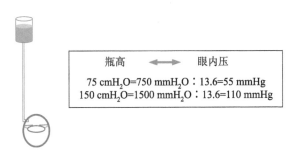

图 4 - 17　密闭状态下瓶高和眼内压之间的换算关系

取决于流量的大小,流量越大,上升速度越快。而文丘里泵超声乳化仪在 2 挡位时,随着脚踏下踩深度的增加,负压即时反馈并呈线性升高。

3 挡位:注吸 + 超声挡位,在 2 挡位的基础上增加超声能量;超声能量将核块粉碎,同时负压将其吸引至超声乳化手柄的抽吸管道内。

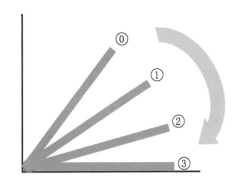

图 4 - 18　超声乳化设备脚踏各挡位之间的切换示意

注意事项:如果在线性模式下,脚踏下踩的幅度越大,所发出的能量及负压吸力呈线性增强,直至预设值,整个过程存在一定的时间效应;但是在固定模式状态下,只要脚踏下踩至相应的挡位,直接可以获得预设值,不存在缓冲阶段。所以,对于初学者而言,选择线性模式存在一定的思考及反应空间,虽然手术效率会下降,但是手术过程相对安全[57]。

五、超乳头进入眼内时的挡位选择

此选择与眼内是否存在粘弹剂有关(图 4 - 19)。如果眼内有粘弹剂且眼内压保持稳定,此时可以选择 0 挡位或 1 挡位进入眼内;若眼内无粘弹剂维持空间,术者需要选择 1 挡位进入前房;切忌以 2 挡位进入前房,因此时存在负压吸引,而且很有可能袖套上的灌注孔位于切口内被阻塞,所以此挡位进入前房很可能会导致前房瞬间塌陷,眼内压急剧丧失,引起不必要的并发症发生。

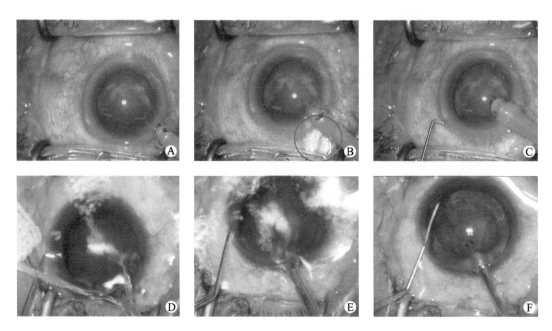

A－C：前房存在粘弹剂，所以术者在0挡位的状态下进入前房，可见进入前房的过程中有粘弹剂从主切口溢出（红色圆圈）；D－F：1挡位进入前房，可见明显的液流，同时可见整个超乳头进入前房后由于前房灌注压力的变化可能出现瞳孔的一过性变大。

图4－19　不同情况下超声乳化针头进入前房的选择不同

六、浪涌（surge flow）

1. 原因

①超乳头发生完全阻塞后，管道内的负压持续上升，同时外界大气压会对管道产生进一步的挤压作用；②当管道内负压升高至300 mmHg以上时，管道内灌注液会析出气泡，导致管道进一步变形；③当超乳头阻塞突然解除时，注吸管道材料的顺应性会使得变形的管道以一定的速度回弹至初始状态（此反应时间与管道材质的顺应性明显相关），而且析出的气泡也会快速消失。以上3者共同作用会导致大量灌注液快速从前房内被动排出，从而导致前房瞬间塌陷，形成明显的浪涌（图4－20）。

2. 并发症及预防措施

从以上描述可以看出，浪涌的发生与多个参数相关，而仅仅持续很短时间的浪涌可以使得后囊膜瞬时涌向超乳头，此时操作不当会导致后囊破裂等并发症的发生，这也是很多超声乳化设备厂家通过不断改良技术及超声乳化手柄设计攻克的主要难题之一。初学者在设置负压参数时，应该以手术安全性为主，对于蠕动泵，我们推荐初学者可以将负压水平设置为300～350 mmHg，流速设置为30～35 cc/min（负压与流速接近10∶1的比例关系），超声能量按照晶状体核的硬度进行相应设置，这样的负压和流速设置虽然会降低手术效率，但是可以给初学者一定的手术反应时间，相对增加手术的安全性。而

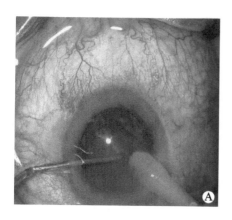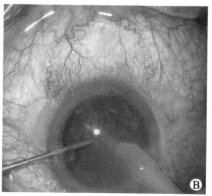

图 4-20 超声乳化过程中进行"挖弹坑"操作时会出现超乳头堵塞与解除的
反复过程，在此过程中可以观察到浪涌的发生（其间接反应为术中瞳孔变大与
缩小及前房深度的瞬时变化），可见 A 图与 B 图中瞳孔大小有明显差异

经验丰富的手术医生，可以根据自己的操作习惯，提高各参数的个性化设置水平，以便提高手术效率。这里可能大家会产生一个疑问，是否可以通过增加灌注液的方式来对抗浪涌的发生？在负压不是很高的情况下增加灌注液流可以不同程度上缓和一部分浪涌的发生，但是管道内析出的气体仍然会增加灌注液无法完全弥补的浪涌，还是会出现不同程度的前房塌陷。

3. 危险因素及预防措施

超乳头在处于 2 挡位或 3 挡位的情况下移出眼内，这样会导致大量的空气吸入管道内，超声乳化设备的回吐功能可将部分管道前段的气体排出，而仍残留的部分气体会在阻塞发生及解除的过程中引起严重的浪涌，因此在超乳头进入眼内前应常规检查管道内是否存在气体。对于怀疑或考虑管道内存在气体的情况，可以将超乳头放置于一个盛水的容器内，之后将脚踏下踩至 2 挡位，直至气泡完全排出，而后再进入眼内操作，建议在注吸头进入前房前同样进行此排气操作（图 4-21）。

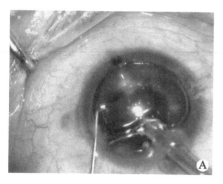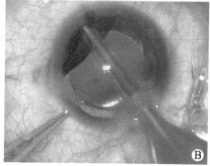

A：导致脚踏踩至注吸挡位时大量气泡涌入前房；B：部分气体通过悬韧带进入 Berger 空间。

图 4-21 超声乳化手术过程中因注吸时未将管道内大量气泡排出

第五节　手术麻醉方式的选择

 导读

　　在白内障手术中，依据不同的患者状况，可以选择不同的麻醉方式，其主要包括全身麻醉、球后麻醉、球周麻醉、Tenon 囊下麻醉、球结膜下麻醉、表面麻醉。就目前流行的超声乳化手术而言，球后麻醉、Tenon 囊下麻醉及表面麻醉较为常用。就我国而言表面麻醉最为常用，故以上三种麻醉方式作为本节主要阐述内容；而全身麻醉及其他麻醉方式应用较少，故不作为本节阐述的重点。

本章节学习目的

◇　掌握超声乳化手术优选麻醉方式
◇　掌握如何根据患者的个性化因素选择合理的麻醉方式
◇　掌握每种麻醉方式的潜在并发症

一、球后麻醉

　　主要操作步骤：患者多取仰卧位，操作眼常规皮肤消毒，选择眶下缘中外 1/3 处垂直进针，穿过眶底部，当针头部位穿过眼球赤道部后略转向鼻上方继续进针至肌锥内，回抽无血，将麻醉药物缓慢推注至肌锥内。

　　因球后麻醉的主要部位位于球后肌锥内，所以其特点主要包括以下几方面：①不影响上斜肌功能：上斜肌由滑车神经支配，而其位于肌锥外，所以球后麻醉的患者仍然可以出现内旋的表现；②直肌麻醉：由于支配直肌的神经位于肌锥内，所以四条直肌全部麻醉才会出现较好的眼球固定作用；③睫状神经麻醉：由于睫状神经的走行会通过肌锥，所以球后麻醉可以产生睫状神经麻醉效果；④下斜肌麻醉：由于支配下斜肌的动眼神经走行通过肌锥，所以下斜肌全部麻醉；⑤视神经功能异常：由于视神经同样位于肌锥内，所以有时会出现一过性黑蒙的表现。

　　球后麻醉操作可能出现的并发症：①视神经的损伤：操作中有可能意外扎伤视神经，甚至将麻醉药物注入视神经[58,59]；②脑干麻醉：有可能将麻醉药物注入硬脑膜，导致患者出现暂时性的呼吸困难[60]；③眼球穿通伤：多见于高度近视患者，发生率约为 7.14%[61]；④眼外肌功能异常：多见于麻醉药物的毒性及注射器针头对部分眼外肌的直接损伤；⑤静脉或动脉出血：多表现为突眼、眼球固定、疼痛性视力丧失，发生率约为 0.44%[62]。

二、Tenon 囊下麻醉

　　Tenon 囊又称眼球筋膜鞘，是一层位于眶脂体和眼球之间的纤维膜，其包绕眼球大部分，向前在角膜缘稍后方与巩膜融合，向后与视神经鞘膜融合[63]。Tenon 囊下麻醉的概念于 1956 年由 Swan 提出[64]。

　　主要操作步骤：患者多取仰卧位，注射部位（多选择颞下方）局部麻醉，将注射部位结膜与 Tenon 囊分离暴露巩膜，血管丰富区可采用电凝止血，专用钝头弧形针头沿眼球弧度进入 Tenon 囊下空间，回抽无血，将麻醉药物注入，拔出针头（图 4 – 22）。

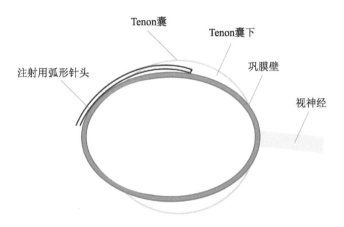

图 4 – 22　Tenon 囊相应解剖位置及注射针头进针位置示意

　　麻醉特点：麻醉药物注射至 Tenon 囊下可以扩散至球后；因注射部位相对位于眼球前部，故与球后麻醉相比，达到全眼麻醉效果需要一定的时间；操作中使用钝针头，增加了操作的安全性。

　　潜在并发症[65]：球结膜水肿；球结膜出血；损伤涡静脉。

三、表面麻醉

　　主要操作步骤：患者取坐位或仰卧位，常规手术开始前 10 分钟（准备进手术室）及手术开始前 3 分钟（术者穿手术衣及戴手套）分别点一滴 0.5% 盐酸丁卡因滴眼液；对于高度近视眼的患者，可以在侧切口完成后于前房注入 1.0% 利多卡因 0.3 mL 以减轻患者术中的疼痛感[66,67]。

　　麻醉特点：表面麻醉主要起到的是前房操作的镇痛作用；患者眼球并未失去自主运动能力，所以手术操作中患者配合尤为重要。

　　禁忌证：①相对禁忌证：有语言交流及听力障碍，无法听从术者引导；不配合的患者，尤其是频繁眨眼甚至难以配合非接触眼压计检查的患者；相对较难的手术病例（成熟期白内障、悬韧带松弛的患者）；较长手术时间，一般表面麻醉的镇痛最佳效果最多维持 30 分钟；微小眼球震颤的患者。②绝对禁忌证：对麻醉药物过敏的患者；严重的眼球震颤患者。

四、各种操作的注意事项（细节决定成败）

　　手术显微镜的灯光亮度：使用可以完成手术操作的最低亮度，防止对患者术眼黄斑区造成灼伤。尤其注意球后麻醉患者，因为此类患者眼球已经失去运动能力，所以与表面麻醉患者会主动规避强光不同，照射下暴露时间相对较长。

随时与患者进行沟通：表面麻醉状态下患者意识完全清醒，而且术中需要患者的配合，所以要时刻与患者沟通，保证患者在术者的引导下更好地配合完成手术；防止医生的情绪影响患者的配合及紧张程度，甚至引起不必要的手术并发症及术后纠纷。

深眼窝患者：表面麻醉情况下可以让患者下颚略上扬，叮嘱患者眼球注视脚趾方向，以便更好地暴露主切口；或者可以采用球后麻醉（由于肌锥内注射麻醉药物可以使眼球水平略上抬约 2 mm）便于患者配合及术者操作。

各种麻醉方式的优劣对比见表 4 - 1。

表 4 - 1　各种麻醉方式的优劣对比[60,65 - 68]

	镇痛作用	眼球失去运动情况	出血	其他并发症
球后麻醉	+++	++	↑	↑
Tenon 囊下麻醉	+++	++	↗	-
表面麻醉 + 前房注射利多卡因	++[1]	-[2]	↓	-
表面麻醉	+	-[2]	↓	-
全身麻醉	+++	+++	↓	-

备注：1：对于高度近视眼的患者；2：需要术者对患者进行合理引导。

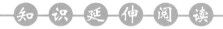
知 · 识 · 延 · 伸 · 阅 · 读

玻璃体正压（positive vitreous pressure）：指在前节内眼手术中发生的晶状体 - 虹膜隔前移，最终可能导致灾难性的术中及术后并发症[69]。

发生原因主要包括：来自眼球的外部压力，过量的球后麻醉注射，开睑器位置放置不合理，开睑器张开过大，积液袋过满，头部体位过低，肥胖患者，Valsalva 动作，灌注液错流综合征，暴发性脉络膜上腔出血。

主要征象包括：前房变浅，虹膜脱出，撕囊不可控地裂向周边，术中后囊前拱导致后囊破裂可能性增大、清除皮质及植入人工晶状体困难，术毕无法成形前房。

第六节　超声乳化手术切口制作

 导读

在白内障手术中，依据患者不同眼部状况及术者不同手术操作习惯，可以选择不同的手术主切口制作方式，其主要包括巩膜隧道切口、角巩膜切口、透明角膜切口。就目前流行的超声乳化手术而言，透明角膜切口和角巩膜切口最为常用，作为主要阐述内容；而侧切口的制作较为简单，同时巩膜隧道切口主要应用于小切口白内障手术，两者均不作为本章重点阐述内容。制作手术主切口是白内障手术医生在进行手术操作的第一个关键步骤，而手术切口制作的质量对此后每一步手术步骤均有影响，所以术者应该根据患者的个体化情况综合考虑并制定较为合理的手术切口制作方案（如切口的位置、方式、制作顺序、质量、水密性），以保证后续整个手术操作的安全。

 本章节学习目的

◇ 明确每种手术主切口的优势及劣势
◇ 掌握每种手术主切口制作的关键步骤及如何保证操作的有效性

一、为什么手术切口位置的选择尤为重要？

手术切口依据不同的制作位置主要会产生以下影响：①切口制作的速度；②切口制作的长度；③眼内炎的风险；④术源性散光。

整体而言，角巩膜切口具有以下特点：比透明角膜切口的制作时间长；由于包括一部分巩膜隧道，所以切口的韧性优于透明角膜切口；术后眼内炎发生率低；术源性散光小。

与角巩膜切口相比，透明角膜切口具有以下特点：制作时间短；韧性虽然不及角巩膜切口，但是质量高的透明角膜切口同样具有较好的韧性；术后眼内炎发生率高；术源性散光大于角巩膜切口及巩膜隧道切口。

与手术切口的位置一样，手术切口制作的类型也很重要，每位手术医师依据自身经验及操作技巧不同会选择不同的切口类型，但其种类主要包括：①单平面手术切口；②两平面手术切口；③三平面手术切口（图4-23、图4-24）。

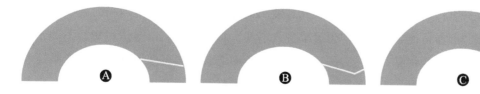

图4-23　单平面（A）、两平面（B）及三平面（C）透明角膜切口示意

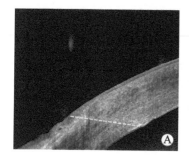
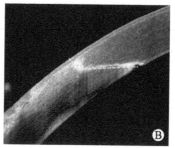
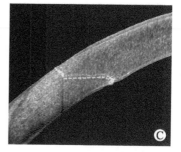

A：单平面透明角膜切口；B：两平面透明角膜切口；C：三平面透明角膜切口。

图4-24　OCT检查下的单平面、两平面及三平面透明角膜切口
断层图像（黄色虚线为与切口走行相平行的切口示意）

二、不同平面设计手术切口的特点

（1）单平面手术切口特点：制作时间短；操作难度大；要求术者对角膜刀的把控度高；若控制角膜刀力度不均一，易于向两侧撕裂，出现切口宽度大于角膜刀直径的现象；因密闭性与切口制作经验明显相关，故不建议初学者选择此种切口制作类型。

制作步骤（图 4 – 25）：有时考虑到眼球硬度不够，可先制作侧切口，并从侧切口注入少量粘弹剂以维持眼球硬度（此方法和步骤可以作为初学者的首选，因为侧切口的制作相对要求较为宽松，而且先制作侧切口之后，可以利用左手将显微镊插入侧切口用于控制患者眼位，以便更好地完成后续操作）。

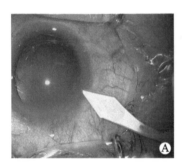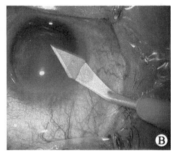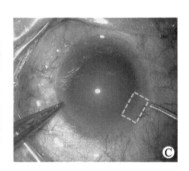

图 4 – 25　利用 3.0 mm 角膜刀制作单平面透明角膜切口的过程。
可见制作完成后呈现一矩形透明角膜切口（黄色线框）

需要注意：主切口与侧切口之间的角度一般不大于 90°，但术者可根据个人操作习惯进行角度调整；在注入粘弹剂过多眼球过硬的情况下，因初学者对角膜刀的控制尚处于学习阶段，因而可能会导致角膜刀过早进入前房，从而出现切口隧道过短，不利于术毕的水密切口操作的情况；角膜刀的刀尖朝向角膜中心；对侧可使用有齿镊固定眼球并与角膜刀产生对冲力量，便于角膜刀走行；如若术中需要使用双手注吸，可在第一个侧切口的对侧（一般小于 180°）做第二个侧切口。

（2）两平面手术切口特点：需要先制作一个垂直于角膜平面的板层隧道；增加的板层隧道平面形成的两平面切口，提高了切口的密闭性。

制作步骤（图 4 – 26）：在透明角膜或角巩膜缘后 1 ~ 2 mm 平行于角巩膜缘的位置做一垂直的板层隧道；角膜刀尖端置于垂直隧道的底部，即角膜或巩膜 1/2 深度位置，根据预计要制作的角膜隧道的长度，保持角膜刀平面与角膜平面呈不同角度穿刺进入前房，角度越大隧道越短；穿刺进入前房时，确保角膜刀最宽处进入，以保证切口的宽度。

（3）三平面手术切口特点：需要先制作一个垂直于角膜平面的板层隧道；角膜刀在角膜基质层中走行一段距离后，刀尖变换角度平行于虹膜平面穿刺进入前房；切口水密

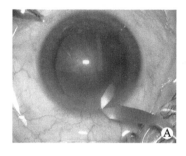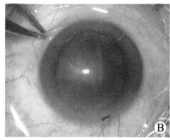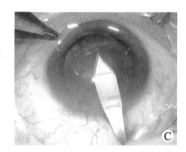

A：制作一垂直于角膜平面的板层隧道；B：可见板层隧道处因切断角巩膜缘处血管网显示的横行板层切口痕迹；
C：角膜板层走行后保证角膜刀最宽处进入前房。

图 4-26　利用 2.2 mm 角膜刀制作两平面透明角膜切口的过程

性好，但对于初学者有一定的操作难度，初学者制作切口一般很难达到真正的三平面。

制作步骤：在透明角膜或角巩膜缘后 1~2 mm 平行于角巩膜缘的位置做一垂直的板层隧道；角膜刀尖端置于垂直隧道的底部，即角膜或巩膜 1/2 深度位置，根据预计要制作的角膜隧道长度，保持角膜刀平面与角膜平面平行在角膜基质内走行一定长度（基质层内走行长度依据不同切口大小而各有不同）；刀尖变换角度平行于虹膜平面穿刺进入前房，确保角膜刀最宽处进入前房。

三、各种手术切口制作注意事项

1. 涉及巩膜切口时如何更好地固定眼球？

制作巩膜相关切口时，可以通过抓取角巩膜缘处的结膜（此处组织韧性较好，容易抓取及控制）来固定眼球。

2. 制作切口时如何保持合适的眼内压？

做切口时眼内压力低（侧切口渗漏）会导致切口隧道过长且隧道不整齐。一般为避免此种情况，可以在前房注入适量粘弹剂保持合适的眼内压后进行操作；如果注入过多粘弹剂会导致眼内压过高，加上术者对角膜刀的控制欠佳，会造成角膜刀过早进入前房，使角膜隧道过短，最终导致后续切口水密出现问题；如果术毕怀疑切口渗漏，可以进行 Seidel 溪流试验进行确认；千万不要因为切口缝合一针而感到羞愧，因为切口的密闭可以减少眼内炎发生的风险。

3. 切口的位置如何选择？

一般我们的主切口会选择在正上方偏右侧部位（100°~120°的位置），在此处进行术中超乳头的操作比较方便，且我们的手臂处于休息位；按照双手注吸的习惯，基于主切口的位置，侧切口的位置一般不会直接选择在 3 点位或 9 点位，而是会选择略靠近主切口的 2 点或 10 点位，这样的安排会让我们在术中更容易控制器械的运动方向，以便更好地完成手术过程。如果透明角膜切口制作位置明显靠后，有时会出现全周球结膜水肿的现象，会形成"火山口"样外观，影响后续手术操作，此种情况初学者较为常见，应引起重视。

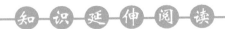

术源性散光（surgically-induced astigmatism，SIA）：主要与白内障手术切口相关，指由于白内障手术切口位置及构型的不同，而导致术后角膜散光的度数及轴位发生变化的情况[70]。随着屈光性白内障手术的发展，术源性散光对散光 IOL 及高端 IOL 的术后效果影响越来越受到广大医生的关注。SIA 作为一个向量参数，需要通过向量算法进行计算，基于此，Warren Hill 医生建立了 SIA 计算器用于广大医生计算个体化的 SIA，网站链接：http://www.sia-calculator.com/。大家可以自行登录至网站在注册后进行数据的录入与分析。

第七节　连续环形撕囊

 导读

连续环形撕囊（continuous curvilinear capsulorhexis，CCC）主要的目的是将中央 5.5 mm 直径部分晶状体前囊膜完整撕除，以便为后续超声乳化操作提供安全保障。CCC 对于超声乳化手术而言是一个革命性的操作步骤，它的出现提高了白内障超声乳化手术的安全性及有效性。其操作的关键点在于需要连续环形完成整个撕囊过程，否则此处即使很小的失误，也会为后续的操作带来严重影响。

本章节学习目的

◇ 明确 CCC 在超声乳化手术中的目的、特点及优势
◇ 明确 CCC 操作的原则及具体步骤
◇ 明确完成大小合适 CCC 的要点
◇ 明确囊口撕裂的原因及如何避免与应对
◇ 明确撕囊过程中可能出现的并发症及如何应对

一、CCC 的发展史

1984 年来自德国的 Thomas Neuhann 医生和加拿大的 Howard Gimbel 医生分别首次

公开介绍撕囊技术，由以前的截囊改为连续撕囊，这一步跨越在眼科界有里程碑式的意义。1985 年 Gimbel 医生和 Neuhann 医生分别在当年举行的波士顿 ASCRS 会议和海德堡 GOS 会议上对此项技术进行专题发言，推动了此项技术在眼科界的应用。1990 年两位医生联名在 JCRS 国际期刊上发表文章详细描述了 CCC 的具体操作方法及优势[71]。其文中关于 CCC 的描述主要有以下几点优势：①对于经验丰富的医生其操作可重复性好，可以使用不同的方法完成；②可以根据具体情况完成不同直径大小的 CCC；③CCC 完成后的囊口具有较强的抗变形能力；④CCC 对后续的水分离、囊袋内超声乳化、后囊抛光及人工晶状体植入的完成起到很好的保障作用，而且不受患者年龄限制（图 4 - 27）。

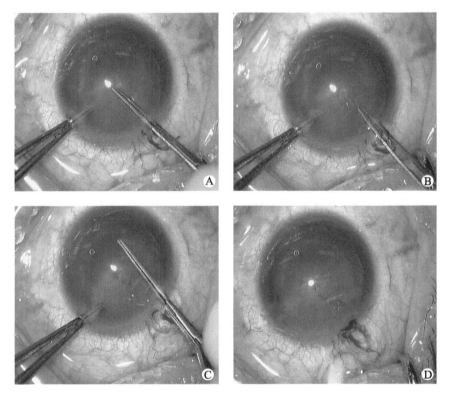

A：利用撕囊镊的尖端刺破前囊；B：利用撕囊镊轻推囊膜形成起瓣；C：以瞳孔边缘为参照，控制撕囊镊以目标直径进行圆周运动；D：撕囊完成后可见一近圆形的撕囊口。

图 4 - 27 我们目前常规采用撕囊镊进行连续环形撕囊

二、CCC 相关的潜在并发症

撕囊直径过小或过大可能引起的并发症（图 4 - 28）：水分离时囊口过小会导致术中囊袋阻滞的发生，过多地注入液体，严重者会导致后囊破裂；撕囊口过大会在水分离操作时出现晶状体核脱出前房且回位困难，所以后续的超声乳化过程很难在囊袋内完成，前房超声乳化可能会导致角膜内皮代偿失调，引起术后角膜水肿。

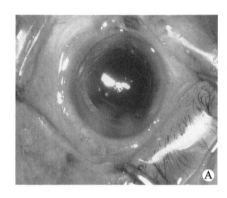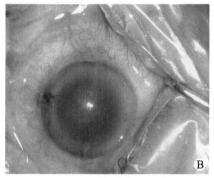

图4-28　撕囊口偏小植入人工晶状体后发现前囊口覆盖范围较大（A）；
单侧偏大形成的偏心撕囊（B）

撕囊形态异常可能引起的并发症：存在与环形撕开不同的小角度异常部位撕囊，很可能在后续操作步骤中出现前囊口向周边撕裂，最终可能形成大范围的后囊膜撕裂。

三、撕囊过程

使用撕囊镊或截囊针刺破前囊中央部，并做一长1.5～2.0 mm的线性前囊膜裂口；利用截囊针的头端将线性裂口向角膜平面抬起形成一个楔形的囊膜瓣，或直接利用撕囊镊夹持囊膜裂口的边缘做环形撕囊动作，形成楔形的囊膜瓣（切忌搅动皮质）；合理利用剪切力和牵张力，按照环形路径走行，在走行的过程中控制撕囊直径的大小至理想状态；最终在结尾处形成"大包小"的形态，防止其向外撕裂。

四、关键因素

撕囊可以有很多方法，但是需要考虑以下3个方面的因素。

1. 撕囊器械

最常用的撕囊器械为截囊针和撕囊镊（常规3.0 mm、1.8 mm微切口撕囊镊），当然目前部分术者也会使用显微撕囊镊（20～24 G显微撕囊镊）进行撕囊。部分医师喜欢利用连接粘弹剂注射器的截囊针进行撕囊，这样的优点主要是无须更换器械，可以随时根据前房的深浅注入粘弹剂，保持撕囊过程中前房的稳定性。无论何种器械，主要以便于术者操作为主。笔者（WXG）在印度学习白内障手术时使用的是截囊针进行撕囊操作，回国后临床工作中逐渐改用撕囊镊进行撕囊（图4-29）。

2. 粘弹剂的使用

粘弹剂在撕囊操作中很重要，其功能主要包括：①填充前房，为撕囊操作提供足够的空间；②保护角膜内皮；③将晶状体前表面压平，为顺利撕囊提供保障。临床种类举

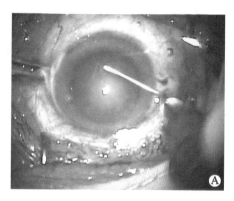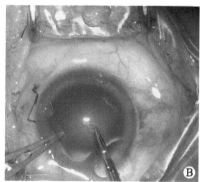

图 4 - 29　笔者在印度学习时利用截囊针撕囊（A）；回国后使用撕囊镊撕囊（B）

例，如高黏性内聚型粘弹剂[72]：Healon GV；黏性内聚型粘弹剂[73]：Healon、Provisc；超低黏性弥散型粘弹剂[74]：Viscoat；低黏性弥散型粘弹剂[75]：羟丙基甲基纤维素（hydroxypropyl methylcellulose，HPMC）；黏性自适应型粘弹剂[76]：Healon 5。

3. 用于撕囊的切口

通常术者选择主切口进行撕囊操作，但是随着微切口白内障的逐渐普及，术者也可以选择较小的侧切口撕囊，而且厂家也生产出相应的显微手术器械（Ultrata Forceps）用于撕囊。

总之，以上因素的选择依赖于术者的习惯及经验，大部分术者偏爱粘弹剂维持前房、透明角膜切口用于撕囊操作、撕囊镊进行撕囊。

五、成功撕囊的原则

总原则：初期学习撕囊时，不要给自己增加不必要的难度。

选择易操作眼：①瞳孔易保持散大状态；②红光反射好；③避免深眼窝患者。

确保眼内压正常：尤其对于实行球后麻醉的术眼，一定要确保眼压正常。

始终保持前房操作空间：可以选择操作过程中随时补充粘弹剂或使用前房维持器。

撕囊过程中始终保持囊膜瓣平铺：切忌垂直撕扯囊膜瓣，每次换手均应抓取距离囊膜瓣根部较近的区域。

撕囊直径大小合适：①通常小于 IOL 光学部直径 0.5～1.0 mm；②不能小于 4 mm，否则极易在后续的手术过程中出现囊袋阻滞（后囊破裂及坠核）、囊口撕裂（超乳头、劈核钩直接损伤甚至引起坠核）、悬韧带过度牵拉（核旋转困难）、IOL 植入困难、术后囊袋明显收缩；③可以借助角膜印记环或手术导航系统等辅助工具作为撕囊大小及位置的引导。

尽量避免在主切口附近换手或将主切口下作为撕囊结束的位置：此处视野会受到不同程度的遮挡，换手会导致已撕囊膜向切口处涌出，改变撕囊的方向，造成撕裂；此处作为撕囊结束部位由于视野遮挡可能出现撕囊结束不彻底，存在藕断丝连的状况，在最终移除撕除的囊膜时发生牵扯，导致囊口撕裂。

囊膜瓣的方向和撕囊镊在切口两侧能够张开最大限度两个方向的垂直位置也是避免换手的位置，因为在这里撕囊镊张开后难以再次夹住囊膜瓣进行撕囊操作（图4-30）。

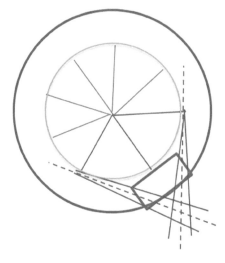

图4-30　撕囊镊进行撕囊操作时不建议进行换手操作的
位置（红色区域）示意

正常情况下，撕囊过程中谨记用力方向为切线方向，避免用力方向与撕囊口边缘形成锐角，从而导致撕扯力与囊膜张力所产生的合力方向发生明显改变，此种情况很容易导致撕囊口向周边撕裂（图4-31）。

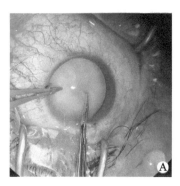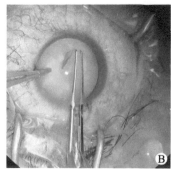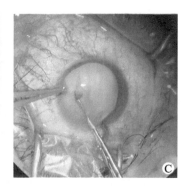

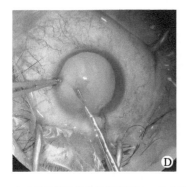
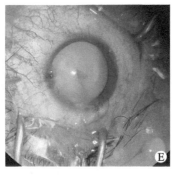
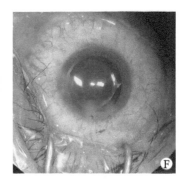

由于晶状体液化皮质膨胀明显，且在撕囊镊开合过程中有粘弹剂从前房溢出，所以在图C中可见撕囊口向周边撕裂，笔者利用向心牵扯力最终将撕囊完成，手术顺利结束。此操作中几点提示需要注意：①术中随时补充粘弹剂，保持前房充盈；②膨胀期白内障可以在撕囊前利用注水针头将液化皮质部分吸除，从而降低囊袋张力；③前囊膜染色尽量均匀，图中术者裂出的部位染色不清晰；④对于膨胀白内障时刻注意前囊口的走行方向，时刻调整撕扯力，防止囊口向周边撕裂；⑤操作者也可以尝试使用截囊针进行撕囊，此操作可以减少粘弹剂的溢出。

图4－31 全白膨胀白内障台盼蓝染色后进行撕囊

六、撕囊可能遇到的问题

1. 前囊口连续性中断（图4－32、图4－33）

原因：①撕囊至终点时未实现"大包小"；②手术处理晶状体核时误操作损伤前囊口；③超声乳化针头误将囊口边缘损伤。

危险因素：①悬韧带功能异常（囊膜剥脱综合征）；②对囊袋及囊口牵扯的操作（如水分离、娩核、水分离不彻底情况下转核、植入IOL等）。

预防：①及时发现是关键；②将不连续处转为连续环形。

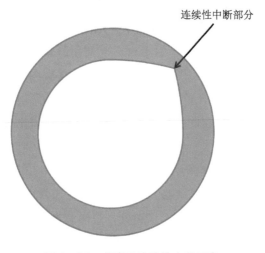

连续性中断部分

图4－32 前囊口连续性中断示意

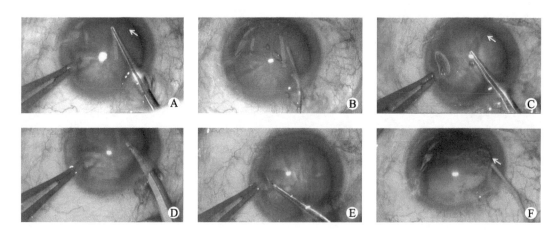

可见前囊口向周边撕裂（A黄色箭头），填充粘弹剂后再次尝试挽救裂出部分，但不成功（B、C黄色箭头），推测裂出至悬韧带处，囊膜剪将裂出囊膜剪断（D），之后继续完成撕囊（E），核块吸除后可见原先裂出部位囊口部分未见边缘（F），但手术过程中囊口也未继续向周边撕裂。

图4-33　膨胀白内障囊膜染色后撕囊过程

2. 前囊口撕裂至悬韧带（图4-34、图4-35）

原因及危险因素：①无红光反射（成熟期白内障、前囊下皮质混浊、玻璃体积血等）；②玻璃体正压；③囊袋结构异常（囊膜纤维化或钙化）；④囊袋弹性/韧性过大（婴幼儿或青年人囊膜）；⑤晶状体内压增高（膨胀期）；⑥存在晶状体脱位；⑦瞳孔无法正常散大；⑧浅前房等前节结构拥挤（远视眼、晶状体膨胀期、小眼球）。

针对部分危险因素的解决方案：①利用台盼蓝或吲哚菁绿进行前囊膜染色，如无染色条件可以尝试增大放大倍率、关闭或调暗手术室灯光等；②前囊膜纤维化时选择利用囊膜剪或显微玻璃体视网膜刀从侧切口或主切口刺破前囊膜；③对于晶状体内压力较高的病例，整个撕囊过程中均需利用粘弹剂（推荐Healon 5）保持较深的前房，同时也可以使用囊膜染色辅助观察撕囊走行；④对于过熟期白内障，为防止"阿根廷国旗综合征"的发生，可以先利用1 mL注射器抽吸囊袋内液化皮质成分后再进行完整撕囊；⑤对于初学者，小瞳孔可以借助瞳孔扩张器扩大手术视野以便顺利完成撕囊操作；⑥无法控制的玻璃体正压可能由房水迷流或脉络膜出血引起，此时应闭合切口，观察病情变化。

尝试恢复撕囊连续性：①选择合适的粘弹剂充盈前房；②高倍放大撕裂处，尝试抓取撕裂根部向中心用力；③一旦将撕裂边缘恢复，可按照常规撕囊操作完成。

尝试离断部分悬韧带：①高倍放大撕裂处，聚焦清晰术野；②利用注射器侧刃离断至撕裂处的部分悬韧带；③尝试利用向心力将撕裂处挽回。

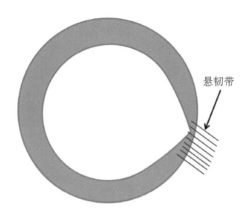

图 4 - 34　前囊口撕裂至悬韧带

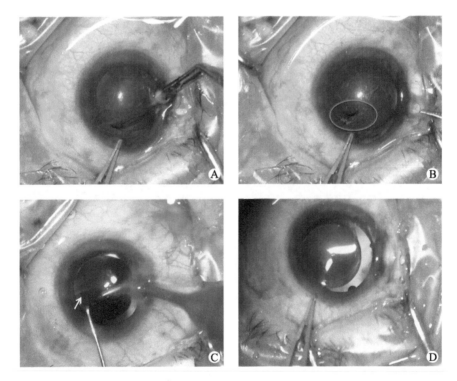

A：初学者操作时因紧张导致撕囊镊在进行圆周运动时发生滑脱至虹膜后方；B：手术停止确认近有齿镊部分晶状体皮质已经大面积扰动，因撕囊镊存在尖端，考虑周边存在囊膜异常损伤（蓝色圈）；C：安装人工晶状体后注吸粘弹剂的过程中发现后囊膜出现明显皱褶（黄色箭头），考虑后囊破裂；D：最终将人工晶状体放置于睫状沟完成手术。

图 4 - 35　术中撕囊镊滑脱至虹膜后方导致后囊破裂

3. 撕囊口过大或过小（图 4 - 36、图 4 - 37）

理想撕囊口为前囊口均匀覆盖人工晶状体光学部约 0.5 mm，撕囊口过大或过小会引起潜在并发症的发生。

撕囊口过大或过小的潜在并发症：①过大可能导致水分离时晶状体脱入前房，无法在囊袋内完成超声乳化；②过小可能导致水分离时由于注水压力后囊破裂，晶状体核旋转及劈核等操作容易对囊袋及悬韧带造成压力。

如何预防撕囊口过大或过小：撕囊过程中时刻注意撕囊口的大小，若发现撕囊口大/小，则可以利用向周边/中央扯的力量改变撕囊方向及大小，达到满意的撕囊效果。

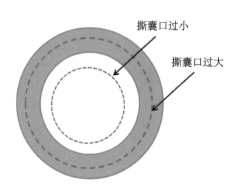

图 4 -36　撕囊口过大或过小

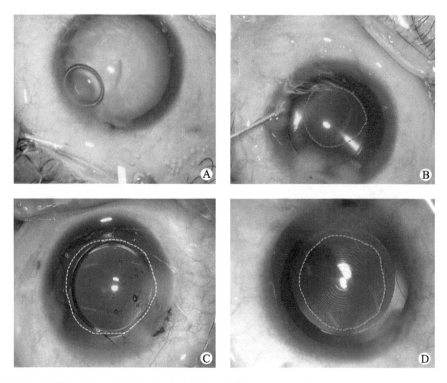

由于膨胀考虑撕囊向周边裂出，术者先行直径较小撕囊，囊膜染色后可见撕囊口明显较小，植入人工晶状体后可见存在撕囊口偏心和过小，需要二次补撕囊（A、B 蓝色虚线）；撕囊口也存在过大的情况，多见于高度近视眼角膜直径偏大的患者，可见部分囊口超出人工晶状体边缘，未实现全周覆盖（C 黄色虚线）；控制较好的撕囊口可以实现全周 360°均匀覆盖人工晶状体边缘（D 绿色虚线）。

图 4 -37　各种大小的撕囊口

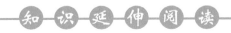

知　识　延　伸　阅　读

白内障手术医生的"第三只手"——粘弹剂

粘弹剂（ophthalmic viscosurgical devices，OVDs）一直被白内障手术医生称为其手术中的"第三只手"，在白内障超声乳化手术中其主要用于成形前房，防止前房塌陷及保护角膜内皮的功能。

学习目的：明确 OVDs 在超声乳化手术中的作用；明确不同种类的 OVDs 在超声乳化手术中扮演的角色。

OVDs 在超声乳化手术中的作用包括以下几方面（图 4-38）：①涂于角膜表面的 OVDs 可以保护角膜上皮并对眼前部结构产生一定的放大效果；②手术操作中保护器械及晶状体核等组织对角膜内皮的损伤；③为撕囊提供足够的操作空间并抵抗来自后方玻璃体的压力；④为 IOL 的植入提供操作空间；⑤在后囊破裂的特殊情况下防止玻璃体的涌出。

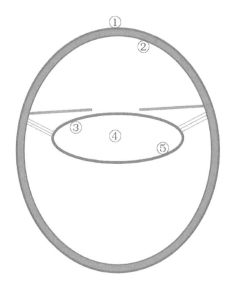

图 4-38　白内障手术中与 OVDs 相关的部位示意

相关术语

黏弹性（viscoelasticity）：包括黏滞性及弹性两方面，主要指流体的弹性及黏滞性的综合特性[77]。

黏滞性（viscosity）：主要反映溶液的流动阻力，其单位一般用厘池（centistokes，cSt）表示。我们生活中水为低黏滞性（<10 000 cSt）；凝胶类为高黏滞性（>100 000 cSt）。

弹性（elasticity）：主要描述物质受压迫的力量解除后恢复至其原本形态的能力。

假塑性（pseudoplasticity）：主要指一种溶液在受压条件下由凝胶状转变为液体类的能力，即流体的黏度会随着剪切应力的增大而减小[78]。也就是说一种假塑性溶液在剪切应力高的状态下其黏滞性降低（如在其通过注射器针管时）；而在低剪切应力（静止状态）状态下组织黏滞性增高。

表面张力（surface tension）：指液体表面任意相邻两部分之间垂直于其单位长度分界线相互作用的拉力[79]。表面张力与溶液的涂布能力相反，如低表面张力的溶液有较好的涂布能力；而高表面张力的溶液其涂布能力较差。

临床中常用的OVDs类型

内聚型（cohesive）：主要用于保持空间结构，其具有高分子量、高假塑性、高表面张力的特点；超声乳化手术中主要用于维持前房饱满，防止CCC向周边撕裂，其从前房清除较为容易。

弥散型（dispersive）：主要用于保护角膜内皮等组织，其具有分子量小、低假塑性、低表面张力的特性；超声乳化手术中主要用于保护角膜内皮及后囊破裂时阻止玻璃体进入前房，虽然也可以用于维持前房，但此方面能力不及内聚型OVDs。

自适应型（viscoadaptive）：既可保持空间结构，也可保护角膜内皮。其在低剪切应力（静止）的条件下表现为较好的内聚型；在高剪切应力的条件下表现为较好的弥散型。超声乳化手术中均可使用，有较好的自适应能力。

第八节　水分离

 导读

水分离（hydrodissection）主要的目的是继CCC之后通过注水操作将晶状体皮质与囊袋之间进行游离，其操作方法依据不同的术者手术习惯各有不同[80]。

本章节学习目的

◇ 明确水分离在超声乳化手术中的目的、特点及优势

◇ 能够罗列出成功水分离的主要目的

◇ 明确水分离操作要点

一、水分离的操作流程

将弯针头放置于前囊口下方，在晶状体皮质与囊袋之间注水，确保水波全部通过晶状体后表面，水流力量会将两者分离（图4-39、图4-40）。按压撕囊口的中央部位，将位于晶状体核与后囊间的液体"追赶"至前房，从而确保前囊口与晶状体核分离（图4-41）。通过上述操作，尽量将前囊口与晶状体皮质粘连处进行分离，以便晶状体皮质彻底游离。

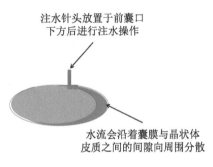

注水针头放置于前囊口
下方后进行注水操作

水流会沿着囊膜与晶状体
皮质之间的间隙向周围分散

图4-39　水分离操作示意

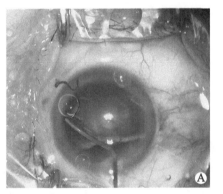 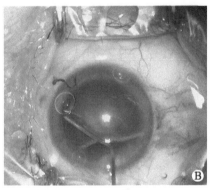

A：注水针头放置于前囊口下方，轻挑起前囊口进行注水；B：注水后可见液波痕迹从后囊下经过，表示水分离成功，此时可利用注水针头或劈核钩轻柔进行转核动作，以方便后续超声乳化操作。

图4-40　实际手术中操作

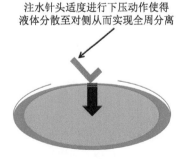

注水针头适度进行下压动作使得
液体分散至对侧从而实现全周分离

图4-41　水分离中按压步骤操作示意

二、要点总结

水分离需彻底完成，确保晶状体皮质完全游离，防止后续操作对悬韧带的损伤；确保后囊可见水波纹通过；切记将前囊口粘连处分离；按压及整个水分离过程中需要注意囊袋内的压力，防止发生后囊破裂及坠核[81]；旋转核确保完全游离。

<h1 style="text-align:center">第九节 水分层</h1>

 导读

水分层（hydrodelineation）主要的目的是继水分离之后通过注水操作将晶状体核与皮质分离，利用皮质核壳对后囊膜的保护作用顺利完成晶状体核的超声乳化，其操作的必要性依据不同的术者手术习惯各有不同[82]。

本章节学习目的

◇ 明确水分层在超声乳化手术中的目的、特点及优势
◇ 能够罗列出成功水分层的主要目的
◇ 明确水分层操作要点

一、水分层的操作流程

将注水针头沿前囊口边缘刺入晶状体皮质内，在晶状体核壳与核之间注水，水流力量会将两者分离，同时呈现"金环现象"（图4-42、图4-43）；若单侧操作失败，可选择对侧进行上述动作的重复操作，有时会出现多个金环的水分层效果（图4-44）。

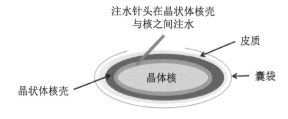

图 4-42 水分层操作示意

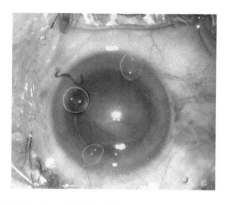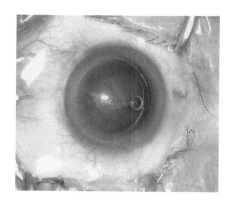

图4-43　手术中水分层完成后可见金环，表示水分层成功

图4-44　手术中进行多次水分层操作后可见多个金环

二、要点总结

水分层是晶状体核壳与核之间的分离；操作成功会看到金环；水分层操作成功后形成的核壳可以起到衬垫作用，提高手术的安全性，在晶状体核超声乳化过程中起到保护后囊的作用。

第十节　软核的处理

 导读

超声乳化手术中软核的处理并非简单，因为软核通常很难完成劈核、抓核等动作，且很容易出现"咬空"或"突然吃透"等特殊情况，本节我们将自己总结的一些方法结合实际操作分享给大家，希望在大家超声乳化手术成长之路上起到一定的帮助作用。

本章节学习目的

◇ 明确软核超声乳化的特点
◇ 能够罗列出成功解决软核超声乳化的方法
◇ 明确软核超声乳化手术所面临的挑战及对应解决方法

在这里，我们首先复习一下晶状体的解剖结构，以便于我们更好地理解下面的内容。晶状体主要包括以下几部分（图4-45）：晶状体囊膜（lens capsule）：为全周包绕晶状体结构的透明膜状组织；晶状体皮质（lens cortex）：晶状体核最表层的组织；晶状体核壳（lens epinucleus）：位于晶状体核及皮质之间的层状组织结构；晶状体核（lens nucleus）：晶状体中心部位密度最高的组织。

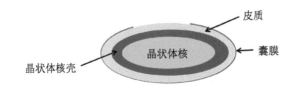

图4-45　晶状体的主要结构包括晶状体核、核壳、皮质及囊膜

软核白内障的主要特点是晶状体核密度低，但组织之间的黏性高。临床上常根据患者的年龄及晶状体核的颜色对核硬度进行初步判断。如年轻患者通常是软核；晶状体混浊程度分级系统（lens opacity classification system，LOCS Ⅲ）中 NC1～3 级为软核[83]。

一、软核白内障的主要分类

临床中，对于软核白内障主要可以根据后囊的状况分为两大类：①晶状体后囊膜正常可进行水分离操作的软核白内障：先天性白内障、后囊膜正常的老年性白内障、并发性白内障；②晶状体后囊膜异常不可进行水分离操作的软核白内障：后极性白内障、先天性晶状体后囊膜不完整（congenital posterior capsular dehiscence，CPCD）、存在或怀疑后囊膜不完整的外伤性白内障、存在或怀疑玻璃体切除手术后囊膜损伤的玻璃体切除术后白内障。

二、软核白内障超声乳化手术中可能遇到的问题

超乳头很容易吃透整个晶状体甚至咬破后囊；如果水分离不完全，很难完成晶状体核旋转；较难握持住晶状体核；较难完成劈核及掰核操作。

三、软核白内障超声乳化手术要点及应对策略（图4-46）

由于核软，很难实现合理控制下的劈核及掰核动作，为防止以上操作不当引起的并发症，所以初学者在软核情况下尽量避免尝试囊袋内掰核操作；可通过水分离操作将晶状体脱位至前房，单侧注水进行水分离操作时，软晶状体会前移出囊袋，脱位至前房；可多次完成水分层，将晶状体核与核壳分离，起到操作中保护后囊的作用，提高手术安全性；进行多次水分层操作，将晶状体核及核壳进行多次"剥洋葱式"分离后，部分晶状体核会完整脱出；极软的晶状体很可能在水分离的过程中突入前房；利用线性模式下中等负压（250 mmHg）、中等流速（25 mL/min）、低超声能量（0～5%）参数设置，主要依靠负压的力量完成手术。

总之，软核白内障的水分离操作极为重要，成功且彻底的水分离操作可以将晶状体皮质与囊袋完全分离，此时甚至可以将晶状体通过撕囊口脱入前房，在前房内仅使用很低的超声能量（5%）即可完成晶状体核的超声乳化，不需要分而治之和特殊劈核技术，使得整个操作过程更为安全，且超声能量使用很少，所以术后角膜及前房反应不明显。

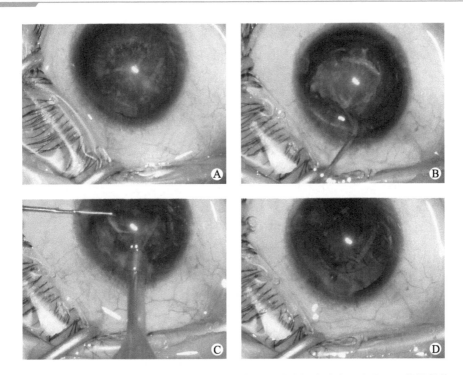

图 4-46　一高度近视眼软核术眼（A），撕囊后充分进行水分离、水分层，将晶状体核部分脱入前房（B），超乳头设置低超声能量即可完成手术（C、D）

第十一节　中等硬度核的处理

🔵 导读

　　超声乳化手术中中等硬度核对于初学者应该是不错的选择，不仅可以体会抓核和劈核的动作，而且在操作中也可以通过手柄体会到晶状体核硬度的差异，培养术者对细微触觉的感知能力，中等硬度核的操作也是"分而治之"经典劈核技术的学习开端，希望通过本节知识的学习，大家可以将所学知识应用到临床实践操作中，逐步提升自己的手术技能。

🔵 本章节学习目的

　　◇ 明确中等硬度核超声乳化的特点
　　◇ 明确"分而治之"超声乳化方法的关键步骤
　　◇ 明确刻槽、瓣核技术的关键步骤
　　◇ 明确初学者对中等硬度核瓣核失败的原因
　　◇ 明确在进行刻槽和瓣核操作过程中超声乳化设备的参数设置

在这里，我们首先了解一下晶状体核处理技术的发展历程。核分解技术主要是通过一定的操作将直径和体积明显大于撕囊口直径的晶状体组织进行裂解，并尝试通过撕囊口及一定辅助器械将其清除的过程。具有代表性的发展是 1985 年由 HV Gimbel 教授提出的"分而治之"（divide and conquer）核处理技术[84]，后续 1990 年 Shepard 教授在其基础上提出了原位（in situ fracture）核处理技术[85]，之后不到 10 年的时间，相继出现了"horizontal phaco chop""stop-and-chop""vertical quick chop"等新的核处理技术，对术者提升操作效率起到很大的推动作用[86-88]。

在我们开始进入技术学习具体内容之前，希望大家可以到"软核的处理"一节再次熟悉一下晶状体的解剖特点，以便为后续部分的学习奠定基础（图 4 - 47）。

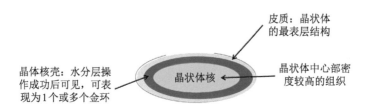

图 4 - 47　晶状体各部位的解剖特点

整个超声乳化手术过程中，对所使用超声乳化设备的合理把控占据非常重要的地位，尤其在手术操作过程中保持良好的前房灌注至关重要。经验丰富的医生可以通过位于 1 挡的脚踏控制提供持续灌注，但是初学者有时候会因为注意力集中于显微镜下的手术操作而对脚踏的把控出现失误，从而术中可能会出现前房塌陷的现象，引起不必要的并发症，所以初学者一定要时刻谨记持续前房灌注的重要性。

成功处理中等硬度核的两个关键因素为透明角膜切口的位置合适及水分离彻底。对于透明角膜切口的位置，一般建议主切口和侧切口之间的角度不大于 90°，以便于术中劈核钩及超乳头实现更好的协同操作；水分离需要彻底，最好是在水分离操作完成后，使用辅助器械推动晶状体中周部确认晶状体可以自由旋转，从而在超声乳化过程中减少对悬韧带及囊膜的损伤。

一、中等硬度核处理的主要步骤

1. 处理撕囊口范围内的表层皮质

利用超乳头对撕囊口范围内的表层皮质进行清除（2 挡或 3 挡），一方面可以将下方的核暴露，为下一步操作提供清晰的视野；另一方面此操作步骤对最后注吸晶状体皮质也提供帮助。

2. 重复操作进行刻槽

刻槽的目的主要是顺利实现核分解，为后续超声乳化碎核提供基础。需要注意以下几点：①刻槽的方向需要与主切口的方向相一致，考虑到操作便利，我们一般不会将主切口的位置设计在正上方 90°，而是会选择在 120°左右；超乳头和晶状体核表面呈一定角度，角度随超乳头前进而逐渐变小，刻槽的参数设置应该是较大的超声能量和较低的负压，而且操作过程中超乳头不能全堵，其目的在于用超声能量将核乳化并吸出，切记在整个刻槽操作过程中不要使用超乳头对晶状体核主动施压，否则会对晶状体悬韧带及后囊膜造成压力；超乳头前进时脚踏位于 3 挡，缓慢前移（图 4 - 48）。②当刻槽至对侧撕囊口边缘时停止超声能量，脚踏恢复至 1 挡持续灌注位后超乳头回退至刻槽开始的位置，之后重复进行上述操作以使得刻槽达到理想深度。③一般进行 3 ~ 4 次操作便可达到理想的刻槽深度，但随着刻槽深度的不断增加，距离后囊的间距在不断缩小，一定注意刻槽越深，越需要按照晶状体走行的弧度进行操作（即刻槽至中心位置时深一些，周边位置时需要轻抬超乳头，形成与晶状体形状吻合较好的走行弧度），以防止超乳头咬破后囊；在轻抬超乳头的时候同样需要注意对前囊口的损伤，初学者由于操作的稳定性欠佳，可能存在损伤前囊口及咬破后囊的风险，应多加注意。④判断和掌握刻槽的深度与术者经验有很大关系，初学者一般会怕刻槽太深，所以总是游走于核的表面，导致空超现象的发生，一方面降低了手术效率；另一方面空超产生的热量会对角膜内皮产生损伤。教科书上提及刻槽深至出现红光反射时较为合适，因为此时已经跨过晶状体核最为坚硬的中间核心部位，掰核具有了一定的深度和着力点，这些细节还是需要大家在操作中慢慢体会。⑤最后需要利用劈核钩或其他辅助器械旋转晶状体，逐步实现 4 个象限、形状为"＋"的刻槽效果，同时需要达到要求的深度，为后续操作提供基础（图 4 - 49）。

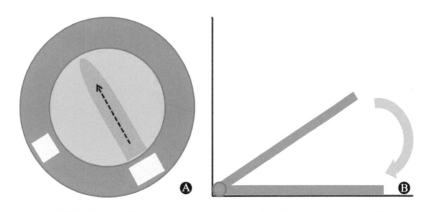

图 4 - 48　刻槽的方向需要与主切口相一致（A），脚踏需踩至 3 挡进行刻槽操作（B）

3. 利用辅助器械进行掰核

　　掰核即在刻槽完成的基础上，利用超乳头及侧切口辅助器械交叉产生的对冲力量，将晶状体核沿着刻槽路线裂解开的过程（图 4 - 50）。

　　通常对软核白内障掰核的操作较难完成，因为晶状体核软，很难提供良好的握持效应及足够的对抗力。利用器械完成掰核，有时器械会直接穿透晶状体核，这种情况下可以尝试使用平行掰核法（与上述方法的不同：转动核使得刻槽位置放置于主切口和侧切口之间；超乳头和辅助器械不交叉，这样两器械会与晶状体核产生较大的接触面积，有利于顺利完成掰核)(图4-51)。

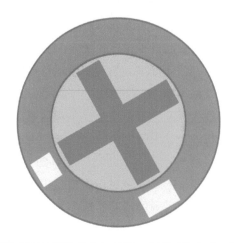

图4-49　最终经过旋转及各方向刻槽，实现形状为"＋"的刻槽效果

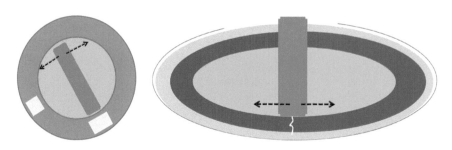

图4-50　掰核操作力量及深度的俯视及侧面示意

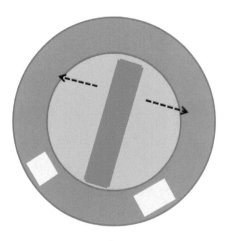

图4-51　平行掰核时需要将刻槽的位置旋转于主切口和侧切口之间
（注意与上图位置的不同）

　　瓣核失败的常见原因主要包括：①刻槽太浅，是最常见和最主要的原因；②器械放置深度不够，一般放置深度应该处于或超过晶状体核中心位置；③沟槽虽然深度可以，但是过短，未将靠近撕囊口的位置进行刻槽，从而导致瓣核时阻力明显增加；④水分离不彻底，在瓣核时囊袋的黏附力会增加瓣核的阻力；⑤晶状体核中心部位的雕刻深度不够，最终导致瓣核时，断裂部位不是中央，出现偏中心断裂，不利于后续操作。

4. 乳化吸除晶状体

　　超乳头形成良好堵塞：将超乳头的斜面与裂开的晶状体核的某一面进行全接触，这样有利于负压的建立从而使得超乳头对核块产生好的握持力；超乳头堵塞后，脚踏放置于2挡位，建立负压，利用负压产生的握持力将核块移至操作安全区（图4-52）；此操作对于很多术者而言为理想状态，并非每次操作都能成功。事实上，劈核主要依靠的是超乳头和劈核器之间的夹持力，只要二者能够将核块夹持住，且对冲力量在一条线上，劈核很容易完成。总之，这一过程需要通过反复的练习方能有所体会，可将脱出的核块放置于虹膜平面，在保持握持的情况下脚踏至3挡位后进行各个核块的超声乳化吸除（图4-53）。

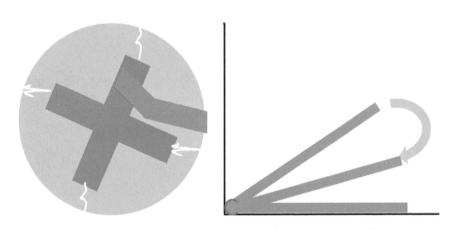

图4-52　超乳头和沟槽斜面相贴堵塞后，利用2挡负压握持力
将核块移至撕囊口中央安全区

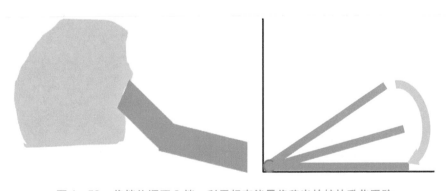

图4-53　将挡位调至3挡，利用超声能量将移出的核块乳化吸除

总之，中等硬度核的白内障超声乳化手术是初学者较为合适的病例选择，一方面可以通过规范操作熟悉各种劈核技术；另一方面可以对超声乳化设备的参数设置有一定的体会，通过病例的不断积累与总结，为向复杂病例进阶夯实基础。

第十二节　常用劈核技术

 导读

超声乳化手术中成功劈核是手术成功的关键，尤其对于中等硬度及较硬的晶状体核，熟练的劈核技术（与刻槽和掰核技术不同）可以更好地减少超声能量的使用。目前常用的劈核技术包括水平劈核技术和垂直劈核技术。本节我们将对这两种操作技术进行讲解。

本章节学习目的

◇ 掌握劈核技术的原则
◇ 掌握水平劈核的优势及注意事项
◇ 掌握垂直劈核的优势及注意事项
◇ 明确不同劈核技术所使用器械的差异

任何一种技术均不是完美的，总存在一定的不足之处，但综合评价应该是优势大于劣势，这也是技术没有被淘汰还持续存在的原因，所以对于劈核技术我们也应该了解此项技术的优劣点，以便医生在实际工作中进行个性化选择。

一、劈核技术优于"分而治之"

劈核技术最大的优势是减少了超声能量的使用（不需要刻槽，只需很小的超声能量将超乳头埋入核内，使之与劈核钩能形成对冲力的支点即可）；减少了对悬韧带及囊袋的压力（刻槽时产生的压力是离心式的；而劈核过程中产生的是向心力，从而大大地减少了对晶状体悬韧带及囊袋的损伤）；对红光反射的要求不高，无须利用红光反射判断刻槽的深度，所以对硬核白内障更有优势；垂直劈核技术需要较小的可视化操作空间，所以对小瞳孔的病例有明显优势。

二、劈核技术存在的劣势

劈核技术的劣势为较长的学习曲线；操作不当可引起后囊破裂及悬韧带损伤；在硬核情况下较难完成第一个核块的游离。

三、劈核技术的必备器械

劈核技术不需要特殊超乳头，但需注意在进行劈核时可将超乳头的袖套略微上提，从而暴露略长的超乳头，以便在劈核过程中观察超乳头的深度；劈核完成后可将袖套恢复至常规位置；劈核钩需要根据不同的劈核操作技术进行选择，并与超乳头配合完成此项操作（图4-54）。

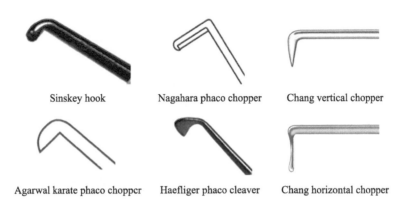

Sinskey hook　　　　Nagahara phaco chopper　　　　Chang vertical chopper

Agarwal karate phaco chopper　　Haefliger phaco cleaver　　Chang horizontal chopper

可见水平劈核钩设计在头端侧面会存在侧刃或者没有侧刃；垂直劈核钩在劈核钩的头端可见明显的刃设计，方便垂直插入晶状体核。

图4-54　各种以发明者命名并依据操作习惯及力学原理设计的劈核钩

四、水平劈核技术（horizontal chop）

水平劈核技术于1993年由Nagahara教授初次介绍，后续在临床得以广泛应用并延续至今[89]。操作技术主要包括以下几部分：在操作之前需确保水分离操作顺利且晶状体已经处于完全游离、可自由旋转状态。①从主切口处撕囊口边缘开始利用超乳头释放超声能量沿着晶状体核心的方向进行"钻孔"操作；②待超乳头完全埋入晶状体核之后，将挡位移至2挡，利用负压吸引的力量对晶状体核产生牢固的"握持力"；③劈核钩从侧切口进入，并将劈核钩头端放置于前囊膜下，以水平移动的方式最终放置于超乳头对侧晶状体核的赤道部（图4-55）；④缓慢控制左手劈核钩向超乳头方向移动，从而对晶状体核产生夹持作用，最终导致晶状体核裂解（图4-56）。

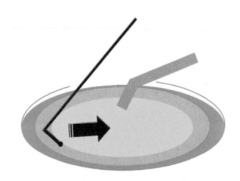

图4-55　水平劈核的操作部位及用力方向

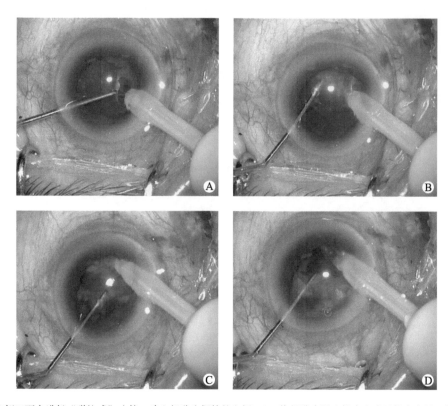

A：在主切口下方进行"弹坑式"吃核，建立超乳头握持的空间；B：将超乳头埋入核中央或近核中央处，与劈核钩建立较好的对冲效应；C：劈核钩从晶状体核赤道部进入，水平向超乳头方向前进，两者产生挤压作用，在两者接近但不接触时，控制两者的用力方向，产生反方向运动瓣核的操作最终将晶状体核一分为二；D：同样采用水平劈核的方式将剩余核块分为更小的核块进行超声乳化吸除。

图 4-56 水平劈核技术在硬核白内障中的应用

五、垂直劈核技术（vertical chop）

垂直劈核技术对硬核白内障的处理有独特优势。

操作技术主要包括以下几部分：与水平劈核技术要求相同，在操作之前需确保水分离操作顺利且晶状体已经处于完全游离、可自由旋转状态：①"钻孔"及"握持"晶状体核的操作与水平劈核相类似；②将垂直劈核钩于晶状体中央位置即撕囊口中心安全区向下垂直埋入至晶状体核的表面；③利用超乳头的"握持力"上提晶状体核，利用侧切口垂直劈核钩提供下压的力量至一定深度时，可以向类似于瓣核的方向用力，从而完成一次劈核（图 4-57）。

六、拦截劈核技术（stop-and-chop）

拦截劈核技术结合了"分而治之"及其他劈核技术，由 Paul Koch 于 1994 年发表于 JCRS 期刊并得到广泛的应用，很多教授专家推荐超声乳化手术初学者使用这种劈核技

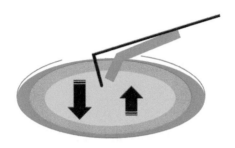

图4-57 垂直劈核的操作部位及用力方向

术。操作技术主要包括以下几部分：与水平及垂直劈核技术要求相同，在操作之前需确保水分离操作顺利且晶状体已经处于完全游离、可自由旋转状态。①使用"分而治之"刻槽技术在晶状体中央部位完成刻槽，并利用刻槽将晶状体核掰为两部分；②利用水平或垂直劈核技术将掰开的两部分核块分别进行劈核处理。

总之，以上劈核技术不存在优劣之分，其选择与术者的操作习惯、操作技巧、熟练程度有明显相关性，但无论何种方式，均对操作者左手的操作能力及与右手的配合能力有极高的要求，所以初学者应该注重对左手的灵活性及力度把控训练，防止手术操作中由操作力度不当导致的并发症发生。

第十三节 硬核的处理

 导读

硬核白内障对于初学者有很大的挑战性，但是如果能够采取合理的操作技巧及参数设置（尤其对超声乳化设备的液流参数及超声参数的把控）同样可以达到较好的术后效果。手术成功的关键在于术前对术眼状况的合理评估及术中对核的处理和眼内环境的良好控制，这就要求术者能够正确评估术眼晶状体核的硬度、选择合适的手术方式、结合合适的手术器械及技术，通过以上多方面的综合考虑，在保证安全的前提下顺利地完成手术。本节对上述问题会针对性地展开阐述，希望通过本节的学习，初学者在硬核处理方面能够总结出适合自己的最优方案。

本章节学习目的

◇ 掌握评估核硬度的标准及术前评估
◇ 掌握硬核白内障术中手术器械的使用及目的
◇ 明确粘弹剂软壳技术的重要性
◇ 明确硬核白内障术中劈核技术的选择要点
◇ 掌握术中可能遇到的并发症及处理方法

硬核白内障的成功应对主要体现在两个方面：超声乳化术前的充分准备及术中超声乳化技术的合理应用。需要反复强调，术前进行裂隙灯检查并对核硬度进行评估极为重要，同时也应该考虑角膜内皮的功能是否可以满足手术要求。

一、合理判断核硬度

晶状体核硬度不能简单地通过红光反射进行评估，这种方法可靠性低。我们可以通过主观判断建立一定的评估标准：①医生本身的经验：对超声乳化初学者而言，最好的核硬度是3级，这种情况下既可以感受到核的硬度完成劈核等操作，也可以有很好的红光反射有利于术中对眼内环境的整体把握；而对于经验丰富的医生，即使是硬核也可以应对自如。②超声乳化仪：早期的超声乳化仪对于硬核的效率不高，过度地使用超声能量会对角膜内皮功能产生不良影响，从而造成术后角膜水肿等并发症的出现；现今的超声乳化设备在综合性能上有很大幅度的提高，所以可以高效地实现对硬核的处理。③主流文化：在我国及其他发展中国家，由于医疗资源的分配不均及卫生意识不强，患者还存在等到看不到的时候再做手术的状况，尤其在偏远地区这种情况更为严重，所以与发达国家相比，我们的硬核白内障明显要"硬于"他们的硬核白内障。④我们可以通过LOCS Ⅲ晶状体混浊分级系统对晶状体的核硬度进行客观分级，但是也存在超出其列举范围的极硬核白内障。⑤我们可以通过颜色（棕色、暗红色、黑色等）对核进行简单的评估，在临床中我们见到过黑核白内障。

二、评估角膜状态

对于硬核白内障，角膜的健康状况更值得关注，在硬核白内障手术过程中，需要使用较高的超声能量，手术时间也相对较长，所以术前应该仔细评估角膜状态，术中应该时刻注意保护角膜内皮[90]。一般而言，术前医生应该通过裂隙灯显微镜、角膜内皮计数仪详细观察角膜内皮的形态、数量及质量，同时应该通过术前、术后数据的变化评估个体化白内障手术方式或超声参数对角膜内皮的影响，术者应做到心中有数。有研究发现，超乳头的斜面向上和向下的不同都会影响术后角膜内皮的密度及功能，其实术中的液流参数、有效超声时间等也会潜在影响角膜内皮的状态和功能，所以术者应该注意到术中的方方面面，多进行相关方面的研究，同时也多阅读各方面的文献，注意到细节，更大地减少术中损伤，更好地保证术后的效果[91]。

三、手术相关注意事项

1. 麻醉方式的选择

考虑到硬核白内障术中可能遇到后囊破裂、悬韧带离断等特殊情况，需要更长的时间来进行并发症的处理，所以比较而言，球后麻醉有一定的优势。但是球后麻醉也存在各种并发症（在麻醉章节里面提及的内容），所以最终选择球后麻醉还是表面麻醉主要还是取决于术者的经验。

2. 粘弹剂的选择

粘弹剂在白内障手术中发挥着很重要的作用，尤其对于硬核白内障，更应该注意术中粘弹剂的适时足量应用。内聚型粘弹剂常用于术中更好地维持眼内空间，弥散型粘弹剂常用于术中对角膜内皮的保护（关于粘弹剂的章节有相应的具体知识介绍）。而 Arshinoff 教授利用粘弹剂进行的软壳技术中将各种粘弹剂的特性进行展示[92,93]。软壳技术：适用于硬核白内障手术，主要步骤是先向前房注入弥散型粘弹剂用以保护角膜内皮，之后在其下注入内聚型粘弹剂形成操作空间[94]。2013 年 Arshinoff 教授再次提出的三步软壳技术增加将平衡盐溶液（balanced salt solution）注射于内聚型粘弹剂下方的操作步骤，为增加手术的安全性提供更多保障[92]。

3. 前囊膜染色

对于硬核白内障，前囊膜染色可以提高囊膜的对比度，对 CCC 很有帮助（图 4-58）。老年患者角膜会存在各种异常状态，如部分患者存在明显的角膜老年环，这种情况下，囊膜染色对手术帮助很大。囊膜染色后，术中可以清楚看到囊口边缘，时刻提醒术者操作中注意超乳头及劈核钩的放置位置，减少对囊袋的损伤。

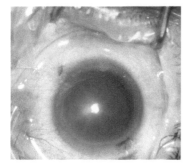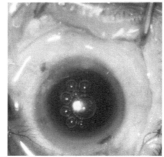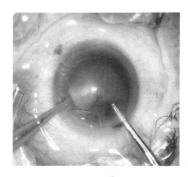

图 4-58　利用台盼蓝进行前囊膜染色可以提高撕囊时囊膜与皮质的对比度，对初学者很有帮助

撕囊：对于硬核白内障，撕囊需要安全顺利地完成且囊口直径尽量达到 5.5 mm，这样可以增加超声乳化手术操作空间，有利于超声乳化及皮质吸除等操作的顺利完成。

撕囊口的大小：撕囊口的大小很重要，一般要求撕囊直径不小于 4 mm。对于硬核白内障手术，撕囊口过小会导致：①水分离时发生囊袋阻滞，严重时会导致后囊破裂；②手术操作过程中会对囊袋及悬韧带施压；③劈核钩或超乳头在手术操作过程中损伤囊袋。

撕囊口过小的补救办法：术者会选择在超声乳化开始前利用撕囊镊、囊膜剪配合进行扩口，最终将 CCC 扩至 5.0～5.5 mm，扩口后能够相对减少超声乳化手术的并发症；如果在小撕囊口下超声乳化过程能够顺利完成，也可以在植入人工晶状体之后再进行二次撕囊（图 4-59）。

小撕囊口直径下完成手术：经验丰富的超声乳化医生可以在小撕囊口的状态下完成手术，但初学者较难完成。术中操作不当会导致悬韧带离断及后囊破裂；对于大且硬核

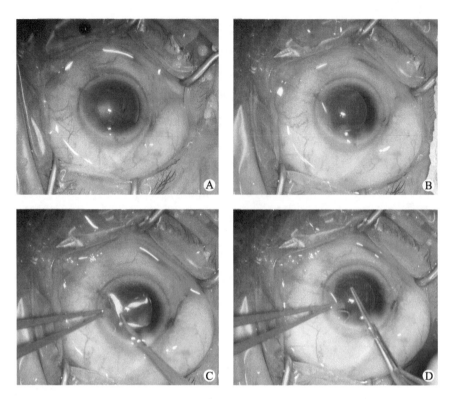

A：囊膜染色后撕囊，撕囊完成后可见撕囊口较小且偏心明显；B：植入人工晶状体后可见鼻侧撕囊口遮盖面积较大；C：囊膜剪通过主切口斜形剪开前囊口；D：利用撕囊镊进行二次扩大撕囊口。

图4-59　初学者因患者老年环存在撕囊过小后的补救方法

白内障，撕囊口的直径应该比常规撕囊口直径略大些，从而减少术中对晶状体悬韧带及后囊膜的施压。

水分离的注意事项：水分离的操作应该轻柔，从而减少水分离时注水过快导致的囊袋损伤，此种情况下的较大撕囊口直径具有明显优势。应该时刻谨记硬核白内障患者，尤其女性患者，其后囊比正常眼要薄。

4. 劈核

对于硬核白内障，应该根据术者的习惯及患者核的实际硬度，合理运用之前提及的水平或垂直劈核技术，更安全高效地完成手术。

劈核的优势（劈核技术优于"分而治之"）：①无须刻槽，降低了术中所需要使用的超声能量，缩短了超声能量的使用时间；②减轻了对悬韧带及囊袋的压力；③可以进行囊袋上超声乳化；④不依赖或较少依赖眼底红光反射；⑤对劈核钩的依赖性较大。

劈核的劣势：对初学者而言存在一定的学习曲线，但是掌握之后可以明显减少术中可能遇到的并发症，如后囊破裂、悬韧带撕裂、核块游离困难、切口灼伤等。

水平及垂直劈核技术的比较：就劈核技术而言，两种方式各有优劣，而且两种劈核方式所使用的劈核钩明显不同。多数专家学者认为水平劈核技术对术者的操作直觉及感觉要求较高，因为在术中需要时刻注意劈核钩的深浅、放置的具体位置，劈核时需要双手运动，左手稳定性及操作要求较高，劈核钩放置的位置不合理可能会对前囊口及悬韧带造成损伤，所以很多术者推荐初学者选择垂直劈核的方法。但对初学者而言，用于垂直劈核的劈核钩尖端设计会增加操作不稳定带来的眼组织损伤，这也是很多初学者所顾虑的方面。但在小瞳孔或撕囊口小的情况下，垂直劈核技术有一定的优势[95]。因其不需要劈核钩深入至晶状体核的赤道部，可以在可视的超乳头前端附近，利用超乳头向上而劈核钩向下的对冲力完成劈核的操作，这样对囊袋和悬韧带的损伤都很小，而且所需要的操作空间也相对较小，但此操作对手术器械的把控能力及左手操作的熟练程度有较高要求。

劈核钩的设计：劈核钩种类很多，但基本设计理念相通。大部分劈核钩头端的设计长度为 1.25 ~ 1.50 mm，这样的长度在操作中可以到达晶状体核的中央部位，可以满足常规的白内障手术；但是当晶状体核过硬时，其厚度也会增厚至 4.0 mm 以上，这种情况下会需要一些头端相对较长的劈核钩（大约 1.75 mm）以便更好地完成劈核。

"手动"劈核应对极硬核白内障[96]：对于极硬核白内障，可能很难顺利地完成从前至后的全层晶状体核分解，所以在术中我们可以看到后极中央部坚硬的盘状连接很难被打破，在这种情况下，可以利用"手动"劈核技术以便更高效安全地完成手术：①在未完全分解开的晶状体后方注入粘弹剂，将晶状体组织脱位至前房，同时注意粘弹剂对角膜内皮的保护作用；②利用两个劈核钩对晶状体进行挤压等操作，使其分象限进行裂解，利用超乳头先行乳化吸除每个象限裂解的晶状体组织；③重复上述操作直至晶状体核顺利乳化吸除完成。此种方法同样适用于经验欠缺而无法顺利完成劈核的术者。

劈核过程中超乳头埋入的深度（图 4 - 60）：对于初学者，这是一个很常见的问题。在早期超声乳化手术中总会出现由于超乳头埋入晶状体核的深度不够（担心超乳头埋入过深影响晶状体后囊的安全性），无法较好地利用负压形成对晶状体核的"握持力"，在劈核钩辅助进行劈核时出现旋转滑脱的现象，从而导致劈核失败，反复操作失败，最终可能会形成碗底样的残局。所以在手术之前，术者可以了解自己所使用的超乳头管道直

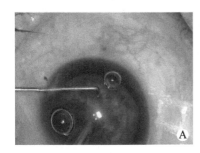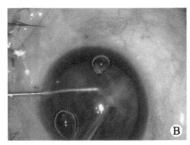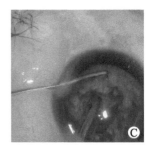

A：超乳头吃核的位置超过核中央且较浅；B：术者在尝试进行水平劈核操作时超乳头和劈核钩并未形成有效运动，未实现有效劈核；C：经过反复操作，最终将中央核部分吃掉，形成初学者最忌讳的"挖成碗"的状态，增加了手术难度。

图 4 - 60　劈核过程中超乳头埋入过浅致劈核失败

径、斜面度数、垂直斜面长度等参数，结合术前生物测量的晶状体厚度参数，可以对刻槽的深度及超乳头埋入是否过深有一定的判断能力，从而做到心中有数，最终更好更安全地完成"分而治之"之后的掰核及劈核操作[97]。

劈核前刻槽的深度及方式：对于硬核白内障，可以在劈核前进行各种方式的刻槽（贯穿撕囊口的长路径、仅核中央部的短路径、半层深度、全层深度、弹坑式等），以便为超乳头提供较好的"握持"部位及力度，同时由于硬核白内障的晶状体中央部较厚，刻槽也是为实现全层的晶状体劈裂提供条件。对于核硬但是较脆的术眼，选择表浅的弹坑式刻槽即可为超乳头提供握持空间完成劈核操作；对于核高硬度且韧性较强的术眼，刻槽的深度需要加深，以便为之后提供更好的握持及顺利的全层劈核。在辅助器械方面，医生可以选择较长的劈核钩，以利于劈核钩伸入的深度足够并与超乳头形成合力，完成劈核。具体方式及辅助器械的选择与术者的习惯和患者眼部的状态有关。但无论何种方式，最终的目的均是安全有效地将硬核分解后进行逐块乳化吸除。

劈核过程中防止对囊袋及悬韧带的牵扯（图4-61、图4-62）：因硬核白内障患者的悬韧带及囊袋韧性均低于正常人，所以在劈核操作中一定注意减少对囊袋的牵扯。对初学者而言，一方面要注重手术的原则和技巧；另一方面要注重操作的稳定性、协调性，所以在手术台下一定要尽可能通过 wetlab 等途径锻炼自己双手的配合度及稳定性，以减少术中不必要的损伤及并发症的发生。

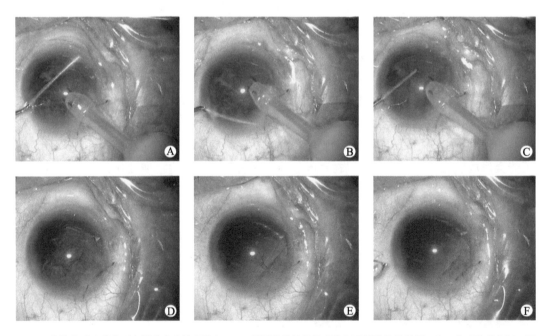

A、B：劈核钩进入囊袋下方辅助完成核壳游离；C：利用劈核钩将核壳推起至超乳头的位置；D：此时发现主切口下囊口向对侧移位，停止操作，填充粘弹剂；E：完成皮质吸除后发现囊袋呈"D"形，确认悬韧带脱位范围；F：囊袋内填充粘弹剂后囊口边缘向周边复位，但很难恢复至正常位置，囊袋内需植入张力环以进一步复位囊袋。

图4-61 利用劈核钩辅助翘起核壳的过程中发生悬韧带离断

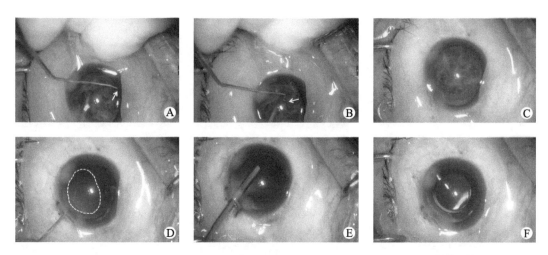

A：因火山样结膜水肿遮挡部分术野，术者未发觉劈核钩错误放置于囊口与虹膜之间并进入晶状体赤道部进行水平劈核操作（黄色箭头）；B：当劈核钩向超乳头做水平劈核动作时，术者发现囊膜染色后的囊口发生极度拉伸变形（黄色箭头）；C：手术暂停，前房补充粘弹剂，请上级医师确认损伤情况；D：上级医师完成核处理后发现囊口呈"D"形，确认悬韧带离断范围；E：囊袋内植入张力环恢复囊口形态；F：囊袋内植入人工晶状体完成手术，术中未见玻璃体溢出。以上情况提示：①当结膜水肿影响术野操作时先行处理结膜水肿情况，更好地暴露术野；②初学者要做到看清楚之后再操作，防止以上情况的发生；③遇到问题时要停手，思考问题，然后再解决问题；④此病例中体现了囊膜染色的重要性，如若术者未进行染色，很可能未注意到对悬韧带造成的损伤，可能导致更严重的并发症发生；⑤根据术中的实际情况，对悬韧带异常情况进行评估，采用一定的方案进行补救。

图 4-62　水平劈核时因劈核钩放置位置错误发生悬韧带离断

劈核操作过程中出现的浪涌：浪涌可能出现在超乳头对核块进行吸除的过程中，所以需要术者重视。浪涌发生时，后囊会上涌，与超乳头及劈核钩或碎裂晶状体核的尖端相互接触的机会明显增高，很可能导致后囊破裂、玻璃体涌入前房。所以术者应该掌握超声乳化设备的液流系统及参数合理设置，尽量减少术中浪涌的出现，从而减少并发症的发生[98]。

隐藏的小核块：这种情况时有发生，研究发现其在超声乳化手术中的发生率约为1%[99]。笔者曾遇到一例在植入 IOL 之后突然出现的晶状体小核块，发现后通过一定的方法将其清除，虽然当时由于经验不足，处理过程复杂，但总归是术中将其处理，也算是幸运的。这种情况的出现主要是由于术中侧孔液流冲刷的力量将小核块冲至虹膜后方，小核块可能暂时性地嵌顿于虹膜与前囊膜之间，而术中有可能在植入 IOL 之后进行粘弹剂吸除时发现，也有术后复查发现的相关报道[100]。无论是遗留在玻璃体腔内的还是前房中的核块，其最大问题是会引起术后炎症反应、角膜内皮代偿失调、黄斑水肿、青光眼甚至视网膜脱离，所以一旦发现还是应积极处理[100-103]。

后极板层的处理（图 4-63）：硬核白内障劈核过程中会遇到周边已经分开，但是后极板层仍然无法完全分解的情况。这时可以利用超乳头埋入某一核块内，利用负压将其轻抬，而后利用钝头劈核钩辅助完成分解，也可以将另一个劈核钩作为辅助，利用手动操作完成后极板层的分解。操作过程中一定注意操作的稳定性，防止后囊损伤。

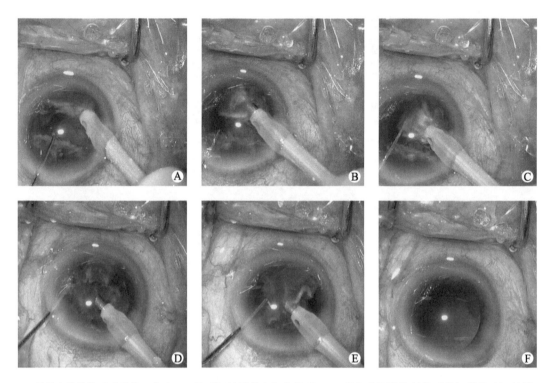

A：虽然水平劈核后可见核一分为二，但后极板层并未彻底分开；B：再次进行劈核仍然可见坚硬的后极板层；C：因后极板层粘连及硬度均较高，可尝试在超乳头握持核块的时候，将劈核钩放置于核块后方，利用挤压动作将部分核块处理；D、E：使用上述同样的方法逐步处理剩余的核块，最后将后极板层控制在劈核钩与超乳头之间进行处理，操作过程中防止坚硬的核块边缘将后囊膜损伤；F：超声乳化核块完成后可见很少皮质残留。

图4-63　五级核超声乳化后极板层的处理方法

简单总结一下：对于硬核白内障，按照一定的手术原则并结合一定的手术技巧仍然可以顺利地完成核握持、分解劈核、逐块清除等操作，并获得较为满意的术后效果。而且合理地运用劈核技术可以减少术中超声能量的使用，并完成囊袋内超声乳化，从而有利于囊袋、悬韧带、角膜内皮的安全。初学者在进行此类病例操作时，一定要放平心态、冷静操作、注意充分利用粘弹剂的保护作用（前面可以保护角膜内皮，后方可以保护后囊膜）来处理极硬的后极板层和术中长时间使用超声能量对角膜内皮的影响。

第十四节　小瞳孔的处理

 导读

小瞳孔可分为两种，一种是定义上瞳孔直径小于4 mm的绝对小瞳孔；另一种是相对小瞳孔，即虽然瞳孔直径略大于4 mm，但是患者眼部存在浅前房、悬韧带松弛、角膜透明度下降、晶状体核极软或极硬的情况，这种情况对于白内障超声乳化手术而言，还是需要引起重视。本部分内容会对各种小瞳孔的情况进行总结并提出相应的应对方案供大家选择。

 本章节学习目的

◇ 掌握小瞳孔的概念及原因
◇ 明确小瞳孔下进行白内障超声乳化手术的潜在并发症
◇ 明确术中小瞳孔的处理方法
◇ 明确小瞳孔情况下安全进行超声乳化手术的关键步骤

　　小瞳孔是白内障手术中经常会遇到的情况，尤其对于长期服用 α_1-肾上腺素能受体拮抗剂药物的老年男性患者更为明显，但也有部分葡萄膜炎患者形成瞳孔后粘连造成的小瞳孔状况，依据状况的不同，术者采取的策略也存在差异，所以这里我们需要对小瞳孔的成因有一个综合的了解，以便术者能够采取有效的策略完成手术。

一、病因

　　主要分为两大类，一类是患者长期口服 α_1-肾上腺素能受体拮抗剂药物造成的术中虹膜松弛综合征（intraoperative floppy iris syndrome，IFIS）；另一类是长期使用缩瞳药、存在假性囊膜剥脱综合征、糖尿病、葡萄膜炎及外伤导致的瞳孔后粘连、老龄患者瞳孔对散瞳药物的敏感性下降、先天性虹膜劈裂等。其中假性囊膜剥脱综合征和糖尿病较为常见，所以一定要全面了解患者的全身状况，且在术前检查时一定要进行常规自然瞳孔及散瞳的对比检查，以便明确瞳孔功能是否正常，避免术中出现不必要的麻烦。

二、术中虹膜松弛综合征

　　主要特点：①虹膜随前房灌注液液流呈现无序翻滚、起伏不定状态；②术中出现进行性瞳孔缩小；③由于瞳孔过小且缺乏张力，虹膜从主切口频繁脱出（图4-64）。
　　严重程度分级：①轻度：仅出现虹膜随前房灌注液液流呈现无序翻滚、起伏不定状态，瞳孔保持散大且无虹膜脱出；②中度：轻度基础上开始出现瞳孔的缩小，但未出现虹膜脱出；③重度：中度基础上瞳孔进一步缩小，且出现虹膜脱出。
　　相关影响因素的研究：①研究证实长期口服 α_1-肾上腺素能受体拮抗剂药物会明显增加IFIS的发生及升高术中发生并发症的概率，而且药物的洗脱期大约为2周[104]，所以建议初学者注意筛选手术患者，可将此类患者推荐至经验丰富的上级医师，避免不必要的并发症发生[105]。②关于口服 α_1-肾上腺素能受体拮抗剂药物造成术中虹膜松弛综合征的部分相关研究发现，口服不同种类的药物，如坦索罗辛（Tamsulosin）或阿夫唑嗪（Alfuzosin），术中发生严重IFIS及虹膜脱出的比率存在差异，前者约为34.3%（24/70），后者约为16.3%（7/43），所以根据研究结果建议如果需要口服 α_1-肾上腺素能受体拮抗

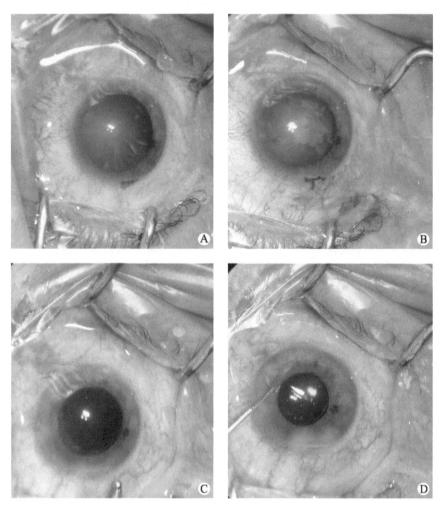

A：撕囊前瞳孔直径尚可；B：水分离后撕囊直径较前缩小；C：超声乳化核块吸除后瞳孔进一步缩小；D：植入人工晶状体水密切口时可见瞳孔直径已基本缩小至正常状态。

图 4-64　一女性高血压患者术中出现虹膜松弛，瞳孔进行性缩小

剂药物治疗前列腺增生可以首先选择阿夫唑嗪，以降低白内障术中出现并发症的可能[106]。同时研究发现在灌注液中不使用肾上腺素的情况下，约 12.4%（14/113）术眼会出现中至重度 IFIS，所以在无禁忌证的情况下术中灌注液推荐配比一定浓度的肾上腺素，以便更好地维持术中瞳孔的扩张程度。③不同人种对药物的反应程度不同，来自韩国的研究者发现，韩国患者相较于西方患者，口服 α_1-肾上腺素能受体拮抗剂药物后术中 IFIS 的发生率较低，推测可能与韩国人眼虹膜色素含量多于西方人有关[107]。④对于术前散瞳直径小于 7.0 mm 的患者，即使没有 α_1-肾上腺素能受体拮抗剂药物口服史，同样在术中可能发生 IFIS[108]。⑤停用坦索罗辛超过 1 年仍可发生 IFIS，初次口服 3~7 天坦索罗辛即可导致 IFIS，所以术前停用坦索罗辛是否有效有待商榷[109-111]。⑥需要注意

坦索罗辛可用于尿潴留的女性患者，所以在临床工作中同样需要询问女性患者的用药情况[112]。

IFIS 处理方法如以下几个方面。

预防措施：①术前详细询问相关病史及用药情况，做到心中有数；②在未咨询泌尿科专业医师且不确定停药是否会引起尿潴留的情况下，不要随意停用坦索罗辛，以免引起全身并发症；③阿托品本身会引起老年患者的尿潴留现象，所以术前使用阿托品类药物的患者不要盲目停用坦索罗辛。

药物选择：①术前 2 天可使用 1% 阿托品滴眼液（每日 3 次）尽量将瞳孔扩张[113]；②术中可在前房内选择性注入肾上腺素或去氧肾上腺素，以通过激活 α_1 受体、硬化松弛的虹膜及刺激瞳孔开大肌使得术中瞳孔尽量维持散大状态[114]。

手术中应对：①尽量做长隧道且密闭性好的主切口，防止术中虹膜脱出；②水分离操作缓慢轻柔；③在撕囊口直径小于瞳孔直径的情况下，可以将液流的变化局限在囊袋内从而减少虹膜不规则颤动的发生，同时可利用改良的粘弹剂软壳技术，在粘弹剂营造空间后将去氧肾上腺素注入前房，进一步帮助扩张瞳孔[115]；④可以使用双手注吸，且通过降低注吸参数设置，防止误吸虹膜；⑤借助瞳孔扩张器扩张瞳孔，应特别注意试图通过瞳孔牵扯以扩大瞳孔直径的操作在 IFIS 的状态下是无效的。

综上所述，当遇到小瞳孔的情况时我们首先可以尝试在不接触虹膜的情况下通过药物最大化保持瞳孔散大（如停用缩瞳药物、使用散瞳及睫状肌麻痹药物、使用非甾体类抗炎药减少虹膜疼痛感及炎症反应、前房及灌注液中配比肾上腺素、防止瞳孔疲劳），同时我们可以利用操作技术（如虹膜后粘连分离、瞳孔增殖膜撕除、粘弹剂辅助）及瞳孔扩张器（如虹膜拉钩、虹膜扩张环）辅助完成手术。以下部分内容将具体介绍各种情况的具体操作方法。

三、瞳孔后粘连的处理

①瞳孔后粘连一般会伴随着小瞳孔的出现，在手术中可以利用两个定位钩分别从主切口和侧切口进入前房，利用对冲力安全有效地将粘连的部分分离，而后可以借助虹膜拉钩，将瞳孔拉伸至合适大小，进行后续手术操作[116]；②若遇到韧性很强的瞳孔区增殖膜，可以尝试利用囊膜剪建立第一个突破口，而后利用撕囊镊等辅助器械将虹膜后的增殖膜撕除，接着再利用辅助器械进行瞳孔成形，完成手术（图 4 - 65）。

瞳孔括约肌切开及瞳孔成形术（图 4 - 66）：若在解除瞳孔后粘连之后，瞳孔直径仍然不足，术者可以利用上述提及的定位钩（国际上有 Beehler 瞳孔扩张器）对冲力牵扯的方法将瞳孔直径进一步扩大，有时为了更好地将瞳孔扩大，还需利用显微剪将瞳孔括约肌进行放射状剪开[117]。需要注意此方法使用后可能会遇到以下两种情况：①瞳孔自行缩小；②虹膜会随着灌注液流涌动。再次强调：如果小瞳孔的状态是由口服坦索罗辛类药物引起，那么这种情况下尝试虹膜牵扯的方法是无效的。同时术者应该注意使用此种方式在术后可能存在葡萄膜炎、青光眼及黄斑水肿的情况[118]。

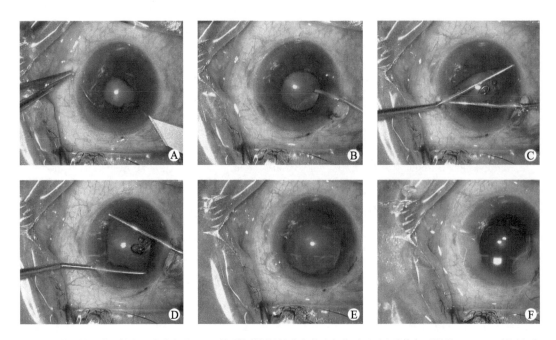

A：可见明显的虹膜后粘连及瞳孔变形；B：利用粘弹剂钝性分离粘连部位后可见瞳孔恢复近圆形；C、D：利用定位钩与劈核钩对瞳孔进行水平与垂直方向的拉伸，进一步扩大瞳孔；E：再次补充粘弹剂后可见瞳孔直径进一步扩大；F：完成手术植入人工晶状体后瞳孔仍然呈现中等大。

图 4 −65　一瞳孔后粘连术眼的白内障手术

　　虹膜拉钩（图 4 −67）：在上述方法效果欠佳的情况下，术者可以使用虹膜拉钩辅助完成手术，具体操作如下：①在确保眼球有一定硬度的情况下，使用 15°刀垂直透明角膜缘穿刺进入前房，按照上述方法完成四方位侧切口用于放置虹膜拉钩。②通过四个侧切口分别放置虹膜拉钩至虹膜表面，使用粘弹剂加深前房空间，防止拉钩触碰角膜内皮；缓慢将虹膜拉钩头端放置于瞳孔缘，在虹膜下方填充粘弹剂，防止虹膜拉钩头端损伤前囊膜；依次滑行锁扣将各个方位的虹膜拉钩收紧，此时瞳孔呈现为菱形或长方形；切忌将拉钩收紧至虹膜根部，以免造成悬韧带损伤[119]。③在超乳头进入前房之前，略微放松靠近主切口的两个虹膜拉钩，之后进行超声乳化后续操作，完成手术。

　　操作注意事项：①对于浅前房、深前房、膨胀期白内障、瞳孔过小、增殖膜严重及存在较大滤过泡的情况需谨慎使用；②术者操作中需要注意穿刺口的位置不能太靠近角膜中央、周边及主切口，另外一定要保持眼球有一定的硬度后进行穿刺操作。

　　瞳孔扩张器：瞳孔扩张器材质、样式及种类较多（如 Malyugin ring、Morcher pupil expansion ring、Milvella perfect pupil、Oasis iris expander、Graether silicone pupil expansion ring、Bhattacharjee ring、Assia pupil expander、I-Ring pupil expander 等），很受术者欢迎[120]。与虹膜拉钩相比，瞳孔扩张器在应对小瞳孔白内障手术方面存在一定优势。近期 Nderitu 等研究者在对 425 例小瞳孔患者进行白内障手术中比较研究发现两者在手术中均较安全有效，对初学者而言，使用瞳孔扩张器手术时间（平均延长 4 ~6 分钟）短于

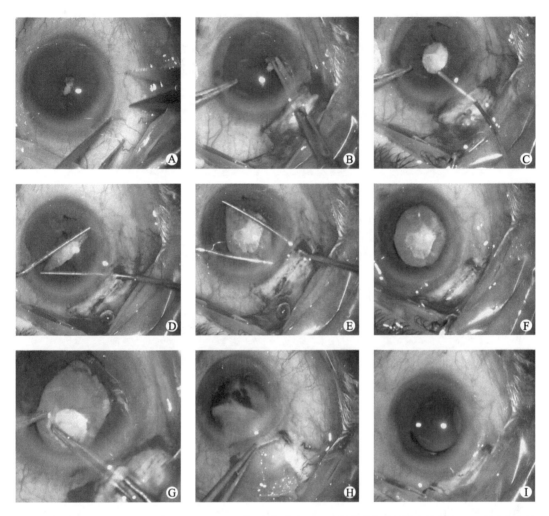

A：手术开始时可见瞳孔极小后粘连，且中央可见明显钙化囊膜；B：利用囊膜剪剪开周边粘连处；C：前房注入粘弹剂后可见瞳孔较前明显扩大；D、E：利用两个定位钩分别从不同方向进行瞳孔扩大及成形；F：再次向前房注入粘弹剂后可见瞳孔明显扩大，基本满足手术条件；G：利用囊膜剪及撕囊镊完成撕囊；H：利用娩核器将核娩出；I：植入人工晶状体手术结束时可见瞳孔仍然处于中等大的状态。

图 4-66 极小瞳孔下瞳孔括约肌切开及瞳孔成形

虹膜拉钩（平均延长 24 分钟），但在使用瞳孔扩张器的术眼中，术后前葡萄膜炎及角膜水肿的发生率会增高[121]。

以下简单介绍几种扩张器的特点及使用方法：①Malyugin 环：可以使用显微镊或专用植入器通过 2.2 mm 及以上的切口植入前房，植入后可提供 8 点支撑，使得瞳孔形状更接近圆形，从而对瞳孔括约肌损伤很小，术毕可用推注器将其从前房撤出[122]；②Morcher 环：半圆形聚甲基丙烯酸甲酯（polymethylmethacrylate，PMMA）环，可以手工或用推注器植入，总长度 7.5 mm，瞳孔直径可扩张至 5.0~6.0 mm；③Milvella 环：聚氨酯材质，设置有"开放窗"供术中超声乳化器械进出，内环直径为 7.0 mm，同时

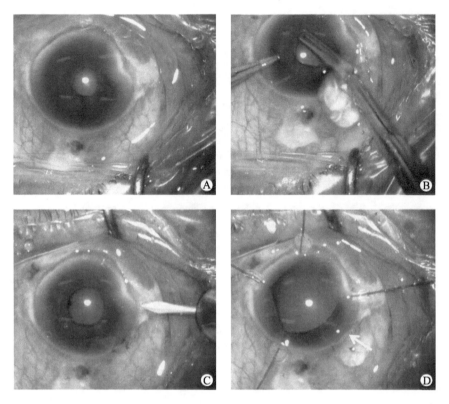

A：术眼瞳孔小、前房浅、虹膜萎缩无弹性；B：使用囊膜剪将部分括约肌切开；C：利用穿刺刀制作放置虹膜拉钩的角膜缘切口；D：放置虹膜拉钩后前房补充粘弹剂可见瞳孔扩张至可完成手术范围。注意：部分医师建议主切口下方放置一虹膜拉钩以防止术中松弛的虹膜从主切口脱出（黄色箭头）。

图 4 - 67　抗青光眼术后小瞳孔术眼

设置有间断排列深约 0.24 mm 的凹槽；④ Assia 扩张器：含有两个微小的弹簧装置，可利用专属植入镊通过 1.1 mm 的切口植入前房，最终会产生约 6 mm × 6 mm 的矩形瞳孔开口[123]；⑤ Oasis 环：采用聚丙烯材质，利用推注器植入前房可实现 6.25 ~ 7.0 mm 的瞳孔直径范围；⑥ Graether 环：硅胶材质，预装型，目标扩张瞳孔直径为 6.3 mm[124]；⑦ Bhattacharjee 环：5 - 0 尼龙材质，凹凸式设计，可通过 0.9 mm 切口植入[125,126]；⑧ I-Ring 瞳孔扩张器：采用柔软有弹性的聚氨酯材质，可以与虹膜 360° 全周完全啮合、均匀扩张，形成约 6.3 mm 直径的圆形区域，有些术者可以借助其圆形作为 CCC 的边界参考。

四、小瞳孔超声乳化过程注意事项

对于小瞳孔下的超声乳化手术，需要额外注意以下几点以保证手术安全：①降低液流系统的参数[120]；②高的注吸流速参数会增加瞳孔组织被吸入注吸孔的风险；③高负压会增加虹膜损伤的风险，可能会给手术本身及患者带来不必要的麻烦；④术后可以考虑增加使用抗炎药物以降低术后葡萄膜炎及组织纤维化的风险[127,128]。

第十五节　注吸皮质

利用 IA 注吸针头进行晶状体皮质的吸除是白内障手术过程中看似简单其实也很有挑战性的步骤，这一步骤的难易程度与水分离步骤操作是否彻底有明显的相关性；主切口下的皮质吸除仍然是很多初学者会面临的较为棘手的问题。本节会对以上提及的情况进行具体解析。

本章节学习目的

◇ 掌握皮质吸除的基本操作方法
◇ 掌握主切口下皮质处理的技巧

晶状体皮质与囊袋之间会形成 360° 全周贴附，成功的水分离操作会使部分皮质与囊袋之间形成较好的分离，所以在进行超声乳化的过程中就会有少部分皮质被清除，但大部分皮质还是需要进一步通过注吸清除。2014 年 Nakano 医生在 JCRS 期刊上详细报道了龙卷风皮质吸除技术，其通过尸眼研究发现利用切线方向的吸力可以减轻术中对悬韧带的牵拉，并且可以提高手术效率[129]。以下会对注吸皮质的相关操作要点及注意事项进行汇总。

注吸针头进入前房之前应确认液流系统正常，同时需排出管道内可能存在的气体，防止大量气体瞬时进入前房之后，部分通过悬韧带疏松部位进入 Berger 空间。笔者曾遇到一例因注吸管道内大量气体存在，且注吸针头进入前房前未进行排气操作，大量气泡进入前房，之后通过疏松悬韧带进入到 Berger 空间的例子，希望引起大家的重视（图 4 - 68）。

常规注吸针头的注吸孔应该朝向角膜方向，并时刻处于术者视野中，放置位置应位于近前囊口平面，注吸孔接近前囊口飘动的皮质断端，通过负压吸引可"握持住"前囊口下方的皮质，此时可以维持或加大负压，尽量不要放射状牵拉皮质进行扇形吸除（这样的操作可能会对悬韧带造成明显的拉力），而应该向两侧牵拉，利用切线方向的牵拉力可以将赤道部及后囊的大片皮质一并带出（图 4 - 69）。

皮质吸除的顺序常规是先吸除较为容易的部位，如主切口的左右两侧及对侧，这些部位的操作较为安全，很少出现并发症；这样的操作顺序也可以保证在出现后囊膜破裂等并发症的情况下，简单易处理的皮质已经清除，减少后续操作的难度（图 4 - 70）。

主切口下方的皮质吸除对初学者而言较为困难且具有较大的挑战性，主要存在以下几点原因：①初学者撕囊口过小，较难暴露主切口下皮质；②初学者存在将透明角膜切

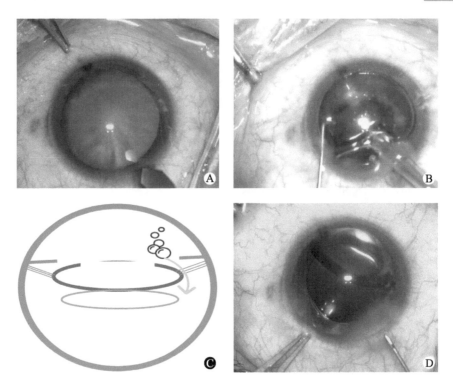

图4-68 一例有外伤史的全白内障患者（A），注吸管道进前房前未常规排气，
进入前房下踩脚踏后可见大量气泡快速进入前房（B），之后部分气泡
经松弛的悬韧带进入 Berger 空间（C），植入人工晶状体后仍可见
大量气泡存在于晶状体后囊膜后方（D）

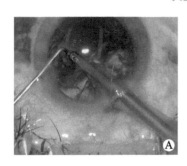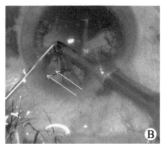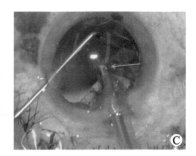

A：注吸孔朝向角膜方向；B：尽可能利用切线方向的拉力将皮质高效吸除，可以相对减少对悬韧带的牵扯力（黄色箭头）；C：垂直扇形吸除皮质时对悬韧带的牵扯力较大（绿色箭头）。

图4-69 常规注吸皮质过程中的操作

口制作位置更靠近角膜中央的情况，操作时会引起明显的角膜皱褶，从而影响操作视野；③注吸孔回退至主切口下方囊口边缘处，此时存在袖套极度靠近主切口的情况，可能存在前房灌注不足、稳定性下降的情况，初学者担心误吸后囊膜，甚至部分初学者存在误吸虹膜的风险。

解决方法：①在保证撕囊连续性的条件下，尽可能使撕囊口居中且直径达 5 mm；②水分离时可以适当在主切口对侧也尝试进行此操作，可以通过液流部分松解主切口下

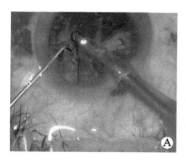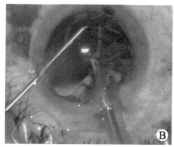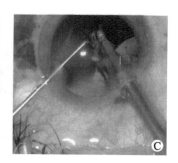

图4-70 皮质吸除的顺序常规是先吸除较为容易的部位（A、B），
最后吸除主切口下方的皮质（C）

方的皮质；③透明角膜切口制作在不产生"火山状"结膜水肿的情况下，尽可能靠近角巩膜缘，以便在注吸时提供更大的手术视野；④术者可以尽可能利用主切口附近钟点位皮质吸除过程中切线方向的牵拉力将主切口下方的皮质一并带出，也有部分术者此时会结合旋转手柄的方式对主切口下方的皮质采用缠绕于注吸手柄的方法将其处理；⑤注吸针头有直头及弯头两种，术者可以尝试选择弯头进行主切口下方皮质的吸除，弯头注吸的优势是本身存在一定的弯曲度，可以更好地将注吸孔位置放置于主切口下前囊口下方，从而更好地接触残留皮质进行吸除，但也存在注吸过程中主切口变形、前房维持不稳定的情况，需要术者综合考虑（图4-71）；⑥对于初学者担心操作过程中吸住后囊膜的情况，可以在囊袋内注入粘弹剂将后囊膜推向后方之后，使注吸手柄在无灌注的情况下进入前房，旋转注吸孔至主切口下皮质处，启动负压将其吸除，有时此过程需要不止一次操作，操作者要有耐性，毕竟手术安全是最重要的（图4-72）；⑦对于尝试多次仍然无法完全清除的状况，部分术者也建议初学者可以先植入人工晶状体，一方面可利用人工晶状体作为后囊膜安全屏障；另一方面可选装人工晶状体，利用其襻对主切口下的皮质产生摩擦松解作用，之后在注吸植入人工晶状体过程中注入粘弹剂之前，轻度下压人工晶状体光学部，将注吸孔放置于前囊口下方与人工晶状体光学部之间，利用负压将剩余皮质吸除。

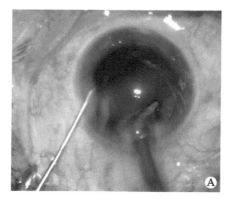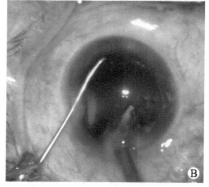

图4-71 主切口下的部分皮质可以使用弯头注吸进行处理，处理过程中
尽可能减少主切口的变形，保证囊袋充盈的情况下注吸更为安全

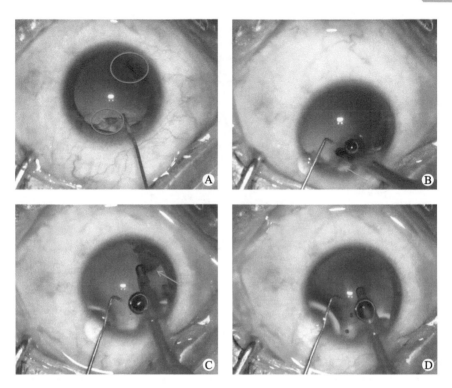

A：两处皮质粘连紧密，较难吸除（蓝色近圆形区域）；B、C：囊袋内填充粘弹剂之后可将注吸孔放置于与皮质接触的部位，启动负压分别进行吸除（绿色箭头），此时因囊袋内有粘弹剂填充可以保持后囊远离注吸孔，操作较为安全；D：注吸完成后可见皮质全部吸除干净。

图 4-72　部分皮质较难吸除的情况下，可以在囊袋内填充粘弹剂之后再进行吸除

　　注吸顺利结束后可在 1 挡灌注的情况下快速将注吸针头从前房撤出，此操作快速的目的是希望在注吸头撤出前房后整个前房仍然可以保持充盈，防止前房塌陷之后，后方玻璃体正压作用对悬韧带产生明显的牵拉力量。

　　总之，初学者应该在注吸皮质操作的每一个过程中体会并总结可能出现的问题及解决方案，在保证手术安全的前提下逐步提速，并养成不断发现问题、解决问题的习惯及能力，通过不断的自我修正与完善，向高阶目标进发。

第十六节　前后囊抛光

 导读

　　在早期的复明手术阶段，抛光步骤可能并不会引起术者的高度重视，但在白内障屈光手术时代，通过前后囊抛光减少术后囊口收缩及后囊膜混浊已经得到众多术者的重视，也由此产生很多用于此步骤的改良手术器械及手术方法。本节会对以上提及的情况进行具体解析。

本章节学习目的

◇ 掌握前囊膜抛光的基本操作
◇ 掌握后囊膜抛光的基本操作
◇ 了解液流喷射技术的抛光方法

前后囊膜的抛光一直被认为是降低白内障术后后发性白内障及囊口收缩发生率的重要手段，抛光操作需要术者在不足 10 μm 厚度的前后囊膜上进行反复摩擦及液流喷射，通过物理学的方法将残留的晶状体上皮细胞及丝状或砂锅底样粘连物尽量去除干净[130,131]。从操作部位上讲，抛光主要分为前囊膜抛光及后囊膜抛光两类，以下将对两方面内容分别进行阐述。

一、前囊膜抛光

前囊膜抛光对于一些并发性白内障患者可能更为重要，主要是减少术后前囊口的收缩从而维持人工晶状体位置的远期稳定性。对于一些特殊的病例，如视网膜色素变性、高度近视、剥脱综合征术眼，即使进行前囊膜抛光，可能在术后短期时间内还是会发生囊口收缩，所以此类患者同时也可以考虑术后联合囊袋内植入张力环，两者联合对抗术后囊口收缩的力量。但关于前囊膜抛光是否可以有效降低前囊膜混浊的结论并不一致，所以此操作可根据不同的术者及术眼综合考虑。前囊膜抛光的主要方法与抛光器械有一定的关系，以下分部分进行讲解说明：①注吸孔负压抛光：利用注吸孔负压吸引住前囊膜下方，利用负压及注吸孔移动产生的摩擦力将前囊膜下残存的上皮细胞进行部分刮除。与注吸皮质类似，主切口附近及下方部位前囊膜抛光无法完成，同时也存在牵拉力量不均匀而损伤悬韧带的风险。②个性化前囊膜抛光器抛光：各种设计的前囊膜抛光器可以实现全周 360°范围内的前囊膜抛光，此操作一般在注吸皮质完成后，囊袋内注入粘弹剂的情况下完成，此时囊膜张力较差，所以很难实现较为干净彻底的抛光效果（图4-73）。③国内赵阳医生设计了小刀前囊膜抛光器并推荐术者在撕囊之后完成前囊膜抛光操作，主要原因是此时前囊膜有晶状体支撑，处于紧张状态，更有利于此操作。

二、后囊膜抛光

相较于前囊膜抛光，后囊膜抛光操作应该是现今很多术者会选择使用的方法，毕竟后发性白内障是每一位白内障手术医生都需要考虑的问题。后囊膜抛光的方法主要有以下几种：①注吸孔负压抛光：与前囊膜抛光方法类似，需要术者翻转注吸孔，利用负压力量使得注吸孔与后囊膜紧贴，利用直线运动在两者之间产生摩擦力，从而将后囊膜上的晶状体上皮细胞或残留的丝状及砂锅底样粘连物进行清理。此操作一般会设置低负压低流量模式，以减少后囊膜损伤的风险，其操作精度要求很高，不太适合初学者尝试，而且因操作面积有限，效率相对较低。②注吸针头摩擦抛光：注吸孔朝上，利用注吸针头的钝性头端与后囊膜进行摩擦以期达到后囊膜抛光目的，因为注吸孔向上，而且此时灌注液流正常，一些术者也可以选择植入人工晶状体之后，在后囊膜相对拉伸紧张的状态下进行局部抛光的操作（图4-74）。③个性化后囊膜抛光器抛光：可以在注吸皮质结束后，囊袋内注入粘弹剂的情况下与前囊膜抛光同期完成，但仍然存在后囊膜紧张性差、抛光效率较低的情况。④液流喷射技术抛光：此操作可以在注吸皮质结束后直接进行，此时可以人为将部分前房液流从主切口放出，造成前房部分塌陷，后囊膜向角膜平面前移，利用注水针头产生的液流喷射作用将后囊膜上残留的晶状体上皮细胞或丝状物清除。中山大学中山眼科中心刘奕志教授团队已经证实其远期有效性，在他的研究中此操作是在植入人工晶状体之后完成的，应该是考虑了此时后囊膜张力较大从而喷射效果更好的可能[132]。

总之，以上各种操作均存在一定的学习曲线及操作风险，初学者可以根据自己现阶段的操作实力进行针对性地选择，在保证手术安全的前提下使得手术效果更趋完美。

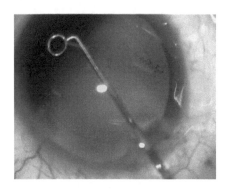 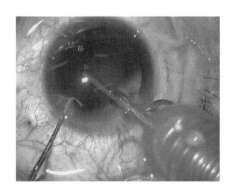

图4-73　利用个性化前囊抛光器对　　　　　　图4-74　利用注吸针头头端与
　　　　　前囊膜进行抛光　　　　　　　　　　　　　　　　后囊膜进行摩擦抛光

第十七节　人工晶状体植入

 导读

　　人工晶状体根据材质及硬度不同可分为硬质人工晶状体和折叠人工晶状体两大类。不同硬度的IOL对主切口大小要求不同，不同种类的IOL植入过程注意事项也不相同，术中如果出现后囊破裂很可能需要将IOL植入睫状沟，而不是常规的囊袋内。本节会对以上提及的情况进行具体解析。

 本章节学习目的

　　◇　掌握IOL装载步骤

◇ 掌握 IOL 植入囊袋内的操作要点

◇ 掌握 IOL 植入睫状沟的操作要点

◇ 掌握吸除 IOL 后方粘弹剂的方法及操作要点

◇ 了解常见的 IOL 植入过程中的错误操作

一定屈光度数的人工晶状体植入囊袋内或睫状沟的主要目的是让术后患者获得正常的眼部屈光状态，如果患者不存在角膜病变、眼底病变及视神经传导异常情况，可以获得不同程度的视力改善。目前临床上使用的 IOL 分为预装型和非预装型两大类，预装型 IOL 的主要操作是 IOL 推注植入的过程，但对于非预装型 IOL 还需要医生或器械护士正确装载 IOL 至对应的推注器飞机头中，故此处会对 IOL 的装载进行简单陈述。

一、IOL 装载至推注器的步骤

以 C 襻三片式 IOL 为例，将飞机头张开，在 IOL 光学区所在位置处轨道内注入粘弹剂，以减少推注时对 IOL 光学部的摩擦；平稳保持飞机头张开，将 IOL 的长轴方向与飞机头长轴方向保持一致，利用镊子颈部下压 IOL 光学区，合拢飞机头的两翼至 70% 左右将光学区卡住；调整 IOL 的前襻使其顺入飞机头的管道内，注意在保证未夹持 IOL 襻的状态下关闭飞机头，此时常规会听到 "咔嗒" 一声锁扣的声音，表示飞机头闭合良好；后襻放置于飞机头后部的支撑杆外部，将准备好的飞机头合理放置于金属推注杆，做好推注前的准备。

此时，常规完成注吸皮质后的眼内已经注入一定量的粘弹剂，用以在 IOL 推注过程中保护眼内组织（虹膜、角膜内皮、后囊膜）使其免受损伤，注意推注粘弹剂时一定要将囊袋充盈，确保在 IOL 植入，尤其是三片式 IOL 植入过程中 IOL 襻不会对后囊膜造成损伤。目前，一些临床专家也会使用无粘弹剂下的 IOL 植入，笔者认为此操作的成功取决于以下几方面因素：①技术娴熟，在皮质注吸后前房仍保持充盈（充分体现出角膜切口密闭性好的重要性）；②植入的 IOL 多为亲水性一体式且为软襻，对后囊损伤概率小。但对常规手术操作而言，在粘弹剂的保护下植入 IOL 是更安全的，也是笔者建议的规范操作。

二、IOL 植入囊袋内的操作步骤

以初学者操作 PY-60AD 为例，（图 4 - 75）推注器头端进入眼内之前，可以将前端多余的粘弹剂排出；推注器多为斜面，推注头插入切口时保持斜面向下，推注的方向与切口隧道保持一致，防止推注器卡顿于切口处；推注过程中时刻关注 IOL 前襻的位置，尤其是疏水性 IOL 和三片式 IOL 的前襻，首先将前襻置于前囊口下方，推注过程中需要根据前襻的位置和角度旋转推注杆以保持 IOL 前襻与囊袋的接触柔和，直至将整个 IOL 从推注器推出（此处一些经验丰富的术者可顺势利用推注器的推注头将后襻直接送入囊袋内，但对于初学者，笔者仍然建议在保证手术安全的前提下增加后两步操作步骤）；

此时后襻尚部分位于切口外，调整前襻及部分光学部 IOL 置于囊口下方，左手利用显微镊固定眼球，右手持调位钩放置于后襻与光学部交汇处，此时使用旋转加下压的力量使得后部 IOL 顺势进入囊袋内；利用调位钩将 IOL 光学部中心调整至与撕囊口中央处保持一致。

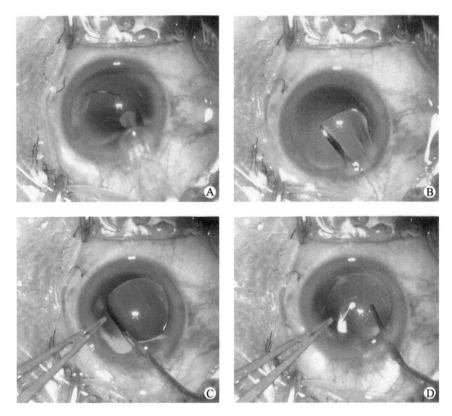

A：推注器斜面朝下推注将 IOL 前襻置于前囊口下方；B：推注完成后可见部分后襻仍位于主切口外；C：显微镊通过侧切口固定眼球，调位钩在 IOL 光学部与后襻结合的位置利用旋转及下压的力量将 IOL 送入囊袋内；D：利用调位钩将 IOL 位置调整。

图 4 - 75   初学者将 PY-60AD 植入囊袋内的过程

三、IOL 植入睫状沟的操作步骤

以后囊破裂后 PY-60AD 植入为例，（图 4 - 76）推注器头端进入眼内之前，将前端多余的粘弹剂排出；推注器多为斜面，推注头插入切口时保持斜面向下，推注的方向与切口隧道保持一致，防止推注器卡顿于切口处；因后囊破裂需防止 IOL 坠入玻璃体腔，推注过程中需要保持将 IOL 襻及光学部植入虹膜与前囊口之间或直接放置于虹膜上方，推注过程中需要根据前襻的位置和角度旋转推注杆以保持 IOL 呈水平位，直至将整个 IOL 从推注器推出；此时后襻尚部分位于切口外，调整前襻置于虹膜下方与囊口上方之间，左手利用显微镊固定眼球，右手持调位钩放置于后襻与光学部交汇处，此时使用旋

转加下压的力量使得后部 IOL 顺势进入睫状沟；如果后襻第一次植入不成功，可尝试再次进行旋转，直至将 IOL 放置于睫状沟内；利用调位钩将 IOL 光学部中心调整至与撕囊口中央处保持一致；若撕囊口直径小于 IOL 光学部且位置居中，可将光学部嵌顿于前囊口的下方形成囊口夹持，以保持 IOL 位置居中及稳定。

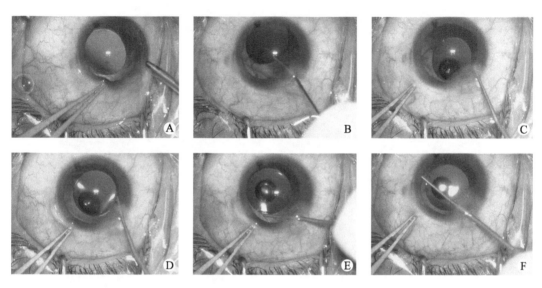

A：植入后发现后囊破裂，IOL 倾斜；B：将粘弹剂注入至 IOL 与破裂后囊之间，防止 IOL 下沉及玻璃体溢出；C：利用调位钩将靠近主切口的晶状体襻钩至虹膜上方；D：用同样的方法将对侧襻挑起放置于睫状沟；E：利用调位钩结合下压旋转的力量将主切口附近的襻放置于睫状沟；利用调位钩将 IOL 位置调整。

图 4 – 76 植入 IOL 至囊袋内

四、IOL 植入后光学部后方粘弹剂的吸除操作步骤

以 PY-60AD 植入后为例，（图 4 – 77）如果撕囊口与 IOL 光学部直径一致，可利用注吸头在灌注挡位将主切口下方的 IOL 光学部边缘挑起进行囊袋内粘弹剂的吸除。

如果撕囊口较小，以上操作较为困难，一种方法是扩大撕囊口之后按照上述操作进行粘弹剂的吸除；另一种方法是利用侧切口劈核钩将 IOL 人为抬起，之后将注吸头放置于 IOL 光学部后方进行粘弹剂的吸除。

如果撕囊口直径大于 IOL 光学部，此时可以将注吸头放置于 IOL 光学部上方，利用轻压及回弹的动作，使得灌注液进入 IOL 后方将粘弹剂置换出即可。

为防止术后囊袋阻滞综合征（capsular block syndrome，CBS）的发生及术后高眼压的出现，术者应尽量将 IOL 光学部后方的粘弹剂吸除干净，但如果初学者担心在吸除过程中出现聚合酶链反应（polymerase chain reaction，PCR）等并发症，也可以将部分粘弹剂残留于 IOL 后方，毕竟手术安全是第一位的。

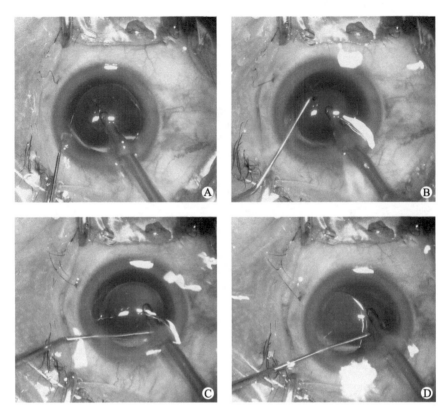

A：植入 IOL 成功后先吸除前房粘弹剂，原本使用的是 2.2 mm 透明角膜切口，因为需要扩主切口至 3.0 mm 以方便 IOL 植入，所以在注吸粘弹剂的过程中可见主切口大量水漏出，前房稳定性下降；B：利用注吸头按压 + 旋转力量作用于 IOL 周边光学部，一方面可以使 IOL 旋转；另一方面可以将部分 IOL 后的粘弹剂置换出；C：利用劈核钩从侧切口旋转 IOL，以方便将 IOL 掀起，此操作过程中一定注意劈核钩的放置位置，防止放置不当导致悬韧带离断；D：利用劈核钩将 IOL 光学部掀起，之后将注吸头放置于其后方完成囊袋内粘弹剂注吸操作。

图 4 – 77　植入 IOL 成功后方粘弹剂的吸除

五、IOL 植入过程中可能出现的特殊情况

IOL 植入的过程看似简单，但仍然存在操作不当导致的各种问题，以下仅列举笔者在临床工作中遇到的几种问题，供大家参考。

推注 IOL 没有彻底完成，出现 IOL 嵌顿在主切口的位置（图 4 – 78）。

IOL 植入睫状沟的过程中襻刺激虹膜导致虹膜出血（图 4 – 79）。

总之，IOL 植入操作作为白内障手术过程中极为关键的一步，会涉及很多操作细节，术中对细节的良好把控会明显减少此环节出现的各种并发症。作为年轻成长期的手术医师，应该在规范操作的前提下把控手术节奏，保证手术安全。

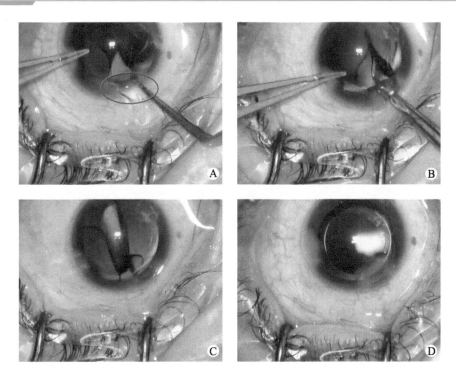

A：部分 IOL 嵌顿于主切口的位置（红色圈）；B、C：之后利用人工晶状体镊将 IOL 缓慢送至囊袋内；D：最终 IOL 位置良好。

图 4 – 78 植入某品牌亲水性 IOL 过程中

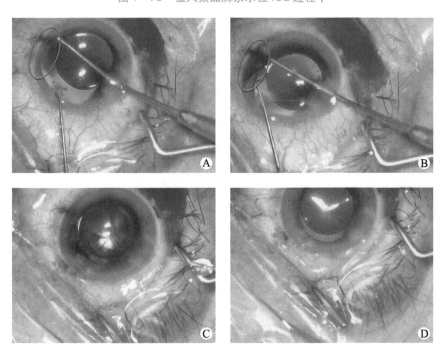

A、B：前襻压迫对侧虹膜，出现虹膜变形及虹膜出血；C：成功植入睫状沟后可见出血形成的血凝块，并未见新鲜出血；D：注吸粘弹剂及血凝块后 IOL 位置居中，虹膜位置及形态恢复正常。

图 4 – 79 IOL 植入睫状沟的过程中

第十八节　水密切口

 导读

　　水密切口作为白内障超声乳化手术的最后一步，对术后眼内炎的预防有很重要的作用，而且水密切口的操作不当可能会导致虹膜脱出、IOL 脱出囊口、后囊破裂的玻璃体再次溢出等并发症的发生，故本节会对此操作进行具体解析。

　　本章节学习目的

　　◇ 掌握水密切口的操作要点
　　◇ 了解常见的水密切口错误操作

　　水密切口的主要目的是手术完成时保持一定的眼内压，防止术后低眼压导致脉络膜脱离等并发症，也防止低眼压后结膜囊内液体逆流入眼内造成眼内感染的风险加重。水密切口包括主切口的水密和侧切口的水密，两者的操作方法基本相似，但因侧切口相对较小，而且术中器械的进出骚扰较少，所以水密并不困难，故本节着重强调与主切口水密相关的内容。

　　具体操作步骤及注意事项（图 4-80）：在保持注水针头一定水流量及流速的基础上将其头端插入至主切口两端的中外部，切忌将针头插入主切口的内口或在层间做水平清扫动作（笔者曾经做此错误操作导致了虹膜脱出、前房积血的发生，图 4-81）；匀速将水流冲击至角膜基质层，使得基质层产生水肿，从而使切口内口及外口闭合；操作过程中，注水针头应与切口保持平行，切忌压切口后唇，否则会引起前房变浅及以上提及的并发症发生；为防止非主动状态下或无意识状态下内口撑开后前房水流出过多导致前房变浅，应该保证注水有一定的速度，使得入水量大于出水量，保证前房充盈；整个操作过程中尽量保证只进不出或进大于出，即时刻保证前房不会变浅；此步骤操作的难易与切口的制作质量有很大关系，理论上讲，三平面切口更容易形成内口的单向活瓣，降低水密切口的操作难度；对于反复操作均无法很好水密切口的情况，应该采用 10-0 缝线进行切口闭合，防止液体逆流及眼内炎的发生（图 4-82）。

　　总之，水密切口作为白内障超声乳化手术的收尾操作，同样应该引起术者高度重视。术者应该重视最初主切口的构建，减少术中手术器械反复进出对主切口形态的影响，减少并合理利用超声能量以防过度热损伤导致的角膜切口变形，对于切口过短、无法成功水密的病例，应该及时进行主切口的缝合，防止术后切口渗漏带来不良并发症。

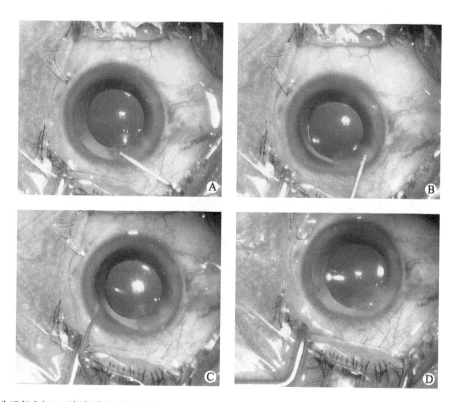

A、B：先进行主切口两侧角膜基质层的水密；C：可见水密后主切口出现灰白色水肿，此时可从侧切口缓慢注水，同时向基质层注水使得切口水肿的同时增加前房灌注，更好地成形前房；D：水密结束前可用干棉签擦拭主切口，观察是否存在切口漏水的状况，如果存在漏水，重复以上操作完成切口水密。

图 4-80　水密切口的操作过程

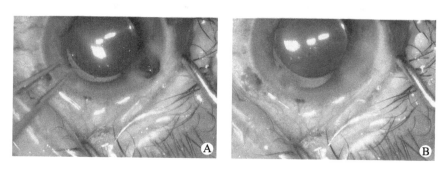

图 4-81　因水密切口操作不当术中发生主切口虹膜脱出（A），
还纳至前房后正常水密切口结束手术

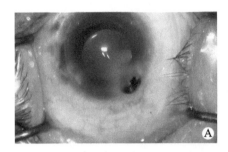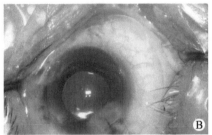

图 4 – 82　水密切口因操作不当发生主切口虹膜脱出，单纯水
密切口闭合困难，主切口 10-0 缝线缝合一针结束手术

参考文献

[1] INOUE Y, USUI M, OHASHI Y, et al. Preoperative disinfection of the conjunctival sac with antibiotics and iodine compounds: a prospective randomized multicenter study. Jpn J Ophthalmol, 2008, 52(3): 151 – 161.

[2] PERRY L D, SKAGGS C. Preoperative topical antibiotics and lash trimming in cataract surgery. Ophthalmic Surg, 1977, 8(5): 44 – 48.

[3] SCHMITZ S, DICK H B, KRUMMENAUER F, et al. Endophthalmitis in cataract surgery: results of a German survey. Ophthalmology, 1999, 106(10): 1869 – 1877.

[4] LEVINSON J D, GARFINKEL R A, BERINSTEIN D M, et al. Timing of povidone-iodine application to reduce the risk of endophthalmitis after intravitreal injections. Ophthalmol Retina, 2018, 2(7): 654 – 658.

[5] SRINIVASAN R, GUPTA A, KALIAPERUMAL S, et al. Efficacy of intraoperative vancomycin in irrigating solutions on aqueous contamination during phacoemulsification. Indian J Ophthalmol, 2008, 56(5): 399 – 402.

[6] SOBACI G, TUNCER K, TAŞ A, et al. The effect of intraoperative antibiotics in irrigating solutions on aqueous humor contamination and endophthalmitis after phacoemulsification surgery. Eur J Ophthalmol, 2003, 13(9 – 10): 773 – 778.

[7] RODRÍGUEZ-CARAVACA G, GARCÍA-SÁENZ M C, VILLAR-DEL-CAMPO M C, et al. Incidence of endophthalmitis and impact of prophylaxis with cefuroxime on cataract surgery. J Cataract Refract Surg, 2013, 39(9): 1399 – 1403.

[8] HERRINTON L J, SHORSTEIN N H, PASCHAL J F, et al. Comparative effectiveness of antibiotic prophylaxis in cataract surgery. Ophthalmology, 2016, 123(2): 287 – 294.

[9] MATSUURA K, MIYOSHI T, SUTO C, et al. Efficacy and safety of prophylactic intracameral moxifloxacin injection in Japan. J Cataract Refract Surg, 2013, 39(11): 1702 – 1706.

[10] BRAGA-MELE R, CHANG D F, HENDERSON B A, et al. Intracameral antibiotics: safety, efficacy, and preparation. J Cataract Refract Surg, 2014, 40(12): 2134 – 2142.

[11] BARZA M, DOFT B, LYNCH E. Ocular penetration of ceftriaxone, ceftazidime, and vancomycin after

subconjunctival injection in humans. Arch Ophthalmol, 1993, 111(4): 492 – 494.

[12] SOULI M, KOPSINIS G, KAVOUKLIS E, et al. Vancomycin levels in human aqueous humour after in-travenous and subconjunctival administration. Int J Antimicrob Agents, 2001, 18(3): 239 – 243.

[13] NG J Q, MORLET N, BULSARA M K, et al. Reducing the risk for endophthalmitis after cataract surger-y: population-based nested case-control study: endophthalmitis population study of western Australia sixth report. J Cataract Refract Surg, 2007, 33(2): 269 – 280.

[14] KIRSCH L S, JACKSON W B, GOLDSTEIN D A, et al. Perioperative ofloxacin vs. tobramycin: efficacy in external ocular adnexal sterilization and anterior chamber penetration. Can J Ophthalmol, 1995, 30 (1): 11 – 20.

[15] FYODOROV S N, GALIN M A, LINKSZ A. Calculation of the optical power of intraocular lenses. Invest Ophthalmol, 1975, 14(8): 625 – 628.

[16] WANG L, MAHMOUD A M, ANDERSON B L, et al. Total corneal power estimation: ray tracing method versus gaussian optics formula. Invest Ophthalmol Vis Sci, 2011, 52(3): 1716 – 1722.

[17] KIM M, EOM Y, LEE H, et al. Use of the posterior/anterior corneal curvature radii ratio to improve the accuracy of intraocular lens power calculation: Eom's adjustment method. Invest Ophthalmol Vis Sci, 2018, 59(2): 1016 – 1024.

[18] OLSEN T. Prediction of the effective postoperative (intraocular lens) anterior chamber depth. J Cataract Refract Surg, 2006, 32(3): 419 – 424.

[19] MIRAFTAB M, HASHEMI H, FOTOUHI A, et al. Effect of anterior chamber depth on the choice of in-traocular lens calculation formula in patients with normal axial length. Middle East Afr J Ophthalmol, 2014, 21(4): 307 – 311.

[20] EOM Y, KANG S Y, SONG J S, et al. Comparison of Hoffer Q and Haigis formulae for intraocular lens power calculation according to the anterior chamber depth in short eyes. Am J Ophthalmol, 2014, 157 (4): 818 – 824, e2.

[21] YANG S, WHANG W J, JOO C K. Effect of anterior chamber depth on the choice of intraocular lens cal-culation formula. PLoS One, 2017, 12(12): e0189868.

[22] OLSEN T, CORYDON L, GIMBEL H. Intraocular lens power calculation with an improved anterior cham-ber depth prediction algorithm. J Cataract Refract Surg, 1995, 21(3): 313 – 319.

[23] HOLLADAY J T, PRAGER T C, CHANDLER T Y, et al. A three-part system for refining intraocular lens power calculations. J Cataract Refract Surg, 1988, 14(1): 17 – 24.

[24] HOFFER K J. The Hoffer Q formula: a comparison of theoretic and regression formulas. J Cataract Re-fract Surg, 1993, 19(6): 700 – 712.

[25] RETZLAF J A, SANDERS D R, KRAFF M C. Development of the SRK/T intraocular lens implant power calculation formula. J Cataract Refract Surg, 1990, 16(3): 333 – 340.

[26] NÉMETH J, FEKETE O, PESZTENLEHRER N. Optical and ultrasound measurement of axial length and anterior chamber depth for intraocular lens power calculation. J Cataract Refract Surg, 2003, 29(1): 85 – 88.

[27] OLSEN T, HOFFMANN P. C constant: new concept for ray tracing-assisted intraocular lens power calcu-lation. J Cataract Refract Surg, 2014, 40(5): 764 – 773.

［28］ MELLES R B, HOLLADAY J T, CHANG W J. Accuracy of Intraocular Lens Calculation Formulas. Oph-thalmology, 2018, 125(2): 169 –178.

［29］ ROBERTS T V, HODGE C, SUTTON G, et al. Comparison of Hill-radial basis function, Barrett Universal and current third generation formulas for the calculation of intraocular lens power during cataract surgery. Clin Exp Ophthalmol, 2018, 46(3): 240 –246.

［30］ KIM S Y, LEE S H, KIM N R, et al. Accuracy of intraocular lens power calculation formulas using a swept-source optical biometer. PLoS One, 2020, 15(1): e0227638.

［31］ SHAJARI M, KOLB C M, PETERMANN K, et al. Comparison of 9 modern intraocular lens power calcu-lation formulas for a quadrifocal intraocular lens. J Cataract Refract Surg, 2018, 44(8): 942 –948.

［32］ OLSEN T. Calculation of intraocular lens power: a review. Acta Ophthalmol Scand, 2007, 85(5): 472 –485.

［33］ MARTINEZ-ENRIQUEZ E, PÉREZ-MERINO P, DURÁN-POVEDA S, et al. Estimation of intraocular lens position from full crystalline lens geometry: towards a new generation of intraocular lens power calcu-lation formulas. Sci Rep, 2018, 8(1): 9829.

［34］ LAHOOD B R, GOGGIN M. Measurement of posterior corneal astigmatism by the IOLMaster 700. J Re-fract Surg, 2018, 34(5): 331 –336.

［35］ BULLIMORE M A, SLADE S, YOO P, et al. An evaluation of the IOLMaster 700. Eye Contact Lens, 2019, 45(2): 117 –123.

［36］ HOFFER K J, SAVINI G. IOL power calculation in short and long eyes. Asia Pac J Ophthalmol (Phila), 2017, 6(4): 330 –331.

［37］ WANG Q, JIANG W, LIN T, et al. Meta-analysis of accuracy of intraocular lens power calculation for-mulas in short eyes. Clin Exp Ophthalmol, 2018, 46(4): 356 –363.

［38］ WANG L, SHIRAYAMA M, MA X J, et al. Optimizing intraocular lens power calculations in eyes with axial lengths above 25.0 mm. J Cataract Refract Surg, 2011, 37(11): 2018 –2027.

［39］ DOOLEY I, CHARALAMPIDOU S, NOLAN J, et al. Estimation of effective lens position using a method independent of preoperative keratometry readings. J Cataract Refract Surg, 2011, 37(3): 506 –512.

［40］ KIM D H, KIM M K, WEE W R. Estimation of intraocular lens power calculation after myopic corneal refractive surgery: using corneal height in anterior segment optical coherence tomography. Korean J Oph-thalmol, 2015, 29(3): 195 –202.

［41］ ABULAFIA A, HILL W E, KOCH D D, et al. Accuracy of the Barrett True-K formula for intraocular lens power prediction after laser in situ keratomileusis or photorefractive keratectomy for myopia. J Cata-ract Refract Surg, 2016, 42(3): 363 –369.

［42］ KANCLERZ P, GRZYBOWSKI A. Accuracy of intraocular lens power calculation in eyes filled with sili-cone oil. Semin Ophthalmol, 2019, 34(5): 392 –397.

［43］ QURESHI M B, KHAN M D. Training a cataract surgeon. Community Eye Health, 2014, 27(85): 12 –13.

［44］ PURI S, SRIKUMARAN D, PRESCOTT C, et al. Assessment of resident training and preparedness for cataract surgery. J Cataract Refract Surg, 2017, 43(3): 364 –368.

［45］ PARK J, WILLIAMS O, WAQAR S, et al. Safety of nondominant-hand ophthalmic surgery. J Cataract

Refract Surg, 2012, 38(12): 2112 – 2116.

[46] NAKADA T, FUJII Y, KWEE I L. Coerced training of the nondominant hand resulting in cortical reorganization: a high-field functional magnetic resonance imaging study. J Neurosurg, 2004, 101 (2): 310 – 313.

[47] ALWADANI S. Cataract surgery training using surgical simulators and wet-labs: course description and literature review. Saudi J Ophthalmol, 2018, 32(4): 324 – 329.

[48] BELYEA D A, BROWN S E, RAJJOUB L Z. Influence of surgery simulator training on ophthalmology resident phacoemulsification performance. J Cataract Refract Surg, 2011, 37(10): 1756 – 1761.

[49] POKROY R, DU E, ALZAGA A, et al. Impact of simulator training on resident cataract surgery. Graefes Arch Clin Exp Ophthalmol, 2013, 251(3): 777 – 781.

[50] LA COUR M, THOMSEN A S S, ALBERTI M, et al. Simulators in the training of surgeons: is it worth the investment in money and time? 2018 Jules Gonin lecture of the Retina Research Foundation. Graefes Arch Clin Exp Ophthalmol, 2019, 257(5): 877 – 881.

[51] PANTANELLI S M, PAPACHRISTOU G, CALLAHAN C, et al. Wet lab-based cataract surgery training curriculum for the PGY 2/PGY 3 ophthalmology resident. MedEdPORTAL, 2018, 14: 10782.

[52] SENGUPTA S, DHANAPAL P, NATH M, et al. Goat's eye integrated with a human cataractous lens: a training model for phacoemulsification. Indian J Ophthalmol, 2015, 63(3): 275 – 277.

[53] VAN VREESWIJK H, PAMEYER J H. Inducing cataract in postmortem pig eyes for cataract surgery training purposes. J Cataract Refract Surg, 1998, 24(1): 17 – 18.

[54] RUGGIERO J, KELLER C, PORCO T, et al. Rabbit models for continuous curvilinear capsulorhexis instruction. J Cataract Refract Surg, 2012, 38(7): 1266 – 1270.

[55] AL MAHMOOD A M, AL-SWAILEM S A, BEHRENS A. Clear corneal incision in cataract surgery. Middle East Afr J Ophthalmol, 2014, 21(1): 25 – 31.

[56] KHOKHAR S, GUPTA S, NAYAK B, et al. Capsular hook-assisted implantation of modified capsular tension ring. BMJ Case Rep, 2016, 2016: bcr2015214274.

[57] YULAN W, YAOHUA S, JINHUA T, et al. Step-by-step phacoemulsification training program for ophthalmology residents. Indian J Ophthalmol, 2013, 61(11): 659 – 662.

[58] GROSS A, CESTARI D M. Optic neuropathy following retrobulbar injection: a review. Semin Ophthalmol, 2014, 29(5/6): 434 – 439.

[59] JINDRA L F. Blindness following retrobulbar anesthesia for astigmatic keratotomy. Ophthalmic Surg, 1989, 20(6): 433 – 435.

[60] TOLESA K, GEBREAL G W. Brainstem anesthesia after retrobulbar block: a case report and review of literature. Ethiop J Health Sci, 2016, 26(6): 589 – 594.

[61] RODRIGUEZ-COLEMAN H, SPAIDE R. Ocular complications of needle perforations during retrobulbar and peribulbar injections. Ophthalmol Clin North Am, 2001, 14(4): 573 – 579.

[62] EDGE K R, NICOLL J M. Retrobulbar hemorrhage after 12, 500 retrobulbar blocks. Anesth Analg, 1993, 76(5): 1019 – 1022.

[63] LOCKWOOD C B. The anatomy of the muscles, ligaments, and fasclae of the orbit, including an account of the capsule of tenon, the check ligaments of the recti, and the suspensory ligaments of the eye. J Anat

Physiol, 1885, 20(Pt 1): i2 – i25.

[64] SWAN K C. New drugs and techniques for ocular anesthesia. Trans Am Acad Ophthalmol Otolaryngol, 1956, 60(3): 368 – 375.

[65] KUMAR C M, EID H, DODDS C. Sub-tenon's anaesthesia: complications and their prevention. Eye (Lond), 2011, 25(6): 694 – 703.

[66] NEBBIOSO M, LIVANI M L, SANTAMARIA V, et al. Intracameral lidocaine as supplement to classic topical anesthesia for relieving ocular pain in cataract surgery. Int J Ophthalmol, 2018, 11(12): 1932 – 1935.

[67] CHANDRA S, SUGIARTO A, HOTASI R, et al. The effectiveness of 2% lidocaine gel compared to 0.5% tetracaine eye drop as topical anesthetic agent for phacoemulsification surgery. Anesth Pain Med, 2018, 8(2): e68383.

[68] LAMBERT S R, DAVE H, PHOENIX V, et al. Simultaneous vs sequential bilateral cataract surgery for infants with congenital cataracts: weighing the risks of general anesthesia during infancy vs endophthalmitis. Arch Ophthalmol, 2011, 129(4): 524 – 525.

[69] CHRONOPOULOS A, THUMANN G, SCHUTZ J. Positive vitreous pressure: pathophysiology, complications, prevention, and management. Surv Ophthalmol, 2017, 62(2): 127 – 133.

[70] TEJEDOR J, MURUBE J. Choosing the location of corneal incision based on preexisting astigmatism in phacoemulsification. Am J Ophthalmol, 2005, 139(5): 767 – 776.

[71] GIMBEL H V, Neuhann T. Development, advantages, and methods of the continuous circular capsulorhexis technique. J Cataract Refract Surg, 1990, 16(1): 31 – 37.

[72] CAPOROSSI A, BAIOCCHI S, SFORZI C, et al. Healon GV versus healon in demanding cataract surgery. J Cataract Refract Surg, 1995, 21(6): 710 – 713.

[73] LEHMANN R, BRINT S, STEWART R, et al. Clinical comparison of provisc and healon in cataract surgery. J Cataract Refract Surg, 1995, 21(5): 543 – 547.

[74] RAINER G, STIFTER E, LUKSCH A, et al. Comparison of the effect of viscoat and duoVisc on postoperative intraocular pressure after small-incision cataract surgery. J Cataract Refract Surg, 2008, 34(2): 253 – 257.

[75] CHUMBLEY L C, MORGAN A M, MUSALLAM I. Hydroxypropyl methylcellulose in extracapsular cataract surgery with intraocular lens implantation: intraocular pressure and inflammatory response. Eye (Lond), 1990, 4(Pt 1): 121 – 126.

[76] CAVALLINI G M, CAMPI L, DELVECCHIO G, et al. Comparison of the clinical performance of healon 5 and healon in phacoemulsification. Eur J Ophthalmol, 2002, 12(3): 205 – 211.

[77] PAJIC-LIJAKOVIC I, MILIVOJEVIC M. Viscoelasticity of multicellular surfaces. J Biomech, 2017, 60: 1 – 8.

[78] RODRIGUES D C, GILBERT J L, HASENWINKEL J M. Pseudoplasticity and setting properties of two-solution bone cement containing poly(methyl methacrylate) microspheres and nanospheres for kyphoplasty and vertebroplasty. J Biomed Mater Res B Appl Biomater, 2009, 91(1): 248 – 256.

[79] DORSEY N E. Surface tension; molecular forces. Science, 1903, 17(439): 868 – 870.

[80] DREWS R C. Hydrodissection of the lens at surgery. Dev Ophthalmol, 1987, 14: 152 – 154.

［81］ HURVITZ L M. Posterior capsular rupture at hydrodissection. J Cataract Refract Surg, 1991, 17(6): 866.

［82］ BEYER R W. Distinguishing hydrodissection and hydrodelineation. Ophthalmic Surg, 1993, 24(2): 135.

［83］ CHYLACK L T Jr, WOLFE J K, SINGER D M, et al. The lens opacities classification system III. The longitudinal study of Cataract Study Group. Arch Ophthalmol, 1993, 111(6): 831 –836.

［84］ GIMBEL H V. Divide and conquer nucleofractis phacoemulsification: development and variations. J Cataract Refract Surg, 1991, 17(3): 281 –291.

［85］ SHEPHERD J R. In situ fracture. J Cataract Refract Surg, 1990, 16(4): 436 –440.

［86］ TELLO A. History of the quick-chop technique. J Cataract Refract Surg, 2006, 32(10): 1594.

［87］ KOCH P S, KATZEN L E. Stop and chop phacoemulsification. J Cataract Refract Surg, 1994, 20(5): 566 –570.

［88］ RAM J, WESENDAHL T A, AUFFARTH G U, et al. Evaluation of in situ fracture versus phaco chop techniques. J Cataract Refract Surg, 1998, 24(11): 1464 –1468.

［89］ CAN I, TAKMAZ T, CAKICI F, et al. Comparison of Nagahara phaco-chop and stop-and-chop phacoemulsification nucleotomy techniques. J Cataract Refract Surg, 2004, 30(3): 663 –668.

［90］ IANCHULEV T, LANE S, MASIS M, et al. Corneal endothelial cell density and morphology after phacoemulsification in patients with primary open-angle glaucoma and cataracts: 2-year results of a randomized multicenter trial. Cornea, 2019, 38(3): 325 –331.

［91］ FARAMARZI A, JAVADI M A, KARIMIAN F, et al. Corneal endothelial cell loss during phacoemulsification: bevel-up versus bevel-down phaco tip. J Cataract Refract Surg, 2011, 37(11): 1971 –1976.

［92］ ARSHINOFF S A, NORMAN R. Tri-soft shell technique. J Cataract Refract Surg, 2013, 39(8): 1196 –1203.

［93］ ARSHINOFF S A. Using BSS with viscoadaptives in the ultimate soft-shell technique. J Cataract Refract Surg, 2002, 28(9): 1509 –1514.

［94］ ARSHINOFF S A. Dispersive-cohesive viscoelastic soft shell technique. J Cataract Refract Surg, 1999, 25(2): 167 –173.

［95］ JACOB S. Different methods of chopping in cataract surgery. Curr Opin Ophthalmol, 2019, 30(1): 25 –38.

［96］ VASAVADA A R, RAJ S M. Multilevel chop technique. J Cataract Refract Surg, 2011, 37(12): 2092 –2094.

［97］ DUNNE K, BULLER A J. Measuring phacoemulsification groove depth using probe tip dimensions and biometry lens thickness readings. Clin Ophthalmol, 2016, 10: 1553 –1556.

［98］ GEORGESCU D, PAYNE M, OLSON R J. Objective measurement of postocclusion surge during phacoemulsification in human eye-bank eyes. Am J Ophthalmol, 2007, 143(3): 437 –440.

［99］ PANDE M, DABBS T R. Incidence of lens matter dislocation during phacoemulsification. J Cataract Refract Surg, 1996, 22(6): 737 –742.

［100］ MONSHIZADEH R, SAMIY N, HAIMOVICI R. Management of retained intravitreal lens fragments after cataract surgery. Surv Ophthalmol, 1999, 43(5): 397 –404.

[101] LAI T Y, KWOK A K, YEUNG Y S, et al. Immediate pars plana vitrectomy for dislocated intravitreal lens fragments during cataract surgery. Eye (Lond), 2005, 19(11): 1157-1162.

[102] SMIDDY W E, GUERERRO J L, PINTO R, et al. Retinal detachment rate after vitrectomy for retained lens material after phacoemulsification. Am J Ophthalmol, 2003, 135(2): 183-187.

[103] ROMERO AROCA P, FERNÁNDEZ-BALLART J, MÉNDEZ-MARÍN I, et al. Management of nucleus loss into the vitreous: long term follow up in 63 patients. Clin Ophthalmol, 2007, 1(4): 505-512.

[104] CANTRELL M A, BREAM-ROUWENHORST H R, STEFFENSMEIER A, et al. Intraoperative floppy iris syndrome associated with alpha1-adrenergic receptor antagonists. Ann Pharmacother, 2008, 42(4): 558-563.

[105] HARIDAS A, SYRIMI M, AL-AHMAR B, et al. Intraoperative floppy iris syndrome (IFIS) in patients receiving tamsulosin or doxazosin-a UK-based comparison of incidence and complication rates. Graefes Arch Clin Exp Ophthalmol, 2013, 251(6): 1541-1545.

[106] CHANG D F, CAMPBELL J R, COLIN J, et al. Prospective masked comparison of intraoperative floppy iris syndrome severity with tamsulosin versus alfuzosin. Ophthalmology, 2014, 121(4): 829-834.

[107] LIM D H, LEE M G, CHUNG T Y, et al. Korean patients taking alpha1-adrenergic receptor antagonists show lower incidence of intraoperative floppy iris syndrome than western patients. Br J Ophthalmol, 2014, 98(4): 479-483.

[108] CASUCCIO A, CILLINO G, PAVONE C, et al. Pharmacologic pupil dilation as a predictive test for the risk for intraoperative floppy-iris syndrome. J Cataract Refract Surg, 2011, 37(8): 1447-1454.

[109] JAN TEPER S, DOBROWOLSKI D, WYLEGALA E. Complications of cataract surgery in patients with BPH treated with alpha 1A-blockers. Cent European J Urol, 2011, 64(2): 62-66.

[110] CHAPPLE C, ANDERSSON K E. Tamsulosin: an overview. World J Urol, 2002, 19(6): 397-404.

[111] CHANG D F, CAMPBELL J R. Intraoperative floppy iris syndrome associated with tamsulosin. J Cataract Refract Surg, 2005, 31(4): 664-673.

[112] MEVCHA A, DRAKE M J. Etiology and management of urinary retention in women. Indian J Urol, 2010, 26(2): 230-235.

[113] BENDEL R E, PHILLIPS M B. Preoperative use of atropine to prevent intraoperative floppy-iris syndrome in patients taking tamsulosin. J Cataract Refract Surg, 2006, 32(10): 1603-1605.

[114] LORENTE R, DE ROJAS V, VÁZQUEZ DE PARGA P, et al. Intracameral phenylephrine 1.5% for prophylaxis against intraoperative floppy iris syndrome: prospective, randomized fellow eye study. Ophthalmology, 2012, 119(10): 2053-2058.

[115] ARSHINOFF S A. Modified SST-USST for tamsulosin-associated intraoperative [corrected] floppy-iris syndrome. J Cataract Refract Surg, 2006, 32(4): 559-561.

[116] SHEPHERD D M. The pupil stretch technique for miotic pupils in cataract surgery. Ophthalmic Surg, 1993, 24(12): 851-852.

[117] AKMAN A, YILMAZ G, OTO S, et al. Comparison of various pupil dilatation methods for phacoemulsification in eyes with a small pupil secondary to pseudoexfoliation. Ophthalmology, 2004, 111(9): 1693-1698.

[118] GOH J W Y, HARRISON R, TAVASSOLI S, et al. Outcomes of sphincterotomy for small pupil phacoe-

mulsification. Eye（Lond），2018，32（8）：1334 – 1337.

［119］MASKET S. Avoiding complications associated with iris retractor use in small pupil cataract extraction. J Cataract Refract Surg, 1996, 22（2）：168 – 171.

［120］MALYUGIN B. Cataract surgery in small pupils. Indian J Ophthalmol, 2017, 65（12）：1323 – 1328.

［121］NDERITU P, URSELL P. Iris hooks versus a pupil expansion ring：operating times, complications, and visual acuity outcomes in small pupil cases. J Cataract Refract Surg, 2019, 45（2）：167 – 173.

［122］CHANG D F. Use of Malyugin pupil expansion device for intraoperative floppy-iris syndrome：results in 30 consecutive cases. J Cataract Refract Surg, 2008, 34（5）：835 – 841.

［123］TAN R K Y, WANG X, PERERA S A, et al. Numerical stress analysis of the iris tissue induced by pupil expansion：comparison of commercial devices. PLoS One, 2018, 13（3）：e0194141.

［124］GRAETHER J M. Graether pupil expander for managing the small pupil during surgery. J Cataract Refract Surg, 1996, 22（5）：530 – 535.

［125］BHATTACHARJEE S. Pupil-expansion ring implantation through a 0. 9 mm incision. J Cataract Refract Surg, 2014, 40（7）：1061 – 1067.

［126］BHATTACHARJEE S. B-HEX pupil expander：pupil expansion redefined. Indian J Ophthalmol, 2017, 65（12）：1407 – 1410.

［127］HALKIADAKIS I, CHATZIRALLI I, DRAKOS E, et al. Causes and management of small pupil in patients with cataract. Oman J Ophthalmol, 2017, 10（3）：220 – 224.

［128］HOFFMAN R S, BRAGA-MELE R, DONALDSON K, et al. Cataract surgery and nonsteroidal antiinflammatory drugs. J Cataract Refract Surg, 2016, 42（9）：1368 – 1379.

［129］NAKANO C T, MOTTA A F, HIDA W T, et al. Hurricane cortical aspiration technique：one-step continuous circular aspiration maneuver. J Cataract Refract Surg, 2014, 40（4）：514 – 516.

［130］BAILE R, SAHASRABUDDHE M, NADKARNI S, et al. Effect of anterior capsular polishing on the rate of posterior capsule opacification：a retrospective analytical study. Saudi J Ophthalmol, 2012, 26（1）：101 – 104.

［131］SACHDEV G S, SOUNDARYA B, RAMAMURTHY S, et al. Impact of anterior capsular polishing on capsule opacification rate in eyes undergoing femtosecond laser-assisted cataract surgery. Indian J Ophthalmol, 2020, 68（5）：780 – 785.

［132］LIU Z, CAO Q, QU B, et al. Fluid-jet technique to polish the posterior capsule for phacoemulsification surgeries：efficacy and safety evaluation. J Cataract Refract Surg, 2020, 46（11）：1508 – 1514.

（王晓刚 邓明辉 董静）

第五章 眼内炎的预防及处理

第一节 眼内炎的知识背景介绍

 导读

　　眼内炎作为白内障术后最严重的并发症,一直是每位手术医生预防的重点。眼内炎的预防涉及术前(局部消毒、局部抗生素点眼)、术中(前房注入抗生素)及术后(按照医嘱规律点眼、随访并注意用眼卫生)的各个步骤,需要引起术者及患者的足够重视。眼内炎的手术处理也随着玻璃体腔注药及切除手术技术的不断进步而发生改变。本部分内容会对眼内炎的预防、诊断及处理进行总结以供大家参考。

本章节学习目的

◇ 掌握眼内炎的概念及原因
◇ 了解眼内炎的病理生理变化
◇ 了解白内障术后眼内炎的微生物菌谱
◇ 了解眼内炎的危险因素

一、眼内炎的概念及原因

　　眼内炎是机体对进入眼内的细菌、真菌或寄生虫所发生的炎症反应,其发生可以是外源性的情况(如术后、外伤后微生物感染或器械、灌注液及 IOL 被污染),也可以是内源性的情况(如败血症)[1-3]。

二、眼内炎的病理生理变化[4,5]

　　潜伏期:一般会持续 16~18 小时,与病原体的产生时间(金黄色葡萄球菌、绿脓杆菌最多 10 分钟；丙酸杆菌大于 5 小时）及病原体特征（产生毒素的侵袭力）有直接关系。金黄色葡萄球菌作为最常见的病原体，感染后 3 天即可出现明显的浸润侵袭症状。

加速期：眼内细菌增殖超过一定水平会导致血 – 房水屏障破坏产生纤维素性渗出及中性粒细胞浸润，随着免疫反应的加剧，从而导致玻璃体腔大量淋巴细胞和巨噬细胞积聚。眼内感染 3 天后便可查得病原体特异抗体，10 天内机体会利用调理作用（指抗体或补体与吞噬细胞表面结合，从而促进吞噬细胞吞噬细菌等颗粒性抗原的能力）及吞噬作用清除病原体[6]。此时可能会出现实验室培养阴性结果与严重眼内反应不相符合的情况。

破坏进展期：浸润细胞产生的炎症介质（如细胞因子：由免疫细胞和某些非免疫细胞经刺激而合成或分泌的一类具有广泛生物学活性的小分子蛋白质，可通过结合相应受体调节细胞生长、分化和效应，调控免疫应答）会进一步促进白细胞的聚集进而导致眼组织受损（如视网膜损伤、玻璃体视网膜增殖）。

三、眼内炎的微生物菌谱[7,8]

眼内炎的微生物菌谱与很多因素有关，如环境因素、地理因素、气候条件及手术方式等。与白内障术后眼内炎密切相关的微生物种类主要包括凝固酶阴性葡萄球菌（为医院感染的重要病原菌，发病率为 33%～77%）、金黄色葡萄球菌（发病率为 10%～21%）、β-溶血性链球菌＋肺炎链球菌等（占 9%～19%）、革兰阴性菌（绿脓杆菌占 6%～22%）、真菌（约占 8%）。

四、白内障术后眼内炎

1. 背景介绍

20 世纪初期，白内障术后眼内炎的发生率约为 10%；1970—1990 年 20 年间，随着 ECCE 选择巩膜隧道切口及卫生条件的提高，白内障术后眼内炎发生率在美国约为 0.072%，在欧洲约为 0.12%。随着超声乳化手术技术及透明角膜切口的出现，各国眼内炎的发生率在 0.015%～0.5%。2011 年在 *JCRS* 上发表的荟萃分析表明我国 1995—2009 年白内障术后眼内炎的发生率约为 0.06%[9]。之后 2013 年和 2017 年我国研究发表的文章数据显示[10,11]，大型眼科机构和中小型眼科机构白内障术后急性感染性眼内炎的发病率分别为 0.033% 和 0.11%（2017 年我国白内障摘除手术后感染性眼内炎防治专家共识），而经济发达国家可以控制在 0.012%～0.053%[12]。国外部分研究发现白内障术中使用前房注射抗生素的方法可将眼内炎发生率控制在 0.035%～0.046%[13,14]。

2. 相关危险因素分析

（1）透明角膜切口：超声乳化白内障手术中透明角膜切口（clear corneal incision, CCI）对术后眼内炎的增加有一定的影响[15]。而有研究发现通过缝合透明角膜切口，可能对降低眼内炎的发生率有一定的帮助[16]。同时切口隧道的构建对眼内炎的发生率也有一定的影响，我们前期通过 OCT 研究发现，即使在完成切口水密及随访的 3 个月内，CCI 也存在不同程度哆开的情况，这可能与眼内炎的发生有关[17]。所以在水密切口时若发现切口水密不彻底，可以选择缝合切口，同时在构建角膜主切口时尽量选择两平面或三平面切口，以增加切口的密闭性，另外可以通过前房注射头孢呋辛来预防术后眼内炎的发生[18,19]。

（2）IOL：法国 ESCRS 学组研究发现硅胶 IOL 植入术后患者眼内炎发生率是丙烯酸或其他 IOL 材料植入术后的 3.13 倍。进一步推测人工晶状体的疏水特性及表面生物膜的处理均与术后眼内炎的发生有关。2005 年的一项病例对照研究发现硅胶 IOL 较肝素表面处理的 PMMA 人工晶状体发生术后眼内炎的概率高[20]。2008 年也有研究发现并确认 IOL 材质与白内障术后急性眼内炎的发生有一定的关系[21]。

（3）手术并发症：术中后囊破裂、玻璃体溢出、延长手术时间均会增加术后眼内炎的发生率[22]。法国 ESCRS 学组研究发现手术并发症的出现可以将术后眼内炎的发生率提高 4.95 倍。

（4）糖尿病患者[23]：糖尿病患者白内障术后发生眼内炎的概率高于正常患者，但糖尿病并不是其独立危险因素（概念补充：危险因素指能够增加疾病或死亡发生可能性的因素，强调疾病的发生与该因素有一定的因果关系，但尚无可靠证据证明该因素的致病效应。但当消除该因素后，疾病的发生概率随之下降。在病因学研究中，将与疾病发生有关的因素统称为危险因素。独立因素指在多因素分析中，排除各个因素之间的交互作用后，能以独立效应影响应变量的因素。独立是相对的，独立并不意味着起主要作用、是唯一因素）。糖尿病患者感染细菌多为革兰阴性菌，在患眼仅存在光感时行玻璃体切除术术后效果相对较好[24-26]。

（5）免疫抑制状态：研究发现局部或全身使用免疫抑制剂（概念补充：免疫抑制剂是对机体的免疫反应具有抑制作用的药物，常用的免疫抑制剂主要有糖皮质激素、微生物代谢产物、抗代谢物、多克隆和单克隆抗淋巴细胞抗体、烷化剂）期间患者术后发生眼内炎的概率增高[27]。

（6）眼周围异常情况：睑缘炎、泪道阻塞等情况会引起眼周菌群的改变，从而导致术后眼内炎概率增高，这也是术前术眼评估很重要的一方面[28,29]。

第二节 眼内炎的预防

 导读

眼内炎虽然较为少见，但还是有一定的发生比例，所以对其进行合理的预防是避免感染和相应并发症发生的关键。很多来自临床实践的预防措施一直在采用但是并不是最佳的预防措施。以下会根据最新相关文献进行此方面信息更新，以期为读者提供有价值的信息。

本章节学习目的

◇ 了解术前各项准备

◇ 了解泪道冲洗、皮肤消毒、结膜囊消毒

◇ 掌握眼内炎预防的主要措施

◇ 了解术前消毒

◇ 了解术前抗生素的使用

◇ 了解术中前房注射抗生素的相关结果

术前准备涉及和手术相关的方方面面，手术室、术者、助手、器械护士、巡回护士均在整个过程中扮演重要的角色。①手术室：超声乳化手术室需按照国际标准达到层流手术室要求，并严格按照标准进行手术前及手术中的手术室消毒，只有严格遵守各项无菌操作，才能将眼内炎的发生率降到最低。超声乳化手术前一定要保证手术室各项配备均准备妥当，这样一方面会让患者、术者及手术助手感觉舒适，另一方面也可以使术者专注于手术，否则术中的设备调整及长时间等待器械消毒均会不同程度地干扰手术步骤及术者的注意力。②巡回护士：再次核对患者的手术信息，确认后将患者移至手术间，之后嘱患者仰卧于手术床上并检查手术显微镜的设置且将手术显微镜按照术者的偏好进行调整，整个手术过程中，手术床、手术椅、手术显微镜均应调整至术者舒适体位并可以让术者舒适地控制脚踏，术中需全程监护患者的血压及脉搏。手术显微镜需要居中性好，可以随时进行上下聚焦及左右移动，按照术者具体情况调整目镜度数及瞳距（瞳距选择合适时，闭合其中一眼，另一眼均可以看到完整居中的术野）。再次强调，手术显微镜及超声乳化设备的脚踏板需按照术者的偏好摆放合适。③助手及器械护士：手术助手及器械护士需要熟悉术者个人手术操作的习惯及速度，手术开始前需要按照术者嘱咐，准备好术中可能或将使用到的任何器械；同时，术中有可能临时使用到的特殊药物，如前房内注入的散瞳剂或缩瞳剂均应按照需要的浓度准备妥当。超声乳化设备需要准备好，手术助手需要认真核对超乳头的尺寸是否合适、硅胶袖套是否破损、系统运行是否顺利。④术者：需按照操作规范进行手部消毒、手术衣及无菌手套的穿戴[30]。除此之外，其他准备如以下几个方面。

1. 泪道冲洗

术前泪道冲洗也是术前准备的常规操作，但此操作不应该在术前当天进行，因为这样可使泪囊中的细菌进入结膜囊[29,31]。

2. 睫毛的处理

术前剪除睫毛并不会降低眼内炎的发生率，而且并不改变4天内球周细菌菌落的变化，所以目前部分临床医生会选择剪除睫毛，而另一部分手术医生则不推荐进行此项操作，因睫毛剪除后其断端会在闭睑时产生刺激作用，给患者带来不适感。手术开始前利用无菌贴膜包裹睑缘及睫毛是很有必要的，这样一方面可以减少由于开睑器的压迫导致的睑板腺开口分泌物的产生从而污染手术区域；另一方面可以防止睫毛接触眼内器械甚至可能进入眼内导致眼内感染的发生[32]。

3. 皮肤消毒

皮肤消毒为必备步骤，在手术室进行，可以使用5%～10%的聚维酮碘或者0.05%的氯己定进行此操作，因面部皮肤含大量皮脂腺，所以维持时间应不少于3分钟。术眼周围皮肤需按照要求由手术助手使用聚维酮碘消毒2次，聚维酮碘消毒后需要等待5～6分钟自然干燥，以期达到更好的杀菌效果。

4. 结膜囊消毒

①概况：按照国际惯例，结膜囊消毒会在患者进入手术室之前的准备室进行，但与西方国家不同，我国很多医院是直接在手术室皮肤消毒完成且铺无菌单至手术开始前进行此项操作。结膜囊消毒可使用5%聚维酮碘消毒3分钟，对碘剂过敏的患者可以更换为0.05%氯己定进行操作[33-35]。在我国，以上提及的两种方式并不是每个医院都具备条件，但此方面信息还是供大家参考。在操作时，考虑到不同浓度聚维酮碘潜在的烧伤副作用，临床中我们会将5%聚维酮碘消毒液点在结膜囊上下穹隆的位置，而避开角膜区域，减少术中角膜雾状混浊及术后患者眼部异物感的可能[36]。②研究背景介绍：1991年Bohigian等通过对19 269例白内障术后患者进行研究发现5%聚维酮碘消毒可降低眼内炎的发生率[37,38]；同年Speaker等通过对8083例白内障术后患者进行研究发现，与对照组（蛋白银溶液）相比，5%聚维酮碘消毒可明显降低眼内炎的发生率（0.06% *vs.* 0.24%）[39]；1999年Schmitz等通过对德国境内469家眼科中心进行问卷调查发现，聚维酮碘可以降低眼内炎的发生率，但是问卷中并未对使用方法、浓度及接触时间进行详述，故结论并未被进一步证实。近期，也有关于低浓度PI（0.3%）脱脂棉浸泡放置于下穹隆20分钟可降低结膜囊细菌量的报道，这也进一步证实了PI对结膜囊细菌抑制的有效性[40]。虽然PI对眼内炎的预防有效，但术中也应该注意在进行角膜切口前将结膜囊上的PI尽量冲洗干净，因研究发现其若进入前房，可对角膜内皮组织产生损伤[41]。③基本结论：总之，术前使用5%聚维酮碘（可以通过将10%聚维酮碘1:1与等渗盐水或BSS配比获得，但应该避免配比量大之后进行重复使用）消毒结膜囊最少3分钟可以将结膜囊和角膜部位的细菌数降低为原先的1/100～1/10[34]。但同时应该注意含有去垢剂的PI是禁用的，因为其可以造成角膜不可逆的损伤。

5. 手术器械消毒灭菌

所有手术相关器械均应消毒灭菌，最好选择一次性器械进行操作，但我国目前很难达到每位患者一套器械的手术条件。对于重复消毒灭菌的器械均应该进行合理的清洗并按照规范进行高温高压蒸汽灭菌或其他消毒灭菌。随着现今更先进超声乳化设备的不断推陈出新，几乎均要求使用一次性管道。但是对于基层医院，仍然存在超声乳化管道灭菌后重复使用的状况。对于重复使用的管道应该在清洁、风干后进行足够时间的高温高压蒸汽灭菌或者环氧乙烷消毒灭菌。灌注液目前我国可以做到一人一瓶，多人使用同一瓶灌注液发生交叉感染的情况可以暂不考虑。

6. 灌注液内加入抗生素

术中灌注液中是否加入一定浓度的万古霉素或庆大霉素，甚至是否于前房注射以上两种抗生素的一种，因存在一定的毒性反应且并没有被证实其对术后眼内炎预防的安全有效性，所以实际临床中并不作为常规推荐使用[42]。在 2013 年《关于白内障围手术期预防感染措施规范化的专家建议》中对于是否在灌注液中加用抗菌药物观点不完全一致，但是所有专家均认为对于高危、高龄、糖尿病和独眼等一些特殊情况可采取此项措施。由于术中使用灌注液的量不同，抗生素的配比很难保持一致，所以对术中实际使用量也很难把握。所以对于术中抗生素的使用在确保合适的剂量及可控制的毒性反应下，最好的给药途径还是前房注射。另一问题是术中灌注液中过度使用抗生素会导致耐药菌群的产生，这也很值得医生注意。

7. 前房注射抗生素

在确保水密切口很好的情况下，手术结束前前房内注射 1 mg（0.1 mL）头孢呋辛是一种预防眼内炎发生的推荐方法，这在临床研究中也得到了一定的证实[43,44]。但是，由于很多医院目前并不具备已经分装好的商业化使用制剂，ESCRS 协会对此药物的配置制定了详细的流程及要求，以下进行简述，供感兴趣的医生参考。首先药品（10 mg/mL 头孢呋辛注射液）配置过程应该与院内药剂科进行讨论，以确保配置的准确性及安全性。药物配置原药选择头孢呋辛粉剂且不含任何赋形剂。其必须溶解于 0.9% 生理盐水，主要目的是达到正确的 pH 值（7.4）和合适的渗透压（310 mOsm/kg）。具体操作步骤如下（参考 ESCRS 配置指南）：①250 mg 粉剂溶解于 2.5 mL 的 0.9% 生理盐水中；②抽取 1 mL 以上配置的液体，与 0.9 mL 的 0.9% 生理盐水进行配比，得到浓度为 10 mg/mL 的目标浓度溶液；③抽取 0.4 mL 配比好的液体至 1 mL 注射器内，抽取好后安装注射针头；④排出空气，确保注射器内留置 0.1 mL 用于注射；⑤水密切口完成后通过 CCI 进行眼内注射 0.1 mL。关于其使用安全性方面的研究不多，主要涉及如下几个方面：①毒性研究：报道的病例并未按照 ESCRS 配置指南进行规范配比，而是由于特殊情况直接将 50~100 mg 注入前房，从而引起眼部严重的不良反应[45]；②污染报道：土耳其一研究中心使用不同剂量自制的液体（同一瓶 BSS 溶液配制目标浓度头孢呋辛溶液）最终引起 7 位患者出现镰刀菌属术后眼内炎，导致患者视力丧失[46]；③头孢呋辛酯：2015 年报道的 17 例严重的眼前节毒性反应综合征（toxic anterior segment syndrome，TASS）与前房注射抗生素有关，但术者并未按照 ESCRS 指南要求使用头孢呋辛钠，而是使用了头孢呋辛酯进行液体配制，最终导致患者出现术后 TASS[47]。

8. 应该注意的方面

①前房注射头孢呋辛钠并不是万能的，其对于葡萄球菌、链球菌、革兰阴性菌、痤疮丙酸杆菌均有一定的效果，而对于耐甲氧西林金黄色葡萄球菌、耐甲氧西林金黄色表皮葡萄球菌、粪肠球菌、绿脓杆菌效果欠佳，需临床医生注意。②头孢呋辛和青霉素之间没有交叉过敏的现象，但是和头孢菌素之间有一定的关系，所以在瑞士，对头孢菌素过敏的患者白内障手术结束前不常规前房注射头孢呋辛。但是临床中也有关于其前房注

射后发生过敏反应的个案报道，此类过敏患者多存在青霉素过敏史，所以这也是临床医生需要注意的地方[48,49]。但是关于其前房注射前是否需要进行皮试以排除潜在过敏风险，并无相关指南发表[50]。

9. 结膜下注射抗生素

因结膜下注射抗生素对白内障术后眼内炎的预防并未有较为有效的证据，所以不作为常规推荐方式。2007年的一项回顾性研究分析比较了前房注射和结膜下注射头孢呋辛的效果，结果提示结膜下注射此类抗生素对术后眼内炎的预防并无明显效果，这可能与结膜下注射抗生素的吸收及代谢途径有关；而且结膜下注射的剂量为125 mg，明显高于前房注射的剂量[51,52]。

10. 局部抗生素滴眼

局部抗生素滴眼是常规白内障手术之后的普遍方案，术前3天（q2h）及术后2周常规使用喹诺酮类抗生素（如盐酸左氧氟沙星滴眼液），以预防术后眼内炎的发生。

第三节　眼内炎的诊断

 导读

白内障术后急性眼内炎很少发生，一旦发生，后果是灾难性的，所以早期诊断就显得尤为重要。根据术后发生时间不同，其可以分为急性感染性眼内炎（术后2周以内发生）与慢性感染性眼内炎（术后2周以上发生）两大类。眼内炎的发生与眼内存在细菌、真菌及寄生虫导致的炎症反应明显相关，由于以上感染源的存在，所以其与TASS是不同的，TASS是急性、无菌性术后眼前节反应。临床工作中一定要注意鉴别以上提及的两种疾病。

本章节学习目的

◇ 了解急性眼内炎的诊断
◇ 了解慢性眼内炎的诊断

一、急性眼内炎的诊断

患者临床症状及体征：视力下降，可降至光感，视力变化一般在2～7天；伴有前房闪辉和细胞角膜水肿；IOL表面可见沉着物；玻璃体腔炎症明显，可伴有炎症导致的黄斑水肿，有时眼底红光反射消失；患者眼部不适症状明显，会有疼痛感，但是不伴有明显的疼痛感也不能排除眼内炎的诊断；光线刺激导致瞳孔括约肌收缩，会出现明显的畏光症状；明显的睫状充血伴IOP升高；明显的眼睑及球结膜水肿；前房积脓。

B超检查：由于患者大多会存在屈光间质混浊的情况，所以通过B超检查，可以明确后节玻璃体及视网膜的情况，有利于鉴别 TASS，防止误诊。

微生物培养：需要及时进行玻璃体切除术，一方面玻璃体切除术可以进行前房水及玻璃体液的微生物培养（用于明确诊断）及敏感抗生素试验；另一方面玻璃体切除术可以进行眼内注药，及时治疗存在的感染情况。对于情况严重的病例，为了争取时间，目前国际上有可以直接在门诊进行操作的便携式玻璃体切除机，使得玻璃体切除术过程可以在门诊完成，无须进大手术室[53]。

二、慢性眼内炎的诊断

患者临床症状及体征：疼痛伴视物模糊或视力下降；前房可见细胞渗出；复发性前房积脓且局部激素治疗无效；囊袋内白色斑片状混浊；玻璃体炎症。

B 超检查：可以明确玻璃体的炎症情况，同时可以结合 UBM 检查，发现与 IOL 相关的信息。

微生物检查：与急性眼内炎的诊断方法类似，如果患眼出现玻璃体炎症表现，需要进行玻璃体切除采样，然后对采样进行 Gram 染色、细菌培养及 PCR 以进一步明确病原体信息。

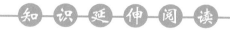

TASS 相关知识分享[54]

第一次 TASS 的暴发报道发生在 2005 年曼彻斯特，当时报道有约 300 眼白内障术后患者发生严重炎症反应，调查发现其术中使用的灌注液含有高水平的无菌内毒素，此后此品牌被 FDA 清除出市场。

TASS 可以发生在常规眼前节手术后，因为存在前房积脓及纤维素性渗出，所以常与眼内炎混淆。其发生原因主要包括：①外眼物质（如聚维酮碘、抗生素眼膏）术后或术中进入前房；②术中使用的灌注液渗透压或者 pH 值异常或者粘弹剂物质变性后重复使用；③清洗不干净的手术器械上存在刺激物（2% 戊二醛消毒液）；④前房注射抗生素溶液或用于眼内麻醉的溶液中存在防腐剂成分；⑤消毒及洗涤过程中的硫酸盐杂质或热稳定内毒素。主要表现特点：①术后 12～24 小时发生；②角膜水肿、瞳孔固定（散大或不规则）、IOP 升高（小梁网受损导致）、黄斑水肿；③缺乏玻璃体炎症，这是区别于眼内炎的最主要特征；④角膜后 KP 伴前房积脓。影响视力最主要的 3 个并发症：①永久性角膜失代偿；②难治性青光眼；③黄斑囊样水肿。部分预防手段：①尽量使用一次性手术器械；②注意手术器械及管道的清洗；③IOL 表面附着的抛光剂（氧化铝）应该清除干净；④使用纯度更高的粘弹剂。治疗方面与眼内炎截然不同，TASS 主要使用局部和口服激素治疗，对于是否使用前房灌洗仍然存在争议，在治疗的同时需检测眼压、角膜内皮及房角的变化情况。

第四节　眼内炎的处理

白内障术后眼内炎的发生率虽然很低，但是总存在发生的概率，所以对于其预防的部分内容尤为重要，通过合理的预防措施可以降低眼内炎的发生率。同时关于白内障术后眼内炎的相关处理措施及原则在《白内障超声乳化手术术后并发症的预防和处理策略》章节有详尽的讲解，此处不做赘述。

参考文献

[1] DURAND M L. Endophthalmitis. Clin Microbiol Infect, 2013, 19(3): 227 –234.

[2] WYKOFF C C, FLYNN H W Jr, MILLER D, et al. Exogenous fungal endophthalmitis: microbiology and clinical outcomes. Ophthalmology, 2008, 115(9): 1501 –1507, e1 –e2.

[3] SAMIY N, D´AMICO D J. Endogenous fungal endophthalmitis. Int Ophthalmol Clin, 1996, 36(3): 147 –162.

[4] CALLEGAN M C, ENGELBERT M, PARKE D W 2nd, et al. Bacterial endophthalmitis: epidemiology, therapeutics, and bacterium-host interactions. Clin Microbiol Rev, 2002, 15(1): 111 –124.

[5] DURAND M L. Bacterial and fungal endophthalmitis. Clin Microbiol Rev, 2017, 30(3): 597 –613.

[6] MEVORACH D. Opsonization of apoptotic cells. Implications for uptake and autoimmunity. Ann N Y Acad Sci, 2000, 926: 226 –235.

[7] GENTILE R C, SHUKLA S, SHAH M, et al. Microbiological spectrum and antibiotic sensitivity in endophthalmitis: a 25-year review. Ophthalmology, 2014, 121(8): 1634 –1642.

[8] RELHAN N, ALBINI T A, PATHENGAY A, et al. Endophthalmitis caused by Gram-positive organisms with reduced vancomycin susceptibility: literature review and options for treatment. Br J Ophthalmol, 2016, 100(4): 446 –452.

[9] SHENG Y, SUN W, GU Y, et al. Endophthalmitis after cataract surgery in China, 1995—2009. J Cataract Refract Surg, 2011, 37(9): 1715 –1722.

[10] YAO K, ZHU Y, ZHU Z, et al. The incidence of postoperative endophthalmitis after cataract surgery in China: a multicenter investigation of 2006—2011. Br J Ophthalmol, 2013, 97(10): 1312 –1317.

[11] ZHU Y, CHEN X, CHEN P, et al. The occurrence rate of acute-onset postoperative endophthalmitis after cataract surgery in Chinese small-and medium-scale departments of ophthalmology. Sci Rep, 2017, 7: 40776.

[12] FRILING E, LUNDSTRÖM M, STENEVI U, et al. Six-year incidence of endophthalmitis after cataract surgery: Swedish national study. J Cataract Refract Surg, 2013, 39(1): 15 –21.

[13] CREUZOT-GARCHER C, BENZENINE E, MARIET A S, et al. Incidence of acute postoperative endophthalmitis after cataract surgery: a nationwide study in France from 2005 to 2014. Ophthalmology, 2016, 123(7): 1414 –1420.

[14] KESSEL L, FLESNER P, ANDRESEN J, et al. Antibiotic prevention of postcataract endophthalmitis: a

systematic review and meta-analysis. Acta Ophthalmol, 2015, 93(4): 303 – 317.

[15] COOPER B A, HOLEKAMP N M, BOHIGIAN G, et al. Case-control study of endophthalmitis after cataract surgery comparing scleral tunnel and clear corneal wounds. Am J Ophthalmol, 2003, 136(2): 300 – 305.

[16] THOMS S S, MUSCH D C, SOONG H K. Postoperative endophthalmitis associated with sutured versus unsutured clear corneal cataract incisions. Br J Ophthalmol, 2007, 91(6): 728 – 730.

[17] WANG X, ZHANG Z, LI X, et al. Evaluation of femtosecond laser versus manual clear corneal incisions in cataract surgery using spectral-domain optical coherence tomography. J Refract Surg, 2018, 34(1): 17 – 22.

[18] LUNDSTRÖM M, WEJDE G, STENEVI U, et al. Endophthalmitis after cataract surgery: a nationwide prospective study evaluating incidence in relation to incision type and location. Ophthalmology, 2007, 114 (5): 866 – 870.

[19] HASHEMIAN H, MIRSHAHI R, KHODAPARAST M, et al. Post-cataract surgery endophthalmitis: brief literature review. J Curr Ophthalmol, 2016, 28(3): 101 – 105.

[20] SILPA-ARCHA S, PAPIRACHNART A, SINGHANETR P, et al. Risk factors for endophthalmitis following cataract surgery: a retrospective case-control study. J Hosp Infect, 2005, 61(3): 251 – 256.

[21] KODJIKIAN L, BEBY F, RABILLOUD M, et al. Influence of intraocular lens material on the development of acute endophthalmitis after cataract surgery? Eye (Lond), 2008, 22(2): 184 – 193.

[22] CAO H, ZHANG L, LI L, et al. Risk factors for acute endophthalmitis following cataract surgery: a systematic review and meta-analysis. PLoS One, 2013, 8(8): e71731.

[23] SILPA-ARCHA S, PAPIRACHNART A, SINGHANETR P, et al. Risk factors for endophthalmitis after cataract surgery in diabetic patients: a case control study. Int J Ophthalmol, 2019, 12(3): 417 – 423.

[24] MUDA R, VAYAVARI V, SUBBIAH D, et al. Endogenous endophthalmitis: a 9-year retrospective study at a tertiary referral hospital in Malaysia. J Ophthalmic Inflamm Infect, 2018, 8(1): 14.

[25] EL-MOLLAYESS G M, SAADEH J S, SALTI H I. Exogenous endophthalmitis in diabetic patients: a systemic review. ISRN Ophthalmol, 2012, 2012: 456209.

[26] Results of the Endophthalmitis Vitrectomy Study. A randomized trial of immediate vitrectomy and of intravenous antibiotics for the treatment of postoperative bacterial endophthalmitis. Endophthalmitis Vitrectomy Study Group. Arch Ophthalmol, 1995, 113(12): 1479 – 1496.

[27] ROMERO C F, RAI M K, LOWDER C Y, et al. Endogenous endophthalmitis: case report and brief review. Am Fam Physician, 1999, 60(2): 510 – 514.

[28] SPEAKER M G, MILCH F A, SHAH M K, et al. Role of external bacterial flora in the pathogenesis of acute postoperative endophthalmitis. Ophthalmology, 1991, 98(5): 639 – 649, discussion 650.

[29] KAM J K, CHENG N M, SAROSSY M, et al. Nasolacrimal duct screening to minimize post-cataract surgery endophthalmitis. Clin Exp Ophthalmol, 2014, 42(5): 447 – 451.

[30] TANNER J, DUMVILLE J C, NORMAN G, et al. Surgical hand antisepsis to reduce surgical site infection. Cochrane Database Syst Rev, 2016, 2016(1): CD004288.

[31] HAYASHI Y, MIYAMOTO T, FUJITA S, et al. Bacteriology of the conjunctiva in pre-cataract surgery patients with occluded nasolacrimal ducts and the operation outcomes in Japanese patients. BMC Ophthal-

mol, 2017, 17(1): 15.

[32] WANG J W, ZHANG X Y, WANG J, et al. Recurrent endophthalmitis caused by intraocular eyelashes. Int J Ophthalmol, 2019, 12(2): 346 – 347.

[33] GRZYBOWSKI A, KUKLO P, PIECZYNSKI J, et al. A review of preoperative manoeuvres for prophylaxis of endophthalmitis in intraocular surgery: topical application of antibiotics, disinfectants, or both? Curr Opin Ophthalmol, 2016, 27(1): 9 – 23.

[34] ISENBERG S J. The ocular application of povidone-iodine. Community Eye Health, 2003, 16(46): 30 – 31.

[35] GILI N J, NOREN T, TÖRNQUIST E, et al. Preoperative preparation of eye with chlorhexidine solution significantly reduces bacterial load prior to 23-gauge vitrectomy in Swedish health care. BMC Ophthalmol, 2018, 18(1): 167.

[36] LOWE D O, KNOWLES S R, WEBER E A, et al. Povidone-iodine-induced burn: case report and review of the literature. Pharmacotherapy, 2006, 26(11): 1641 – 1645.

[37] HAMILTON W K, COLLEAUX K M. Bacterial endophthalmitis prophylaxis. Ophthalmology, 2003, 110(8): 1667 – 1668.

[38] GILLS J P, ROWSEY J J. Bacterial endophthalmitis prophylaxis. Ophthalmology, 2003, 110(8): 1668 – 1669.

[39] SPEAKER M G, MENIKOFF J A. Prophylaxis of endophthalmitis with topical povidone-iodine. Ophthalmology, 1991, 98(12): 1769 – 1775.

[40] WASS S, ALBREKTSEN G, ØDEGÅRD M T, et al. Antiseptic effect of low-concentration povidone-iodine applied with a depot device in the conjunctiva before cataract surgery. Eye (Lond), 2018, 32(12): 1900 – 1907.

[41] ALP B N, ELIBOL O, SARGON M F. The effect of povidone iodine on the corneal endothelium. Cornea, 2000, 19(4): 546 – 550.

[42] STORR-PAULSEN A, HOLTEN-ANDERSEN W, MØLLER K T. Antibiotics in irrigation solution for cataract surgery. A laboratory investigation of the pharmacological stability and bacteriological susceptibility. Acta Ophthalmol Scand, 1998, 76(2): 180 – 183.

[43] Endophthalmitis Study Group, European Society of Cataract & Refractive Surgeons. Prophylaxis of postoperative endophthalmitis following cataract surgery: results of the ESCRS multicenter study and identification of risk factors. J Cataract Refract Surg, 2007, 33(6): 978 – 988.

[44] BEHNDIG A, MONTAN P, STENEVI U, et al. One million cataract surgeries: Swedish National Cataract Register 1992—2009. J Cataract Refract Surg, 2011, 37(8): 1539 – 1545.

[45] OLAVI P. Ocular toxicity in cataract surgery because of inaccurate preparation and erroneous use of 50mg/ml intracameral cefuroxime. Acta Ophthalmol, 2012, 90(2): e153 – e154.

[46] CAKIR M, IMAMOǦLU S, CEKIÇ O, et al. An outbreak of early-onset endophthalmitis caused by Fusarium species following cataract surgery. Curr Eye Res, 2009, 34(11): 988 – 995.

[47] ÇAKıR B, CELIK E, AKSOY N Ö, et al. Toxic anterior segment syndrome after uncomplicated cataract surgery possibly associated with intracameral use of cefuroxime. Clin Ophthalmol, 2015, 9: 493 – 497.

[48] MOISSEIEV E, LEVINGER E. Anaphylactic reaction following intracameral cefuroxime injection during

cataract surgery. J Cataract Refract Surg, 2013, 39(9): 1432 – 1434.

[49] VILLADA J R, VICENTE U, JAVALOY J, et al. Severe anaphylactic reaction after intracameral antibiotic administration during cataract surgery. J Cataract Refract Surg, 2005, 31(3): 620 – 621.

[50] AL-ABDULJABBAR K A, STONE D U. Risks of Cefuroxime prophylaxis for postcataract endophthalmitis. Middle East Afr J Ophthalmol, 2017, 24(1): 24 – 29.

[51] MALMIN A, SYRE H, USHAKOVA A, et al. Twenty years of endophthalmitis: incidence, aetiology and clinical outcome. Acta Ophthalmol, 2021, 99(1): e62 – e69.

[52] PATEL S N, STOREY P P, LEVIN H, et al. Endophthalmitis after cataract surgery: changes in management based on microbiologic cultures. Ophthalmol Retina, 2021, 5(1): 16 – 22.

[53] HÖHN F, KRETZ F T, SHETH S, et al. Portable single port 23-gauge vitrectomy in postoperative endophthalmitis. Clin Ophthalmol, 2015, 9: 1457 – 1461.

[54] HERNANDEZ-BOGANTES E, NAVAS A, NARANJO A, et al. Toxic anterior segment syndrome: a review. Surv Ophthalmol, 2019, 64(4): 463 – 476.

（王晓刚　董静　邓明辉）

第六章 超声乳化手术并发症的预防和处理策略

第一节　白内障超声乳化手术术中
并发症的预防和处理策略

 导读

随着白内障超声乳化设备的发展及医师手术技巧的提高，白内障超声乳化手术相关并发症发生率逐渐下降。但对于手术初学者如住院医师，各类白内障手术的并发症仍是需要面对的问题。此外，复杂病例如假性囊膜剥脱综合征、后极性白内障、过熟期白内障等，即使是经验丰富的手术医生还是存在后囊膜破裂、悬韧带断裂的风险；因此手术医生系统了解超声乳化手术过程中的并发症，掌握正确的应对策略，是患者能够获得较好术后视力的重要前提保障。对于超声乳化手术过程中的并发症主要可以分为术中和术后两大部分，本节主要就超声乳化手术术中并发症的预防和处理策略进行概述，以期为读者提供有价值的参考信息。

本章节学习目的

◇ 了解白内障手术各个步骤中的常见并发症
◇ 掌握各种常见并发症的处理原则，尤其是撕囊、水分离与超声乳化过程中并发症的处理方法

一、角膜切口相关并发症

1. 角膜切口构建不合理导致的并发症

理想的白内障手术切口要求具有较小的术源性散光、良好的闭合性、较低的眼内感染发生概率，因此手术切口的设计与构建对于手术的顺利完成至关重要。随着人工晶状体

（intraocular lenses，IOLs）材质与设计的改进，以及超声乳化设备器械的进步，手术切口的大小由最初的 7～8 mm 逐渐缩小到如今常规的 2～3 mm，切口制作位置经巩膜隧道、角膜巩膜缘发展到透明角膜切口，制作切口工具从宝石刀、不锈钢刀发展到如今的飞秒激光。

巩膜隧道切口是最早期的超声乳化手术切口，切口宽度可以达到 7～8 mm 以便于植入非折叠式硬质人工晶状体。巩膜隧道切口位于角膜巩膜缘后 2 mm，具有一定的切口强度与自闭性，所产生的术源性散光也比较小，但由于需要剪开结膜，因此操作稍复杂。

与巩膜隧道切口相比，透明角膜切口具有构建高效、无结膜损伤、自闭性好的特点，因此如今越来越多的术者使用透明角膜切口。研究表明，方形的透明角膜切口有着最好的稳定性[1]。但一些研究指出，透明角膜切口将增加眼内炎发生的风险[2]。

无论是巩膜隧道切口还是透明角膜切口，都需要根据手术的需要及术者的习惯选择适当位置与宽度。过于靠近角膜中央的透明角膜切口会导致较大的术源性散光，也可能由于超声乳化针头的操作困难，从而增加热损伤或者机械性损伤发生的概率。研究指出，靠近角膜中心区域的无缝线角膜切口容易出现术后低眼压，而低眼压也是眼内炎发生的重要危险因素[3]；而远离角膜中央的透明角膜切口容易导致虹膜脱出（图 6-1）、嵌顿，甚至虹膜根部离断、出血等严重并发症。对于不理想手术切口的最佳处理方法是关闭/缝合后重新构建一个理想的切口（图 6-2）。

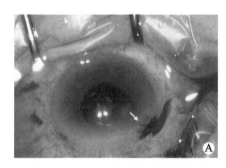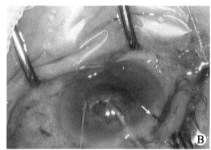

A：切口偏短，角膜内皮侧切口平面接近角膜缘，易发生虹膜脱出（黄色箭头），虹膜无张力的病例中更加容易发生虹膜脱出；B：缝合原有切口（黄色箭头），重新制作一个透明角膜切口进行手术。

图 6-1　切口偏短且接近角膜缘易导致虹膜脱出

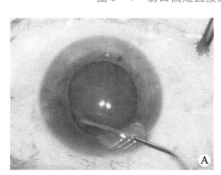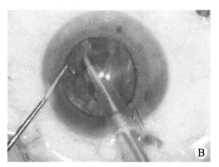

A：透明角膜切口板层隧道过薄发生切口哆开（黄色箭头）；B：缝合后重新构建一个透明角膜切口进行手术。

图 6-2　不理想手术切口的处理方法

切口隧道过长或者过紧都可能导致术中超声乳化针头灼伤切口，从而出现切口变形（即鱼嘴样切口），术毕水密切口困难进而出现切口的持续性渗漏，此时需根据切口的宽度行一至多根 10-0 缝线缝合以保证切口密闭，但切口处缝线会形成较大的术源性散光，需要引起术者注意（图 6-3）。

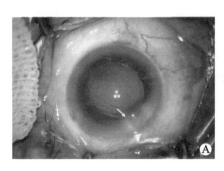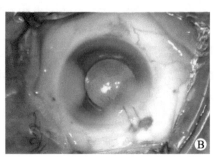

A：超声乳化针头灼伤（黄色箭头）透明角膜切口导致切口明显哆开且无法正常水密；B：需缝合 2 针以保证切口密闭性。

图 6-3 切口处缝线需要注意

2. 后弹力层的撕裂或脱失

在切口及后续操作中，也可能遭遇到角膜后弹力层的相关并发症——后弹力层撕裂、脱离或者缺失。其实在大多数超声乳化手术中，术毕时主切口或侧切口因手术器械的频繁操作，均存在小范围的后弹力层脱离（图 6-4），但是小范围的后弹力层脱离对于手术过程及最终术后效果并无严重影响。导致后弹力层脱离的主要危险因素包括制作切口的器械不够锋利，过小过紧、斜形、破裂的切口，过软的眼球，反复的前房器械进出，器械进入错误角膜层间等，这些危险因素都会造成或加重后弹力层的撕裂与脱离（图 6-5）。相比传统手术而言，飞秒激光切口的后弹力层脱离（descemet's membrane detachment，DMD）发生率较低[4]。当术者在超声乳化过程中操作不当，误吸到撕裂的后弹力层时就会导致大范围后弹力层脱离的严重并发症。

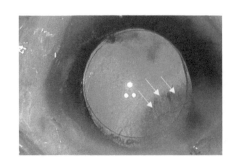

图 6-4 角膜主切口下方局部小范围的后弹力层脱离（黄色箭头）

预防严重的后弹力层脱离首先要在手术时注意观察切口处的后弹力层情况，如果有小范围的撕裂应该在器械进出时注意进入方向尽量减少二次损伤，或将粘弹剂针头置于

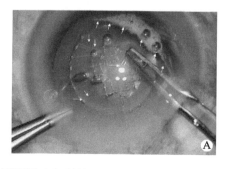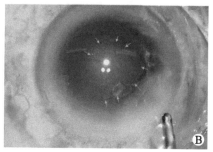

A：粘弹剂错误注入角膜层间，导致大范围后弹力层脱离（白色箭头范围），此时在错误角膜层间进行撕囊操作可以看见后弹力层放射状皱折（黄色箭头）；B：后续手术导致中央区后弹力层缺损，角膜水肿（绿色箭头范围）。

图6-5　粘弹剂错误注入导致后续手术角膜水肿

前房中未发生后弹力层脱离部位，推注粘弹剂进行保护；如果切口较小，可以适当扩大切口便于操作；同时在术中抽吸时避免吸到后弹力层导致脱离范围扩大。术毕发现后弹力层脱离范围远离视轴大于 2 mm，可尝试从侧切口灌注复位；如果存在较大的撕裂脱离，可在前房内注入消毒空气，并保持有一定的压力以保证角膜后弹力层能够复位成功（图6-6）。如果术后仍不能复位，可能需要多次注气或者进行缝合复位。对于缺失的后弹力层部位，可先经保守治疗以期角膜内皮细胞可以爬行覆盖，如果长时间不能恢复则需要考虑进行角膜内皮移植。

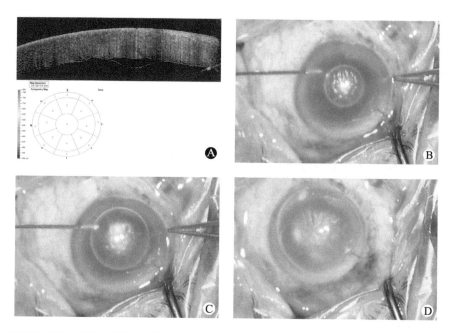

A：前节 OCT 可见后弹力层脱离后伴有角膜基质水肿；B：再次于前房内注入消毒空气来进行复位，进针部位需要选择无后弹力层脱离的角膜部位；如果进针部位存在后弹力层脱离，有可能会将空气注入层间导致脱离范围扩大；C：缓慢注入空气，观察角膜情况，注意原透明区域是否仍维持透明；D：注入气体充满前房，眼压达 Tn + 1，迅速撤出针头，保持前房压力。

图6-6　角膜后弹力层的复位

Kumar 等根据前节 OCT 的影像分析对 DMD 提出了 HELP（高度 Height，范围 Extent，长度 Length，瞳孔 Pupil）处理原则（表 6-1）[5]。其中 Zone 1 为角膜中心 5 mm 区域内；Zone 2 为角膜 5～8 mm 中周部区域；Zone 3 为 8 mm 之外的周边部角膜。根据角膜 DMD 的高度、宽度及区域范围，可分别采用药物或手术处理策略。治疗药物包括高渗药水、局部激素药物；而手术治疗方法包括气体填充（包括空气或者惰性气体）、缝线固定等。一般而言，如果是平整的 DMD 脱离，药物治疗效果较好；而卷边的 DMD 或者位于下方的 DMD 一般都需要采用惰性气体填充。

表 6-1 针对 DMD 的 HELP 策略

药物治疗			手术治疗		
范围	高度	长度	范围	高度	长度
Zone 1	<100 μm	<1 mm	Zone 1	100～300 μm	1～2 mm
				>300 μm	>2 mm
Zone 2	<100 μm	<1 mm	Zone 2	>300 μm	>2 mm
	100～300 μm	1～2 mm			
Zone 3	<100 μm	<1 mm			
	100～300 μm	1～2 mm			
	>300 μm	>2 mm			

二、连续环形撕囊相关并发症

一个完美的连续环形撕囊（continuous curvilinear capsulorhexis，CCC）可以提供大小合适、抗张力好的前囊膜开口，有助于术中的操作，同时保障术后人工晶状体较好的居中性以获得术后良好的视觉质量[6]。对于初学者而言，撕囊并发症如囊膜撕裂、过小或过大的撕囊、偏心的撕囊比较常见，尤其是在白色白内障等一些复杂病例中，经常会发生囊膜撕裂，一旦出现撕裂就需要及时进行纠正以减少后续手术风险。

前囊膜撕囊撕裂主要原因包括眶压过大、晶状体内部压力过大、囊膜张力异常、囊膜视线不清楚、撕囊技术不熟练等。

1. 眶压过大

在开始进行撕囊之前，首先要确定眼球的后部压力包括眶压、玻璃体压力不能过大。对于紧张的患者，给予球后或者球周麻醉甚至全身麻醉；采用球后麻醉的患者要适当按摩眼球以减小眶压；选用张力合适的开睑器，减少对眼球的压力。需要在前房内填充足够的粘弹剂，尤其是高内聚型粘弹剂可以使前囊膜变平，对抗后部将晶状体向前推的压力，以防止前囊膜的撕裂。初学者需注意避免选择眼眶饱满、睑裂窄小、颈项粗短的易有高眶压的患者。

2. 晶状体内部压力过大

晶状体内部压力过大最常见于膨胀期的白色白内障。白色白内障病例容易发生前囊膜撕裂，即使是采用飞秒激光辅助的前囊切开也不能完全避免撕裂，这种情况主要由晶状体内部压力过大、囊膜张力过大导致，在穿刺前囊时就发生囊膜裂开的称为阿根廷国旗综合征[7,8]（图6-7）。对于这样的病例，降低外部（眼内、眶内）及内部（晶状体）的张力是获得手术成功的关键。降低眶内压或者眼内压可以采用甘露醇减压或者球后麻醉，同时也要注意开睑器对于眼球的压力。降低晶状体内部压力可以采用一些手术技巧，如采用较小的或者不完全的主切口，避免前房压力变化，随后在前房注入内聚型粘弹剂，可以经主切口或者侧切口采用1 mL注射器30 G针头进行前囊膜中央部位的穿刺，针尖斜面向下，吸取部分液化皮质，降低晶状体内部压力之后再次注入粘弹剂压平囊膜后开始撕囊（图6-8）。此前可以先制作一个直径较小的前囊开口，之后再行二次撕囊[9,10]。如果是过熟期的Morgagnian白内障，则需要在二次撕囊之前向囊袋中注入弥散型粘弹剂，以重新填充囊袋，维持囊袋内的张力以完成CCC[10]。

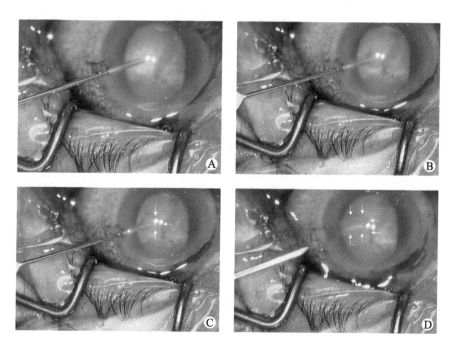

A：膨胀期白内障囊袋张力过大，采用30 G针头进行前囊穿刺；B：抽取液化皮质；C：抽取液化皮质时，囊袋内高压力导致前囊膜穿刺口裂开；D：在30 G针头快速退出前房后可以见囊膜裂开约3 mm大小。

图6-7 类似于"阿根廷国旗综合征"

3. 囊膜张力异常

囊膜张力异常多见于外伤后或者由假性囊膜剥脱综合征导致的悬韧带异常病例。由于悬韧带脆弱，囊膜张力异常的晶状体在撕囊时可以观察到囊袋具有伪弹性可以被牵拉，但前囊膜很难被穿刺打开，撕囊时可以看到囊膜的皱褶（图6-9）。松弛的悬韧带没有足够的张力对抗撕囊，使得撕囊困难，很容易发生径向撕裂。对于这种病例，可以先撕一个直径小的CCC，随后植入张力环或在囊袋拉钩的辅助下完成手术，待植入IOL后再扩大囊口；或者采用飞秒激光进行前囊截囊及碎核，这样可以避免对悬韧带的损伤，提高手术的效率与安全性[11]。

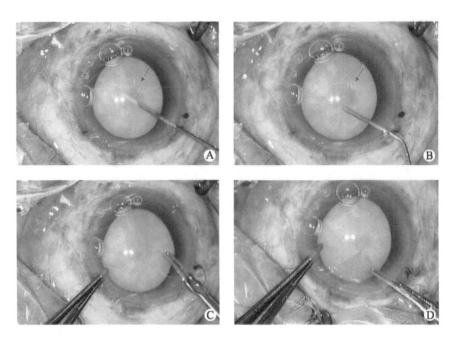

A：30 G 针头经前囊穿刺吸取液化皮质（红色箭头：液化皮质抽吸后囊膜张力下降）；B：前房重新填充粘弹剂压平囊膜；C：于穿刺口处起瓣进行撕囊；D：撕囊过程中基本上没有液化皮质溢出，说明囊袋内压力已经得到很好的释放。

图 6 – 8　膨胀期白内障的处理

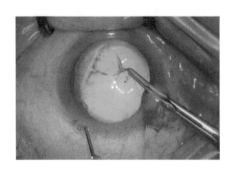

图 6 – 9　悬韧带病变导致囊膜张力异常，撕囊时可见
明显的囊膜皱褶（黄色箭头）

4. 囊膜可视性

对于白色白内障或者棕色白内障，前囊膜的染色如台盼蓝有助于手术医师看清前囊膜撕囊边缘，也有助于手术初学者的快速提高。[12]但是在使用染色剂的同时，要注意对于角膜内皮细胞的保护，例如采用气泡保护角膜内皮。当遇到无法获得红光反射的病例如严重白内障或玻璃体积血，且没有染色剂时，可以采用辅助照明来提高囊膜的可视性[13,14]。

5. 撕囊技巧

CCC 的手术技巧也很重要。首先要采用撕囊镊或者截囊针针头在囊膜的中央部位进行穿刺，并沿穿刺口推动裂开的囊膜口向周边滑行形成一个囊膜瓣。在选择头位手术时，囊膜瓣的起始部位一般要避开 9 点位，初学者在这个位置起瓣时，由于镊子的开合方向与囊膜的开口平行，不容易抓住囊膜，如果用力不当，囊膜的线形撕裂开口就容易发生向周边的撕裂。在 Gimbel 的最初介绍中，多选择使用撕囊镊在完成初始穿刺之后，向 6 点位滑行形成一个短线性或者三角形的撕裂，利于后续的抓取和继续撕囊[6]。撕囊可以顺时针或者逆时针进行，在过程中可以换手 2～3 次，尽量抓住囊膜瓣根部并沿着切线方向撕囊。一旦发现囊口有向周边撕裂的趋势，可以先暂停撕囊，补充内聚型粘弹剂压平囊膜，这样操作不仅可以看清撕囊点位置，同时可以对抗后部的压力避免撕囊继续向周边裂开；也可以采用 Little 所提出的技术，抓住撕裂点部位向中心或者撕裂的反方向引导撕囊，这样操作可以看到撕裂点逐渐被拉回到合适的直径范围内，并重新回到术者的掌控之下[15]（图 6－10）。如还不能将向周边裂开的囊口拉回至中心区域，则可选择在撕囊起始部位利用囊膜剪重新做个开口，并进行反方向撕囊，使新的撕囊达到原来裂开的区域，即便不能包绕撕裂点，也可以完成部分的连续撕囊（图 6－11）。当已经无法完成连续撕囊时，可以改用囊膜剪或者截囊针进行囊膜截开。这些不完整的连续撕囊需要在后续手术中非常注意，因为任何施加在囊膜上的压力都可能导致囊膜从撕裂点处经赤道部开裂至后囊膜。

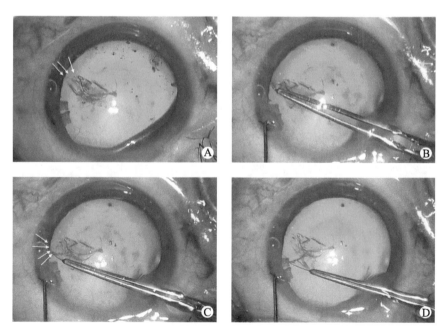

A：撕囊时裂向赤道部；B：撕囊镊尽可能抓住近撕裂点处的囊膜；C：采用 Little 技术，将撕裂的囊膜拉向中心部位；D：撕囊重新回到正常轨迹上。

图 6－10　撕囊操作

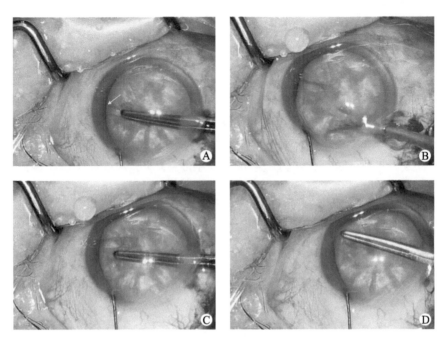

A：撕囊裂向赤道部（黄色箭头），无法挽救；B：改用反向撕囊技术，使用囊膜剪在撕囊起始部位剪开囊膜，形成一个囊膜瓣；C：抓住囊膜进行反向撕囊；D：完成部分的连续撕囊。

图 6-11　连续撕囊操作

　　随着技术的进步，飞秒激光辅助白内障手术技术[7]、选择性激光前囊切开术[16]、纳米脉冲前囊切开术[17]等都可以提供更好的前囊切开方法。激光前囊切开术更加可控、安全，且前囊口的直径会更加精准，为屈光性人工晶状体的居中性提供了良好保障[7]。但是飞秒激光并不能完成百分之百的前囊切开，尤其是在一些特殊的病例如白色白内障中，前囊切开不完整的比例高达 17.2%[18]（图 6-12）。同时，由于飞秒激光采用的是激光点打孔样前囊切开，故其所制作的前囊开口能够承受的张力强度要低于手工的

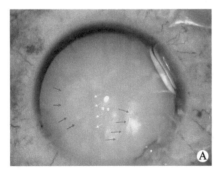
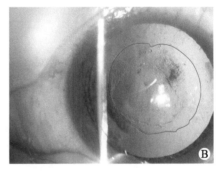

A：一例白色白内障病例中，飞秒激光截囊不连续（红色箭头：囊口边缘；黄色箭头：囊膜盖翻折部位；蓝色箭头：游离的囊膜边），大部分区域未打开。B：改为手工撕囊，囊口不圆。

图 6-12　白色白内障中前囊切开术

CCC[16]。因此，即使飞秒激光截囊的学习曲线较短，手工 CCC 以及对撕囊不完整的处理技术仍然是初学者不能放弃且需要重点掌握的学习内容。

三、水分离与水分层阶段的并发症

水分离是指晶状体皮质与晶状体囊袋之间的分离，而水分层是指晶状体内核与核壳之间的分离。当之前的连续环形撕囊成功完成时，水分离与水分层一般很少发生并发症。但是如果前囊口存在裂口，则很容易在这个阶段发生囊袋撕裂加重甚至后囊破裂。此外，水分离与水分层阶段还会偶有并发囊袋阻滞综合征、液体迷流综合征。

水分离或水分层过程中发生囊膜撕裂的常见情况包括非连续的撕囊、假性囊膜剥脱综合征（囊膜脆、悬韧带薄弱）、过度的水分离或者过度的粘弹剂分离、后极性白内障、后囊钙化的棕色白内障等。发生囊膜撕裂的原因包括机械损伤，尤其是非连续撕囊病例中水分离套管针的机械牵张会导致前囊裂口进一步扩大。对于不连续撕囊病例并不建议停用水分离、水分层与转核步骤，因为良好的水分离、水分层可以减少后续操作对于囊袋的压力。因此，在这种情况下合理的选择是少量多点、细心轻柔操作。

其他情况（包括非连续撕囊）下发生并发症的主要原因是囊袋内压力过大。水分离或水分层过程注入的液体的流动途径是前囊下 → 赤道部 → 核/皮质或者皮质/后囊的后极部 → 对侧赤道部 → 前囊下 → 撕囊口 → 前房。当赤道部与囊膜间隙过小，或者原有囊袋内晶状体核后方压力过大（如膨胀期白内障[10]）都会导致后部囊袋压力增加，加之囊膜原有病变（如前囊有裂口、假性囊膜剥脱综合征、后极性白内障、后囊膜钙化）就容易发生后囊膜破裂。因此需要减小赤道部的阻力或者增加核赤道部与囊袋之间的距离来降低水分离过程中产生的囊袋内压力。通常可在水分离过程中轻压或者旋转晶状体核，促进液体流动。同时，囊袋内注入平衡液应该适量，采用少量多点的方法，尽量降低对囊袋产生的压力。

囊袋阻滞综合征易发生在撕囊口偏小的成熟期白内障中，当注入分离的平衡液过快过多时，晶状体后方原有的液体进一步积聚，压力增高将晶状体核向前推从而阻塞撕囊口，进而发生囊袋阻滞，晶状体囊袋内压力增高甚至破裂。为了防止囊袋阻滞综合征的发生，首先应该制作一个大小合适的 CCC，缓慢注入适量平衡液，在水分离后轻压晶状体核使其后方的液体经由晶状体核与晶状体赤道部、前囊之间的间隙流出，从而降低囊袋内的压力。[19]

液体迷流综合征一般在水分层、水分离过程中较少见，仅见于误将冲洗针头错误放置在前囊口与虹膜之间，将平衡液经悬韧带注入玻璃体腔内，从而导致前房变浅，眼压升高，需要进行玻璃体腔抽液或者前段玻璃体切除治疗[20]。

后极性白内障是水分离过程易发生并发症的危险因素之一。由于后极性白内障可能存在后极部囊膜的薄弱或局部缺损，因此需要避免进行皮质与囊膜之间的水分离。常规的水分离技术会导致后囊膜的爆裂。对于这类患者应该经多点在核壳与核之间缓慢地注入平衡液，从而形成一个核壳的保护垫，以防止在后续的操作中直接对后极部后囊膜施压[21]（图6-13）。

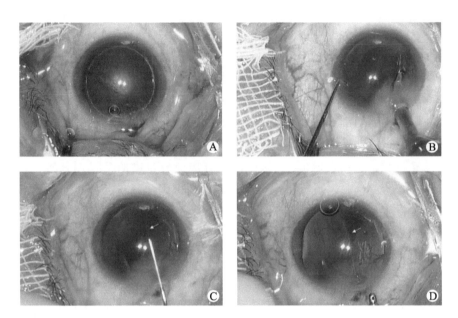

A：后极性白内障仅做水分层，不做水分离；B：顺利完成超声乳化核处理与皮质吸出；C：进行后囊膜水抛光过程中发生后囊膜破裂；D：前房填充粘弹剂后可见后囊破裂区。

图6-13 后极性白内障水分离术

四、劈核技术与超声乳化手术中的并发症

合理高效地利用白内障手术劈核技术可最大限度减少超声乳化手术过程中超声能量的使用，从而降低超声能量对周边组织的损伤。具体劈核技术包括分而治之[22]、拦截劈核[23]、水平劈核、垂直劈核、预劈核技术等，每种技术均存在一定的学习曲线，初学者操作不当可能发生劈核不完全、无法抓核等操作问题，因此也容易发生一些并发症，如后囊膜破裂、悬韧带损伤等。这些并发症也常见于超声乳化过程中，因此在此一并详述。

1. 后囊膜破裂

后囊膜破裂可以发生在撕囊、水分离、核处理的任何时期，也可能发生在皮质清除、后囊膜抛光（图6-13）或者IOL植入过程中。

（1）撕囊阶段：一般都是由于前囊撕裂过大，经过赤道部裂开到后囊。这种后囊裂开一般都比较隐匿，不容易被察觉到，直到进入后续的手术操作阶段，如水分离或者超声乳化时才会被发现。

（2）水分离阶段：若未及时发现存有后囊破裂，此时若按照常规步骤进行后续操作，超声乳化针头进入前房并加以灌注时，因前房压力瞬间增加，前房与玻璃体腔的压

力平衡就会被打破。前房的高压力会导致晶状体核后移，后囊裂口扩大，晶状体核就会坠入玻璃体腔内。此种情况对于玻璃体切除术后的水眼病例尤为常见。如果在水分离、水分层阶段发现有后囊破裂，且未发生晶状体核坠入玻璃体腔，可以将弥散型粘弹剂注入至晶状体后方，扩大切口改行白内障囊外摘除术，将核娩出后可以采用前段玻璃体切除方法处理残留皮质及溢出玻璃体；一旦出现坠核，就需要经平坦部进行晶状体切除联合玻璃体切除术（图6-14）。

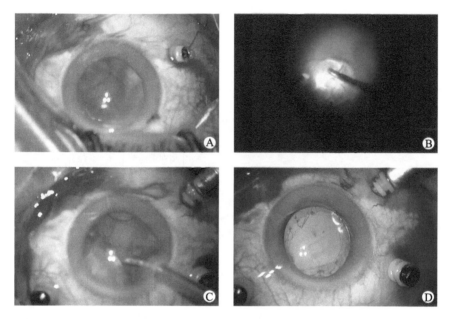

A：后囊膜破裂导致晶状体核坠入玻璃体腔内；B：经平坦部进行玻璃体切除术，清除核块周围的玻璃体；C：重水浮起核块行超声乳化；D：三片式人工晶状体植入睫状沟并行光学部嵌顿。

图6-14　晶状体切除联合玻璃体切除术

（本手术图片由上海爱尔眼科医院李勇教授提供）

（3）劈核或超声乳化阶段：后囊膜破裂发生后，由于前房与玻璃体腔之间的压力平衡会突然改变，玻璃体压力大于前房压力导致瞳孔陡然扩大并固定；同时玻璃体前移嵌顿在后囊破裂区域使其呈现透明区；超声乳化针头由于吸到玻璃体而感觉丧失吸力；这些征象都提示发生了后囊膜破裂。此时首先要保持镇定，稳定前房，不能直接将超声乳化针头撤出前房。因为直接将针头撤出一方面导致前房压力下降，使前房与玻璃体腔的压力差进一步发生扩大；另一方面超声乳化针头极有可能将玻璃体牵拉带出切口，从而造成后囊破裂区域进一步扩大。正确处理方法是将超声乳化针头保留在眼内囊口平面安全区，维持灌注状态，同时从侧切口注入足量的粘弹剂维持前房空间及压力，同时将脚踏归至0挡位，随后采用粘弹剂针头或者辅助器械将玻璃体与超声乳化针头尽可能分离后，小心撤出器械，根据具体情况进行分析以选择相对合适的个性化处理方案（图6-15）。

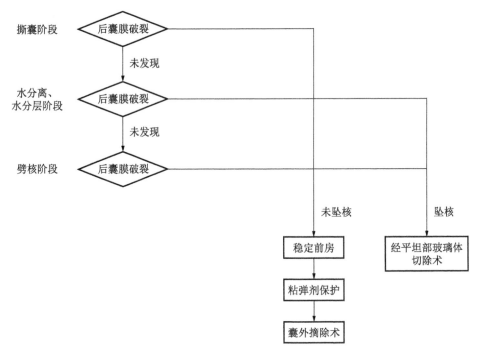

图6-15　超声乳化早期阶段的后囊膜破裂处理流程

　　如果后囊破裂口比较小，没有明显玻璃体溢出，手术医师技术比较熟练时，可以考虑继续进行超声乳化手术。可以经角膜切口或者经平坦部在晶状体核块下方注入弥散型粘弹剂，将核块尽可能移至前房，随后采用低负压低灌注进行超声乳化[24]。并在超声乳化过程中不断补充粘弹剂维持前房空间保护角膜内皮，也可利用粘弹剂将在超声乳化时溢出的玻璃体下压，同时使用辅助器械将核块移动至超声乳化针头口，避免超声乳化针头吸住玻璃体堵塞针头[25]。

　　当后囊破裂发生在大部分核块已被超声乳化移除时，且破裂口比较小（有时仅被超声乳化针头吸住）并无玻璃体溢出，位置比较居中，可以转为后囊CCC，人工晶状体也可能放置到囊袋内，但是这需要根据手术者的经验与具体情况来确定[25]。

　　后囊破裂伴有部分玻璃体溢出，但残留的核块和皮质并不多，可以小心将玻璃体清除后继续处理核块与皮质。可以采用曲安奈德进行前房玻璃体染色以增加可视性。避免采用同轴灌注，而是采用侧切口灌注（前房维持装置），并用玻璃体切除头清除前房内玻璃体，直至玻璃体退至后囊膜平面以下。医师也可以选择经平坦部玻璃体切除术，其具有更多优势。如无玻璃体切除设备，且残留的核块及皮质并不多，可以采用粘弹剂保护角膜内皮，维持前房空间，使用囊膜剪剪除脱出玻璃体，扩大切口使用圈套器移除核块，手工抽吸移除皮质。在整个过程中需要按需多次注入粘弹剂，也可以在粘弹剂隔离保护之下，用冲洗针头干吸移除皮质。此方法不会形成前房中明显的压力变化，但是比直接进行玻璃体切除术效率低。

　　当前房内有大量玻璃体，核块残留比较多或者已部分坠入玻璃体腔内，应该采用经睫状体平坦部玻璃体切除术。但是一般需要尽可能先将前房内残留的核块及皮质清除干净，因为玻璃体的存在可以支撑组织碎片避免后移或者更多核块组织坠入玻璃体腔（图6-16）。

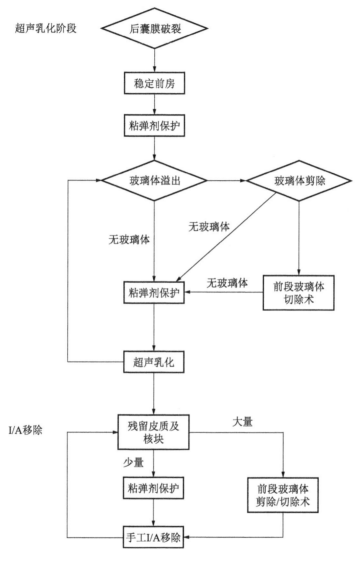

图6-16　超声乳化中后阶段的后囊膜破裂处理流程

　　如果没有条件进行玻璃体染色，在术毕时，可以使用棉签检查切口处是否有残留玻璃体，如有残留应该剪除玻璃体。该过程不建议过分牵拉溢出或切口嵌顿的玻璃体以减少对后部玻璃体及视网膜组织的牵拉。同时在人工晶状体植入之后也可以使用卡巴胆碱注射液缩小瞳孔，通过检查瞳孔形态是否规则来确认前房中或切口处是否残留玻璃体。针对术中存在玻璃体溢出的病例，术毕建议进行切口缝合，以避免术后感染的发生。

一般来说，机体对皮质碎片耐受良好，可以在充分抗炎的基础上，经过几周时间逐渐吸收或者机化。但是如果有核块残留，尤其是大于 2 mm，易引发严重的葡萄膜炎症和继发性青光眼，需要及时手术切除。如果条件不够不能即时手术切除，则需要在 1 ~ 2 周尽早进行玻璃体切除术清除残留核块，以降低晶状体过敏性葡萄膜炎的影响[26]。

2. 悬韧带松弛与损伤

悬韧带是维持正常晶状体位置的重要组织，也是术后影响 IOL 位置居中性的重要因素。在某些情况下（如外伤、假性囊膜剥脱、既往内眼手术史等）术前就有可能出现悬韧带松弛或损伤，可行超声生物显微镜检查进行确认。对于术前悬韧带松弛的患者，仔细的裂隙灯检查可以发现前房深度异常、晶状体震颤、虹膜震颤等体征，以及与病因相关的一些其他体征——外伤后的瞳孔扩大伴有玻璃体嵌顿、假性囊膜剥脱中晶状体前囊上的白色碎屑物质。对于这类病例如果操作不当还可能进一步加重悬韧带损伤[27,28]。

首先在撕囊过程中，往往由于囊袋稳定性差缺乏张力，导致撕囊镊很难制作撕囊瓣。针对此种情况，建议采用 1 mL 针头刺破前囊或利用截囊针起瓣完成后再利用撕囊镊进行撕囊。由于囊袋张力较差，很难制作一个合适大小的 CCC，医生多会选择先做一个小尺寸的 CCC，到后期再做扩大。如今，飞秒激光也为这类患者提供了一种前囊切开及劈核的选择，可以明显减少手术操作的难度及对悬韧带的压力。

随后的水分离及转核操作也需动作轻柔，避免进一步损伤悬韧带。在悬韧带损伤过大的情况下，可以采用囊袋拉钩固定囊袋[29]。囊袋拉钩可以将囊袋暂时固定于接近生理位置，并提供额外的支撑与较好的抗旋转能力，因此可以辅助水分离、转核及后续劈核和超声乳化的顺利进行。因悬韧带极为脆弱，所以无论是术中哪个步骤，均应轻柔操作。在超声乳化过程中，也可以尝试将核块拖出囊袋至前房中进行超声乳化，进而降低对囊袋产生的压力。

由于悬韧带缺乏较好的抗张力能力，在皮质清除阶段，囊膜通常会发生皱褶容易被 I/A 头误吸。对于这种情况，可以采用弥散型粘弹剂反复填充囊袋，或者植入囊袋张力环，且在吸除皮质时采用切线用力而非向心用力，以减少对悬韧带的进一步损伤。张力环可以在完成撕囊之后的任意手术阶段植入，但为了能够比较容易移除皮质，如情况许可建议待皮质吸除之后再行植入[30]。对于悬韧带损伤范围过大的病例，一般可以植入带固定环的张力环，通过缝合将张力环及囊袋固定在眼球壁上[31]。

继发于手术导致的悬韧带损伤多发生在劈核与超声乳化过程中，多因视野不清误将劈核钩误伸入虹膜与囊膜之间导致悬韧带损伤，也可因白内障核硬度高，劈核与超声乳化时用力不当，导致悬韧带断裂。对于术中造成悬韧带损伤的处理方法与上述悬韧带松弛或者损伤的病例处理方法及原则基本相同。

囊袋拉钩与囊袋张力环相结合可有效控制超声乳化手术过程中悬韧带不稳定的情况，从而减少进一步发生悬韧带并发症的风险。但是具体操作取决于悬韧带异常的程度与范围，以及手术医生的手术技巧。一旦无法保留囊袋，只能选择其他的人工晶状体固定方法，如人工晶状体悬吊术、人工晶状体巩膜层间固定术等。图 6 - 17 展示了上方悬韧带病变的白内障超声乳化手术处理技巧。

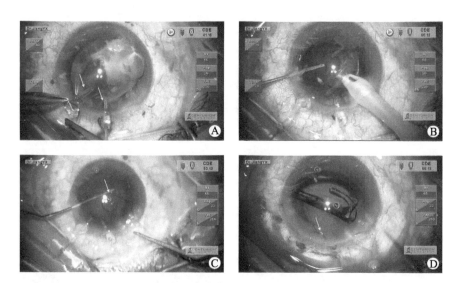

A：悬韧带病变处植入两枚囊袋拉钩（黄色箭头）固定囊袋；B：小心进行囊袋内超声乳化核处理，并不时补充粘弹剂以维持囊袋形态及前房压力；C：清除皮质后植入带固定孔的囊袋张力环（白色箭头），并预置缝线；D：将张力环（白色箭头）固定于巩膜上后植入人工晶状体。

图 6−17　上方悬韧带病变的白内障超声乳化手术处理技巧

（本手术图片由复旦大学附属眼耳鼻喉科医院蒋永祥教授提供）

3. 虹膜瞳孔改变

在白内障超声乳化过程中，良好的虹膜张力与足够的瞳孔大小是手术顺利进行的有利条件。如果患者之前有葡萄膜炎病史、糖尿病病史、青光眼长期使用缩瞳剂、长期口服坦索罗辛药物导致的术中虹膜松弛综合征（intraoperative floppy iris syndrome，IFIS）等[32]，可能出现术前瞳孔无法散大或者术中虹膜松弛明显、瞳孔进行性缩小无法顺利实施手术的情况。可以顺利完成手术的瞳孔直径大小取决于手术医生的水平与白内障的复杂程度。对于影响手术的小瞳孔，术中可以采用药物、粘弹剂、机械扩张、囊膜剪（图6−18）、虹膜拉钩或者各种虹膜扩张器维持足够大的瞳孔[33]。一般来说，手术中应该尽量避免扰动虹膜，以避免术中瞳孔缩小，以及术后较为明显的虹膜炎症反应。

对于 IFIS 患者或者切口过于接近角膜巩膜缘的病例，在超声乳化手术过程中，常常会发生虹膜脱出。对于这种情况，首先可以通过远离脱出部位的切口或者重新做个切口，降低眼内压，然后利用钝头器械或粘弹剂耐心地将虹膜推入前房。如果在随后的超声乳化或者关闭切口时，仍然存在反复虹膜脱出，就需要小心缝合切口，加深前房保证虹膜不再脱出。在极少数情况下，会发生虹膜的损伤或者根部离断，可以在手术结束时进行缝合修复。

4. 脉络膜渗漏与出血

术中的急性脉络膜上腔渗漏与暴发性脉络膜上腔出血其实是内眼手术中脉络膜并发症的一系列改变的不同时期。早期可能是由于眼内液体与脉络膜血管内压力差导致的毛

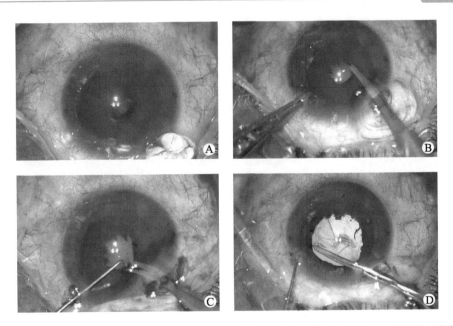

A：陈旧性葡萄膜炎患者瞳孔无法扩大；B：使用囊膜剪刀点状剪开下部瞳孔缘虹膜；C：联合劈核器与囊膜剪剪开上部瞳孔缘虹膜；D：注入粘弹剂后瞳孔达到可操作大小。

图 6 - 18　囊膜剪

细血管渗出，并填充在脉络膜上腔间隙内（图 6 - 19）。如果压力差继续增加，会导致渗出加重，出现睫状血管撕裂，最终导致脉络膜上腔出血（图 6 - 20）。因此，在整个手术过程中，压力差、手术时间与睫状血管脆性一起决定了整个病变的发生速度与程度[34]。

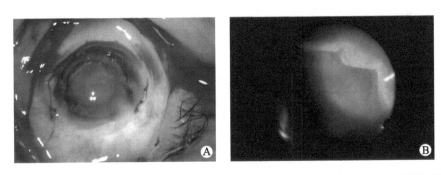

A：青光眼滤过术后的白内障病例，进行超声乳化核处理结束后前房消失，粘弹剂无法注入；B：行平坦部玻璃体切除术发现周边部脉络膜上腔渗漏，呈多个球型隆起。

图 6 - 19　术中处理脉络膜渗漏

暴发性脉络膜上腔出血的病例往往有高危因素，如青光眼病史或手术史、眼轴长度大于 25.8 mm、全身动脉粥样硬化等[35]，但是最主要的发病原因是术中眼压过低。这种情况往往发生在以往的大切口囊外摘除术中，而小切口的超声乳化手术中已经相对少见。但是如果发生了后囊膜破裂及大量玻璃体溢出，在处理的过程中不注意眼压的控制，也会发生这种灾难性的并发症。

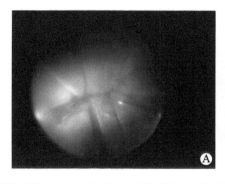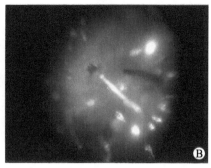

A：暴发性脉络膜上腔出血 2 周后，玻璃体切除术中可见视网膜及脉络膜呈暗褐色球型隆起；B：玻璃体切除后，视网膜切开后可见暗红色血液流出。

图 6-20　暴发性脉络膜上腔出血处理

（本手术图片由上海爱尔眼科医院李勇教授提供）

对于脉络膜上腔渗漏/出血，应该以预防为主。术前对于眼压过高的患者应该对症降低眼压；患者术中发生咳嗽时应该保持超声乳化或 I/A 手柄位于前房内维持压力。对于高危患者，术中要注意观察前房与眼压的情况。当前房变浅、眼压逐渐升高时，要暂停手术，检查超声乳化管道是否通畅，并按压或者关闭伤口，了解患者的感受，并采用角膜接触镜观察眼底。如果患者无明显不适，眼压并无明显增高，眼底无明显变化可能是发生了灌注液错流综合征，可以进行玻璃体腔抽液以缓解症状继续手术；如果观察到周边有灰色隆起，则发生了脉络膜上腔渗漏，应该缝合切口暂停手术，观察患者的情况决定是否当天完成手术；如果患者已经出现明显疼痛，眼底可见渐进性增大的黑色隆起，那就已经发生了驱逐性脉络膜上腔出血，应该尽快关闭切口，结束手术，一般不建议在此时进行巩膜切开术，应该以止血为第一目的。发生出血的病例，并不一定需要手术解决问题，不少病例可以通过保守治疗达到出血吸收的目的。对于未完成的白内障手术，如果无其他并发症如严重的葡萄膜炎或者青光眼，可以等待出血吸收 2~4 周后再处理，但仍有可能再次发生脉络膜出血。如果发生了严重的视网膜脱离或者接触粘连，则需要玻璃体视网膜手术进行相应处理。

五、人工晶状体植入并发症

当完成超声乳化及皮质抽吸之后，将植入人工晶状体以保证术后获得较理想的视力。在植入过程中也可能发生多种意外，如人工晶状体嵌顿于切口或者植入器中、人工晶状体损坏、人工晶状体损伤眼内组织、人工晶状体植入后位置异常等。

人工晶状体嵌顿于主切口（图 6-21）往往是植入器撤离切口过早、人工晶状体尚未完全进入前房所致。这种情况下，需要耐心地使用辅助器械将人工晶状体推入前房或拉出切口重新植入。前房中要保证有足够量的粘弹剂以防止人工晶状体猛然进入眼内导致后囊膜破裂（三体式 IOL 襻突然弹出的情况下易于出现）。人工晶状体嵌顿在植入器中多由人工晶状体装载不规范导致，需要将人工晶状体小心与植入器分离后重新装载完成操作。

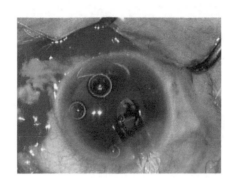

图6-21　人工晶状体嵌顿于主切口

　　如果确定植入眼内的人工晶状体存在影响术后视力的情况，就需要根据实际情况，进行人工晶状体的更换或单纯取出。此过程首先需要在前房内注入足量粘弹剂以形成可以操作的空间，钝性分离囊袋与IOL之间的粘连部位，确保IOL处于游离状态，将IOL移至前房后，根据主切口的宽度，使用专用剪刀将IOL剪成2~3部分后将其从主切口取出，或者剪成部分连接的2个部分后将其旋转取出。如果取出过程中发现切口宽度不足，可适当扩大切口完成操作（图6-22）。

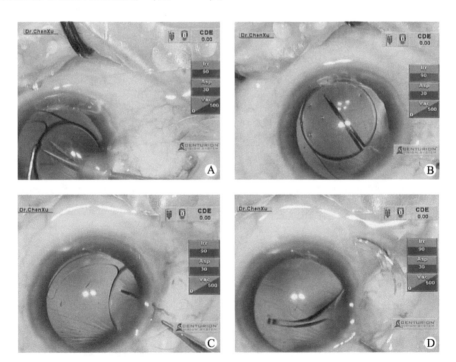

A：使用囊膜剪将人工晶状体剪成部分连接的两部分；B：不完全分离的两半人工晶状体；C：稍微扩大切口后，夹持取出第一半人工晶状体；D：在连接处进行旋转，将后一半人工晶状体转出前房，并完全取出。

图6-22　人工晶状体的取出工作

当人工晶状体植入过程过快、人工晶状体襻误放置于前房角或者压迫虹膜时，可能会损伤虹膜造成出血或者虹膜根部断裂。对于单纯的虹膜出血，可在前房内注入足够的粘弹剂以升高眼压，实现压迫性止血。对于虹膜根部离断，可以进行一期缝合。若同时出现后弹力层的撕裂脱离，可按前述章节提及的方法进行处理。

当 IOL 植入之后发现位置异常（偏心或倾斜），若 IOL 完好无损，很可能是出现了后囊膜的损伤或潜在的悬韧带异常。后囊破裂较小时，根据术者的经验及术中情况，仍可调整将 IOL 襻放置在囊袋内，光学部嵌顿至前囊口之上（要求前囊口直径小于 5.5 mm）。后囊破裂较大时，可以将三片式 IOL 襻调整至睫状沟放置，同时光学部进行撕囊口嵌顿。如果是一片式人工晶状体尤其是厚襻的人工晶状体则不能将 IOL 襻调整至睫状沟放置，建议取出 IOL 更换为三片式人工晶状体并植入睫状沟内。如果是一片式四襻人工晶状体，可以将对角襻分别放置即 2 个位于囊口上方、2 个位于囊口下方进行嵌顿处理[36]（图 6-23）。在处理过程中，如果出现玻璃体脱出，则按前述章节处理。

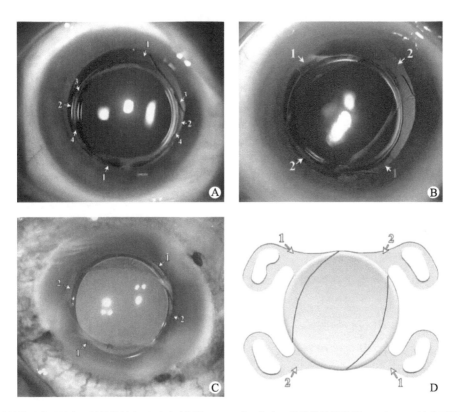

A：术后前节照片可见人工晶状体居中（两对对角襻 1，2；囊口与人工晶状体接触位置 3，4）；B：扩瞳可以看到两个对角襻（1）位于囊口下，两个对角襻（2）位于前囊口上；C：术中将两个对角襻（1）置于囊口下，两个对角襻（2）置于前囊口上；D：示意图可见两对对角襻（1，2）及囊口位置（红线）。

图 6-23　IOL 植入后的位置异常处理

（本手术图片由上海市东方医院金海鹰教授提供）

对于囊袋不完整，无法支撑人工晶状体的病例，可以采用各种无囊袋的人工晶状体固定技术来固定人工晶状体。这些方法包括虹膜缝合固定、巩膜固定等。

六、小结

白内障超声乳化手术过程中可能发生各种类型的并发症，作为手术医生应该认识到问题，了解规避风险的方式，学会解决问题的方法，这样才能保证手术效果，提高患者术后的视觉质量。

第二节　白内障超声乳化手术术后并发症的预防和处理策略

 导读

本章节主要介绍白内障手术术后常见并发症的预防及处理策略，术后并发症主要涉及以下内容：感染性眼内炎、角膜水肿、角膜上皮功能障碍、眼压异常、CBS、TASS、PCO、囊膜皱缩、IOL 脱位、黄斑水肿、视网膜脱离等。

 本章节学习目的

◇　了解白内障术后相关并发症

一、术后感染性眼内炎

1. 发病率与临床表现

急性感染性眼内炎是白内障术后严重并发症之一，发生率为 0.03%～0.2%[37]。通常发生在白内障术后 2 周以内，眼部症状主要有视力迅速下降至手动或光感、眼部明显疼痛、严重畏光，体征包括眼睑水肿，球结膜充血、水肿，非预期的房闪，房水细胞增多，纤维素性渗出，甚至前房积脓（图 6-24），特征性表现是玻璃体腔内有炎性浸润。

2. 病原菌

白内障术后感染性眼内炎大多为细菌感染，少数为真菌感染，最常见的细菌感染是革兰阳性球菌和凝固酶阴性葡萄球菌[38]。中国最常见的培养阳性菌是表皮葡萄球菌，并且病原菌培养阳性率为 40%[39]。据报道，房水或玻璃体标本病原菌培养阳性率约为 69%，阳性标本中革兰阳性菌占 94.2%。

3. 治疗

根据《我国白内障摘除手术后感染性眼内炎防治专家共识（2017 年)》治疗主要按阶段进行，大体分以下 3 个不同阶段[40]。

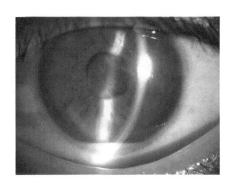

图 6-24　白内障术后 3 天发生眼内炎，可见前房积脓

第一阶段（未见前房积脓和玻璃体混浊）：怀疑早期眼内炎时，临床检查：前房中细胞（++）、前房积脓（-）、纤维（-）、玻璃体混浊（-）。治疗原则：1% 万古霉素（10 mg/mL）和 2% 头孢他啶（20 mg/mL）频繁滴眼，密切观察，必要时前房灌洗（万古霉素 10 mg/500 mL，头孢他啶 20 mg/500 mL），灌洗时取标本进行病原学检查：常规涂片、细菌真菌培养及实验室聚合酶链反应（polymerase chain reaction，PCR）检查。前房灌洗术后（图 6-25、图 6-26）2 小时开始使用抗生素滴眼（头孢他啶 + 万古霉素 qh），根据病情每日或隔日进行 1 次 B 超检查，并决定是否全身使用抗生素。

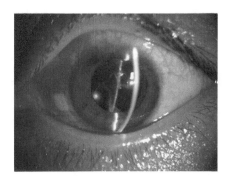

图 6-25　前房灌洗术后第 1 天，前房仍可见纤维渗出，继续局部滴眼治疗

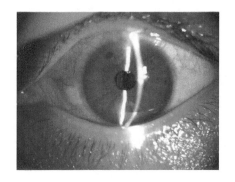

图 6-26　前房灌洗术后第 5 天，前房清亮，感染控制

第二阶段（出现前房积脓，B 超检查未见玻璃体混浊）：眼内炎继续加重，临床检查：前房中细胞（+++）、前房积脓（+）、纤维（+）、玻璃体混浊（-）。治疗原则：前房灌洗（万古霉素 10 mg/500 mL，头孢他啶 20 mg/500 mL）、玻璃体内注射（万古霉素 1 mg/0.1 mL，头孢他啶 2 mg/0.1 mL）、全身治疗。若患者对头孢菌素类抗生素过敏，可用庆大霉素、阿米卡星等药物替代。

第三阶段（前房积脓合并玻璃体混浊）：眼内炎非常严重时，临床检查：前房中细胞(++++)、前房积脓(++)、纤维(++)、玻璃体混浊(+)。治疗原则：当玻璃体出现炎性混浊，患者视力为光感、更差或呈进行性下降时，或者玻璃体内注射无法有效控制病情时，建议采用玻璃体切除术、玻璃体内注射、全身疗法。

全身疗法：①抗生素全身应用。大多数抗生素通过静脉和口服很难穿透到玻璃体内，仅作为辅助疗法。静脉滴注首选万古霉素 1.0 g bid（q12h）+ 头孢他啶 1.0 g tid。口服可选用左氧氟沙星 100～200 mg tid。②激素类药物全身应用：病情严重者口服泼尼松 1 mg/（kg·d），成人 50 mg/d（顿服），或甲泼尼龙 40 mg/d 静脉滴注。

二、术后角膜水肿

1. 角膜水肿原因

白内障术后角膜水肿多数由于手术中液流机械冲刷角膜内皮及超声乳化能量释放引起的角膜内皮热损伤，导致内皮细胞数量减少，以及中央角膜厚度增加，通常会在 1 周内逐渐恢复并最终达到术前角膜厚度水平。

部分患者术后会出现持续性角膜水肿，有两种可能性：角膜后弹力层脱离或角膜内皮细胞功能失代偿（也称大疱性角膜病变）。角膜后弹力层脱离是白内障术后严重的并发症之一，常引起角膜持续性水肿，典型病例的发病率为 0.044%～0.5%[41]。发病危险因素包括手术刀锋利程度不佳导致切口内缘不规则及局限性脱离、浅前房、器械反复进出切口或复杂的操作、错将生理盐水或粘弹剂注入基质层与后弹力层之间、遗传性的基质层与后弹力层间粘连较松等，通过前节 OCT 可以明确诊断。角膜失代偿多由于患者本身存在角膜内皮异常，包括数量和质量异常，如 Fuchs 角膜内皮营养不良、糖尿病角膜内皮病变、青光眼发作后内皮急剧损伤等，对于高危患者，术前需要做好应对策略，术中使用弥散性较好的粘弹剂保护角膜内皮，并做好术前沟通。要明确角膜内皮细胞功能失代偿的诊断，可根据典型临床表现和辅助检查判断：早期晨间视物模糊，下午或傍晚视力提高；晚期持续性视力下降，异物感加剧、磨痛，易继发感染；裂隙灯下角膜基质水肿，上皮下水疱（图 6-27）；角膜内皮镜或共焦显微镜检查示内皮细胞密度极低，<500 个/mm² 或图像不清，大部分细胞失去六边形形态。

2. 治疗对策

（1）后弹力层脱离：通过前节 OCT 可观察到角膜后弹力层脱离的范围，通常与主切口或者侧切口相连，后弹力层脱离复位最直接的办法就是注射无菌空气，后弹力层复位的主要原理是物理虹吸，只要层间液体彻底排出，便很容易贴附。前房注射气体部位一定要从无脱离处进针，气体一般要维持一定压力，一般在 30 mmHg 左右维持 2 小时以上，足够大的气泡和足够的眼压目的是为了充分挤出层间液体。

（2）角膜内皮细胞功能失代偿：①保守治疗：仅用于改善症状。高渗药物、高渗透压的葡萄糖液或甘油，可以暂时减轻角膜水肿。表皮生长因子或碱性成纤维细胞生长因子对早期因手术引起的大疱可能有一定帮助。抗生素预防感染，用于合并上皮缺损者。磨痛症状明显者，如排除合并感染，可佩戴绷带镜；合并感染者，根据感染性质进行抗感染治疗。②手术治疗：羊膜移植术，适用于刚出现临床症状的患者或失代偿早期。角膜内皮移植术，适用于不合并基质瘢痕的大疱性角膜病变患者（图6-28）。穿透性角膜移植术，适用于角膜基质瘢痕明显的大疱性病变患者。

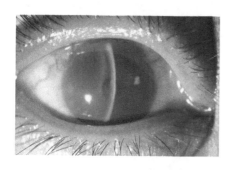 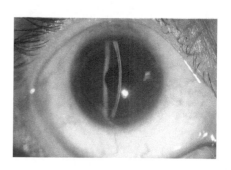

图6-27 白内障术后3个月角膜仍水肿，角膜内皮细胞功能失代偿　　图6-28 上述患者角膜内皮移植术后12个月，角膜透明

三、术后角膜上皮功能障碍

随着白内障手术技术的提高，以及围手术期感染预防措施的完善，感染性眼内炎已不再是令眼科医师苦恼的主要问题。术后患者异物感、干眼等问题成了患者抱怨的主要问题之一，更有严重者出现角膜上皮脱离、溃疡等，令术者非常苦恼，其中术后角膜上皮细胞功能障碍是值得临床医师注意的因素之一。

1. 定义

角膜上皮功能障碍是指角膜上皮细胞更新与修复的四个重要环节（即细胞增生、移行、黏附及连接功能）单独或联合发生障碍，进而出现角膜上皮点染、糜烂、缺损甚至溃疡等[42]。

2. 发病率与临床表现

有关白内障手术后角膜上皮细胞功能障碍的问题，据国外报道，Nishida等对796例白内障手术后的患者进行观察发现，5.2%的患者术后会出现自发性角膜上皮糜烂，其中63.4%的患者会发生角膜上皮缺损。Lohman研究小组观察了140例白内障手术患者的角膜代谢功能，结果发现手术后患者的角膜上皮细胞连接功能障碍，导致上皮通透性增加，而且这种变化需要1年的时间才能完全恢复正常。

临床主要表现为早期角膜局限性上皮水肿及角膜上皮浅点状染色（图6-29、图6-30）。如果未能及时发现与处理，尤其是将其作为病毒性角膜炎或细菌感染来进行治疗，频繁应用抗病毒或抗菌药物往往会导致角膜上皮的缺损（图6-31），甚至溃疡形成，严重影响视功能；当病情迁延，角膜上皮下神经丛受损时，患者可表现为神经营养性角膜病变。

3. 影响因素

影响因素包括全身因素（如糖尿病）、眼局部因素（如睑缘炎、睑板腺功能障碍、

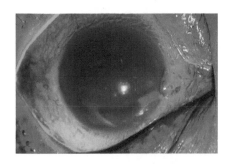 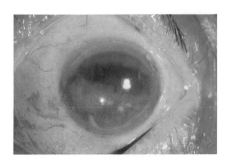

图 6-29　角膜上皮功能障碍，
荧光素钠染色上皮粗糙局部点染

图 6-30　角膜上皮功能障碍，
荧光素钠染色上皮粗糙大片着色

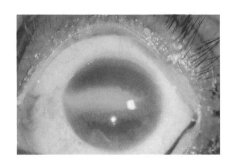

图 6-31　角膜上皮功能障碍，
荧光素钠染色上皮中央部分缺损

干眼等）、围手术期用药及处理［如手术前后过多的局部用药（非甾体类）、聚维酮碘消毒时间控制不严、术中对角膜上皮的保护不够等］。由于术后早期患者不敢揉眼，眼部清洁不及时，睑板腺开口堵塞的患者较多（图 6-32、图 6-33），大部分在术后恢复正常洗脸行为后逐渐改善，仍有部分患者需要针对睑板腺堵塞问题进行熏蒸和处理。

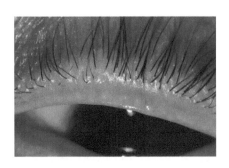 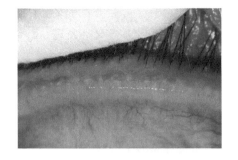

图 6-32　睑板腺开口部分堵塞，
睑板腺功能障碍

图 6-33　患者白内障术后 3 周一直未恢复
正常眼部清洁和揉眼，睑板腺开口堵塞明显

4. 治疗原则

治疗基本原则是正确认识该疾病，尽早地寻找和解除病因，并对症治疗保护和修复角膜上皮，包括以下几方面。

（1）停用以往的药物、早期选用无防腐剂的人工泪液和促进上皮愈合眼用凝胶等进行治疗，有炎性浸润时可加用少量低浓度糖皮质激素；部分较轻患者如果早期发现并正确处理，会很快得到恢复。

（2）角膜上皮出现缺损时可佩戴绷带式角膜接触镜，晚间涂抗生素眼用凝胶（图6-34至图6-36）。

（3）出现神经营养性角膜病变的患者可给予自体血清治疗。对迁延性角膜溃疡，应注意晚间预防性应用抗生素眼用凝胶，必要时可以考虑羊膜移植。（图6-37至图6-41）

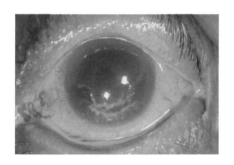

图6-34　病例1，68岁患者，糖尿病病史10年，白内障术后2周出现下方角膜上皮脱离

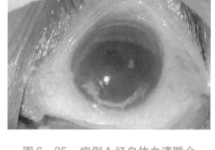

图6-35　病例1经自体血清联合角膜绷带镜、人工泪液、睑板腺综合治疗1周

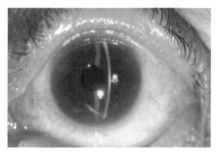

图6-36　病例1经治疗2周后角膜完全恢复，裸眼视力0.8

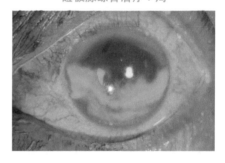

图6-37　病例2，60岁男性，白内障术后1个月出现下方上皮脱离

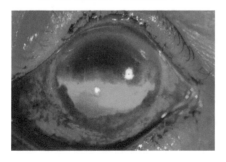

图6-38　病例2经角膜接触镜、自体血清、人工泪液等综合治疗1周未见好转，持续加重

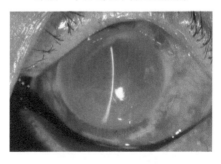

图6-39　病例2入院后接受羊膜覆盖、接触镜，以及20%自体血清、抗生素眼药水、激素眼膏治疗

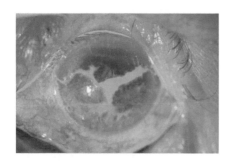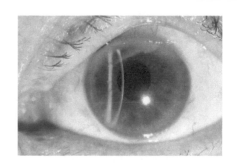

图 6-40　病例 2 10 天拆除
羊膜后，角膜上皮部分愈合，
仍有中央部分未愈合

图 6-41　病例 2 经 2 次羊膜
覆盖后 10 天，角膜完全
恢复透明

四、术后眼压异常

1. 白内障术后高眼压

（1）术后短期眼压升高，主要与术后粘弹剂残留相关。术中未彻底吸除囊袋内尤其是人工晶状体后方的粘弹剂，术后易出现眼压高，尤其术中后囊破裂或晶状体脱位等情况，术中无法彻底清理干净；另外，术中为保护角膜内皮使用弥散型较好的粘弹剂，术后容易残留房角或角膜内皮面，出现短暂的眼压升高；此外，手术刺激、术后炎症反应、术后前房积血、术后囊袋阻滞综合征、术后水密前房注水过多等也有可能引起短期眼压升高。

处理原则：术后主要为对症处理，对于粘弹剂残留引起的高眼压，如果超过 35 mmHg 及以上，建议尽早通过侧切口放液降低眼压；前房积血较多时可予以前房灌洗，避免出现血影细胞性青光眼；囊袋阻滞综合征引起的高眼压可予以激光解除囊袋阻滞或再次前房灌洗；其他情况高眼压可对症使用降眼压药物处理。

（2）术后长期的眼压升高主要考虑术前房角功能异常，如外伤性房角后退、剥脱综合征房角色素堵塞、Fuchs 综合征房角功能异常等。此外还包括术后瞳孔阻滞，如葡萄膜炎患者术后炎症反应引起瞳孔阻滞、糖尿病患者术后因渗出反应瞳孔膜闭等（图 6-42、图 6-43）。

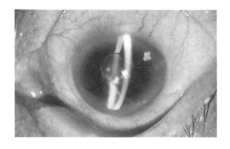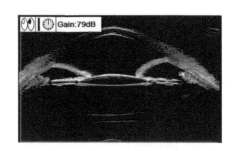

图 6-42　糖尿病患者白内障术后 2 周，
瞳孔渗出明显，不能散大，瞳孔阻滞
继发性青光眼，行激光虹膜周切后
3 天周切口再次堵塞

图 6-43　上述患者 UBM 显示
瞳孔虹膜后粘连，瞳孔阻滞，
部分虹膜前粘连

处理原则：给予控制炎症、降眼压等对症处理。对于因炎症反应引起的瞳孔膜闭或阻滞，可配合散瞳药物、激光虹膜周切及适当的局部湿热敷等对症处理（图6-44），切记避免进行前房灌洗解除瞳孔阻滞，有可能引发更严重的渗出反应。对于药物不能控制的高眼压，可选择青光眼滤过手术治疗。

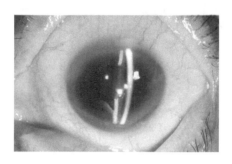

图6-44　上述患者行激光瞳孔区机化膜
切开、持续散瞳、激素频点、湿热敷
治疗1周渗出吸收，眼压正常

2. 白内障术后低眼压

白内障术后低眼压主要与术后切口因机械性扩张或超声乳化灼伤等闭合不佳有关，若术后持续切口漏水、低眼压等，部分患者会出现脉络膜脱离。术后如果出现该情况可予以绷带镜佩戴及适当的包眼制动等措施缓解，如果短期不能改善，尽早进行切口缝合，避免眼内感染的风险。此外，对于真性小眼球患者，术后需要注意排查有无脉络膜脱离等问题，可配合散瞳和类固醇激素类药物处理。

五、术后囊袋阻滞综合征

1. 定义

囊袋阻滞综合征（capsular block syndrome，CBS），是指在白内障术中或术后晶状体前囊连续环形撕囊（continuous curvilinear capsulorhexis，CCC）开口被晶状体核或人工晶状体（intraocular lens，IOL）光学面机械性阻塞，导致晶状体囊袋形成一密闭的液性腔（图6-45），造成视力下降、屈光度改变，甚至继发性青光眼等一系列眼部改变的综合征。

2. 分类和特点

根据1998年Miyake的分类方法，可分为术中、术后早期及术后晚期囊袋阻滞综合征。术中CBS多见于晶状体核较大而CCC相对较小者，最易发生于水分离与水分层时，晶状体核上浮阻塞CCC的开口，晶状体核在撕囊区嵌顿，过多的灌注液聚积在晶状体囊袋内引起CBS；术后早期CBS通常可发生于术后1天至2周[43]；术后晚期CBS又称为液性后发性白内障（图6-46），是前囊与人工晶状体光学部之间纤维化导致光学部与后囊之间的囊袋形成密闭的空间，并伴有牛乳样物质聚积，它的机制与术后早期CBS相同，只是残留的黏弹性物质量较少，囊袋向后扩张来适应这些残留的物质而没有引起 IOL 的向前移位。

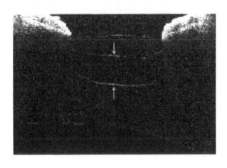

图6-45 术后早期 CBS 患者，行 UBM 检查，可见 IOL 与后囊间距明显增大，囊袋向后扩张

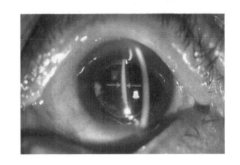

图6-46 术后晚期 CBS，图示两箭头间乳白色的间隙条带为人工晶状体与后囊间液体

3. 病因分析

引起术后早期 CBS 的原因目前尚不清楚，前囊连续环形撕囊口直径过小而导致前囊与 IOL 光学区紧密相贴是其发生的客观条件。不同设计类型的人工晶状体可能发生率也有区别，笔者曾报道 9 例早期 CBS 患者，前囊撕囊直径均为 5.0 ~ 5.5 mm，6 例患者使用了四襻式丙烯酸酯 IOL（Akreos，Bausch & Lomb 公司生产），该 IOL 四襻一体式设计，在囊袋内具有较好的稳定性，术中可无须缩瞳剂，由于该特点，术中前囊容易与 IOL 稳定贴附，囊袋内易残留粘弹剂，因此该晶状体使用时需注意充分灌洗 IOL 后方粘弹剂；2 例使用 AcrySof 折叠 IOL，与上述四襻式 IOL 具有类似的特点，国外已有关于该 IOL 发生早期 CBS 的报道[44]；另外 1 例患者使用了三片式丙烯酸酯折叠 IOL（AR40e，AMO 公司生产）。对于囊袋内液体来源说法不一，Davison[45] 认为主要由于晶状体上皮细胞代谢产物及晶状体皮质类蛋白物质等残留导致囊袋内渗透压升高，从而引起囊袋内液体渗透性增加，囊袋膨胀；而 Masket[46] 则认为术中粘弹剂物质残留可能是形成囊袋内液体的一个主要原因。Durak[47] 报道的 13 例术后早期 CBS 患者，均在术后第一天发现晶状体囊袋内粘弹剂样物质残留。

4. 治疗方法

术后早期 CBS 具有自愈倾向，Durak 报道的 13 例患者中有 2 例患者（占 15.4%）随访观察 1 个月后，囊袋内液体吸收，后囊贴附[47]。术后早期 CBS 与瞳孔阻滞综合征有相似之处，前房会变浅，但早期 CBS 眼压多正常，随时间推移，浅前房可能引起房角关闭，因此对早期 CBS 患者，若不予以处理，则需多次随访。仅随访观察而不处理的另一缺点是延迟康复，患者早期可能因视力问题会有较多抱怨。建议：如果患者早期无明显的屈光不正，对视力效果满意者，可与患者在良好的沟通后，定期随访观察；若存在明显的屈光不正，视力低于 0.5，早期应积极处理。处理的方法多是采用掺钕钇铝石榴石（Neodymium-Yttrium Aluminum Garnet，Nd∶YAG）激光进行前囊或后囊切开[48]；对于瞳孔可以散大、能显示 IOL 襻根部的患者可先行 Nd:YAG 激光前囊打孔术，该方法安全有效，但成功率 Durak 报道的仅有 50%，打孔位置可选择 IOL 镜柱襻根部与光学区间的空隙，打孔时切勿击射到前囊赤道部，这样有可能引起囊膜裂开 IOL 偏位；对于打孔 2~3 次失败者，或瞳孔本身不能散大者可以施行后囊切开术，先行后囊打孔，待囊袋内液体流出后，再扩大后囊切开直径，后囊切开的优点是成功率较高，且本身可以治疗后囊混浊，但后囊切开毕竟存在着黄斑囊样水肿和视网膜脱离的危险。

总之，对于术后早期 CBS，重在预防，术中撕囊直径切勿过小，术中注意充分吸除 IOL 后方的粘弹剂，可以减少其发生率[49]。同时在白内障术后早期的复诊过程中注意检查有无早期 CBS，特别是术后屈光状态大大超乎术前设计的患者，对于存在明显屈光不正的早期 CBS 患者应采取积极措施，术后早期前房灌洗或者择期 Nd:YAG 激光前囊或后囊切开均可以有效治疗术后早期 CBS。对于术后晚期 CBS，可以进行 Nd:YAG 激光后囊切开，但术后需要密切随访眼压和前节反应情况，术后晚期 CBS 囊袋内液体多呈乳糜状。

六、术后眼前节毒性反应综合征

1. 定义

眼前节毒性反应综合征（toxic anterior segment syndrome，TASS）由 Monson 等于 1992 年首次提出，是在白内障或其他眼前节手术后 12~24 小时发生的一组急性前房无菌性炎性反应。主要症状是视物模糊，无明显疼痛或疼痛较轻。标志性体征是弥漫性角膜水肿，可伴有轻度睫状充血。前房常有纤维性渗出，严重者出现前房积脓。可伴有虹膜括约肌和小梁网的损伤，出现进行性虹膜萎缩，瞳孔不规则散大，严重者会继发青光眼。TASS 一般不影响眼后节，但有时因前房炎性反应较重而累及前部玻璃体。该病在临床上并不少见，但是以往经常由于认识不足而未能及时明确诊断和查找病因，并加以防治。该病有可能群发且危害严重，是除眼内炎外白内障手术后另一令眼科医师棘手的并发症，应该与眼内炎相鉴别。笔者曾报道 1 例先天性白内障术后出现的 TASS[50]，整个手术过程顺利，术后情况具体可见图 6-47。

2. 临床特征及鉴别

该病早期应与感染性眼内炎相鉴别：TASS 常发生在术后 24 小时内，损伤局限在眼前节，细菌培养阴性；而眼内炎多发于术后 2~7 天，常波及整个眼球，前房大量脓性渗出，B 超检查玻璃体混浊呈特征性改变，玻璃体或房水细菌培养多为阳性，约 75% 的患者会出现眼痛。如果患者手术顺利，但是术后炎性反应比预期严重，则应高度怀疑 TASS。引起 TASS 的原因有多种，包括术中所用灌注液 pH 值或渗透压异常，或内毒素超标；残留在进入眼内器械的去污剂和消毒液（戊二醛、洗涤酶等）；灭菌后残留细菌体释放的内毒素或脂多糖；手术器械上残存的变性粘弹剂碎屑；进入前房的一些药物等。

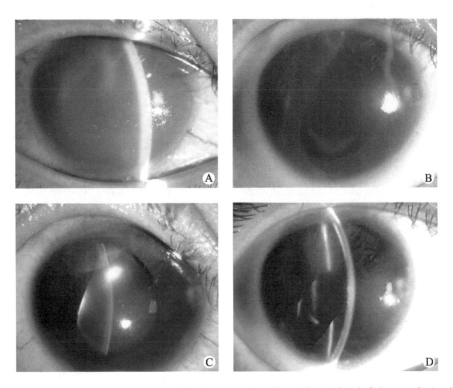

A：8岁先天性白内障患儿右眼术后第1天，角膜弥漫水肿，瞳孔固定，瞳孔区纤维蛋白渗出；B：术后1个月，瞳孔中度不规则散大，无对光反射；C：术后3个月，角膜仍水肿，瞳孔不规则散大固定；D：术后18个月，角膜上方和鼻侧局限性混浊，瞳孔不规则。

图6-47　眼前节毒性反应综合征

3. 病理特点及治疗

TASS的组织病理学特点是眼前节组织的急性炎性反应——细胞坏死和（或）凋亡及细胞外组织破坏。其预后视毒性反应轻重程度而不同，轻者数日至数周好转，中度者需3~6周恢复，严重者导致角膜内皮细胞失代偿和难治性青光眼。目前，TASS的治疗主要是早期加强局部类固醇激素滴眼液滴眼，重者可全身应用激素。笔者不建议前房冲洗，因为一旦出现毒性反应，则损伤即已造成。TASS最好的治疗方法是预防。整个眼科手术团队（包括手术者、手术护士及其他相关人员）必须清楚TASS的严重性，该病涉及手术前后的多个环节、多种因素，应重视每个环节的规范操作，预防TASS的发生[51]。

七、术后后发性白内障

1. 定义

后发性白内障（posterior capsular opacification，PCO）是指白内障吸除术后或外伤性白内障部分吸收后，在瞳孔区残留晶状体皮质或形成纤维化膜的状态，可发生于白内障术后数月或数年。65 岁以上患者术后 3 年 PCO 发病率因不同 IOL 材料和设计而异，其中亲水性 IOL 发病率高于疏水性 IOL 达 14.8%，其他各种类型的疏水性 IOL 为 1.82% ~ 6.3%。诊断分型包括皮质增生型、纤维增生型、混合型。门诊检查散大瞳孔，观察人工晶状体位置和囊膜情况，或通过后映照法可以发现后发性白内障的形态（图 6 - 48、图 6 - 49）。

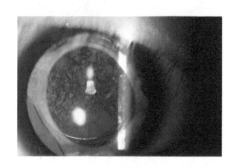 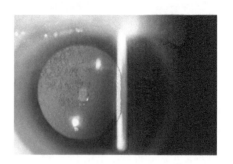

图 6 - 48　白内障术后 2 年，后发性　　　　图 6 - 49　双焦点 IOL 植入术后 1 年，
白内障，后囊珍珠样小体增殖明显，　　　　　后发性白内障，后囊珍珠样
遮盖大部分视轴　　　　　　　　　　　小体增殖，遮盖部分视轴

2. 治疗方法

主要包括以下两种方法。

Nd：YAG 激光囊膜切开：适用于后囊膜增生皮质较少行后囊膜切开；前囊膜皱缩时应尽早行激光前囊膜松解术。激光后囊切开术后较常见的问题为高眼压，极少数患者会出现 IOL 偏位或脱位、黄斑水肿、继发性视网膜脱离等。术后局部使用糖皮质激素类滴眼液和非甾体类滴眼液 1 ~ 2 周，术后第 2 天复诊，注意视力、眼压、眼内炎症情况。

经睫状体扁平部后发性白内障切除术：适用于后囊膜增生皮质较多的患者。对于前囊膜收缩明显、人工晶状体变形、位移明显，需要手术解除囊膜皱缩、恢复人工晶状体位置的患者，术后注意观察眼压变化，尤其扁平部穿刺口是否会有渗漏及低眼压情况，如果出现低眼压可予以眼膏包眼 1 天，多数患者会很快恢复眼压。

八、术后囊袋收缩综合征

1. 定义

囊袋收缩综合征（capsular contraction syndrome，CCS）由 Davison 命名，它是白内障手术 IOL 植入囊袋后，由各种原因引起的以 IOL 囊袋赤道部直径缩小为特征，伴有晶状体前囊纤维化和 CCC 面积缩小（图 6 - 50）、后囊膜皱褶、混浊（图 6 - 51）、IOL 偏位等现象，导致视力下降、眩光、眼底疾病的检查治疗困难等状况的一种综合征。术后炎症反应、手术创伤修复、CCC 直径过小或偏中心等原因，前囊下晶状体上皮细胞化生为纤维细胞，并生长、增生分泌胶原产生纤维化，在向心力与离心力合力的作用下向中心收缩，引起囊袋收缩混浊，影响视力。

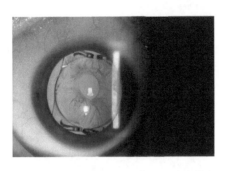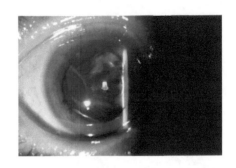

图 6 - 50　白内障术后 2 个月，前囊收缩　　　图 6 - 51　白内障术后 3 个月，前囊偏心
　　　明显，前囊开口直径不足 3 mm　　　　　　　收缩，瞳孔区混浊视力下降明显

2. 危险因素

发生 CCS 的高危因素包括高度近视眼、假性剥脱综合征、膨胀期白内障悬韧带松弛、视网膜色素变性等，IOL 的材料与设计方面也与 CCS 的发生相关，此外 IOL 襻的弹性不能抵抗囊袋收缩时，就可能引起晶状体偏位。

3. 治疗原则

前囊激光切开或手术是目前治疗 CCS 的主要方法，Nd∶YAG 激光治疗简便经济，有效安全，是目前治疗 CCS 的首选方法（图 6 - 52、图 6 - 53）。

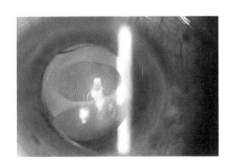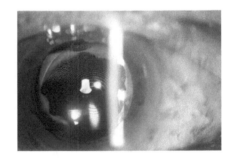

图 6 - 52　双焦点 IOL 植入术后半年，　　　图 6 - 53　上述患者行前囊激光切开，
　　　囊袋皱缩明显，视力下降至 0.3　　　　　　　患者视力恢复至 0.6

CCS 的治疗指征：前囊撕囊口收缩明显，直径小于 3 mm；前囊膜混浊影响视力；IOL 变形、倾斜或偏中心导致视物模糊、散光、视力下降或伴有后发性白内障。但对增生明显的病例激光不能完全解除前囊收缩，或与 IOL 接触紧密，激光治疗有可能损伤 IOL，此时可选择手术治疗，通过手术切开前囊，并调整 IOL 位置。也有收缩严重患者，人工晶状体囊袋复合体脱位至玻璃体腔，需要进一步手术悬吊固定 IOL[52]。

九、术后人工晶状体相关并发症

1. 人工晶状体混浊

IOL 主要有硅凝胶 IOL、PMMA（聚甲基丙烯酸甲酯）IOL、疏水性丙烯酸酯 IOL、亲水性丙烯酸酯 IOL，各型 IOL 都有发生混浊的报道，混浊形式主要包括闪辉、微闪辉、钙化、雪花样变性等。研究表明混浊的发生与多种因素有关，但其具体原因及机制尚不明确。国内外研究报道中，硅凝胶 IOL 混浊不仅与其加工、保存过程中外源化合物的污染及大聚合物的不完全提取有关，主要表现为褐色云雾[53]；而且与术后眼膏通过角膜切口进入眼内及其他眼科疾病的硅油填充相关，混浊较为明显[54,55]。此外，硅凝胶 IOL 混浊被报道与其后表面钙质沉积导致钙化相关，主要发生在合并有星状玻璃体变性的患者，Nd:YAG 后囊激光术后，钙化沉积在后囊截开区域迅速积累[56,57]。据报道，PMMA IOL 的混浊进展极为缓慢，常发生在 IOL 植入术后几年甚至十几年，在 IOL 光学部中央区域呈雪花样混浊。有学者认为此类混浊与长时间紫外线的照射密不可分，因此在虹膜保护下的 IOL 周边部未发现混浊情况；其混浊程度与 IOL 表面的水合程度有关。

有研究发现，AcrySof 疏水性丙烯酸酯 IOL 能吸收房水中的水分，在 IOL 内部形成微小囊泡，由于对光的折射率不同，表现为亮晶晶地闪辉；或在表面形成小的水合物，造成表面光散射，称为微闪辉[58,59]。以上两种 IOL 的改变大多无明显临床症状，很少影响到患者视功能，因此在临床上极少进行处理。亲水性丙烯酸酯 IOL 混浊的发生主要是其表面发生钙磷沉积导致的钙化（图 6 - 54），被误诊为 PCO，IOL 置换术是目前临床上唯一能有效改善视功能的方法。

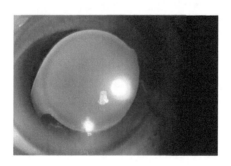

图 6 - 54 某品牌亲水性丙烯酸酯 IOL 植入术后 2 年，
人工晶状体呈肥皂样混浊

发现人工晶状体混浊，如果影响视力，可进行 IOL 置换术，对于亲水性 IOL 发生的混浊可通过透明角膜切口将 IOL 剪成 2 ~ 3 片，通过 3 mm 左右的小切口将 IOL 取出或通过 IOL 卷曲技术直接取出，然后植入新的折叠式 IOL，术后散光可预测性好，手术创伤小（图 6 - 55）；部分患者前囊收缩明显，术中需先用眼内剪剪开前囊，对前囊口进行松解切开，并适当扩大撕囊口直径，部分人工晶状体襻与周边囊膜粘连机化，为保留周边囊膜，需剪断人工晶状体襻，只取出人工晶状体光学区部分（图 6 - 56）；当然对于囊袋收缩或人工晶状体襻粘连较重者，可能需要通过巩膜隧道切口置换混浊的 IOL。

2. 人工晶状体脱位

白内障术后人工晶状体脱位是白内障术后较常见的并发症之一，包括部分或全部脱

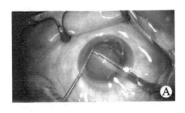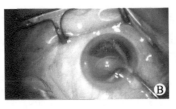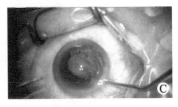

A：人工晶状体置换术，术中用人工晶状体剪将混浊 IOL 剪成两半；B：将人工晶状体通过透明角膜切口分别取出；C：植入三片式 IOL，支撑力更好、更稳定。

图 6 - 55　植入新的折叠式 IOL

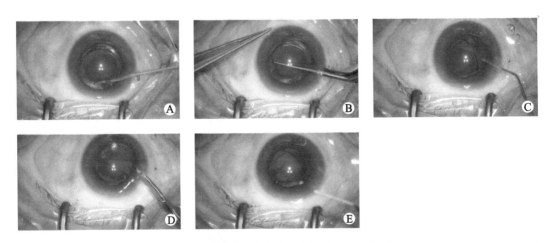

A：部分患者囊膜机化收缩，可先使用眼内剪将收缩的前囊口进行松解切开；B：然后使用撕囊镊进行前囊部分撕囊，扩大前囊开口；C：部分人工晶状体襻与囊袋粘连紧密，为避免囊袋整体脱位，将人工晶状体襻剪断保留在囊袋中；D：将混浊人工晶状体剪成两半，分片取出；E：取出混浊 IOL 光学区，人工晶状体两襻因与囊膜粘连包裹无法取出，保留囊袋内。

图 6 - 56　取出人工晶状体光学区部分

位，引起脱位的原因较多，包括：①手术中操作不当及术中出现异常情况处理不当，如后囊膜撕裂、玻璃体疝、IOL 选择和植入位置不当（图 6 - 57）。②悬韧带异常，包括白内障术前已经存在的悬韧带部分离断或松弛，晶状体悬韧带断裂是人工晶状体全脱位及不全脱位的主要原因，由于囊袋收缩等引起悬韧带张力失衡导致人工晶状体脱位（图 6 - 58）。③手术后眼部外伤直接使人工晶状体脱位，包括明显的外伤史及长期的慢性机械损伤，如不正确的眼部按摩等。此外 IOL 自身因素也可引起脱位，如人工晶状体襻变形或人工晶状体过小。晶状体囊膜发育异常也可导致 IOL 脱位，如先天发育异常马方综合征、激光治疗时后囊的撕裂、囊膜收缩综合征等各种因素均可导致晶状体囊膜的不完整、脆弱而不能很好地支撑 IOL。

治疗方法主要是人工晶状体复位或悬吊固定术，目前缝线固定 IOL 的方法较多，各家不一，经典的是巩膜瓣两点缝线固定，笔者目前多采用不起瓣巩膜缝线固定术，如图 6 - 59 所示。

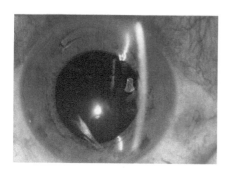

图6-57 白内障术后1年,人工晶状体一襻入前房,散瞳后发现后囊破裂,人工晶状体另一襻入玻璃体腔

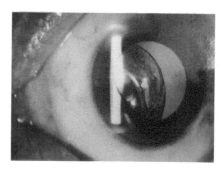

图6-58 白内障术后2年,无明显外伤,高度近视,既往悬韧带松弛,1/2象限囊袋连同人工晶状体脱位

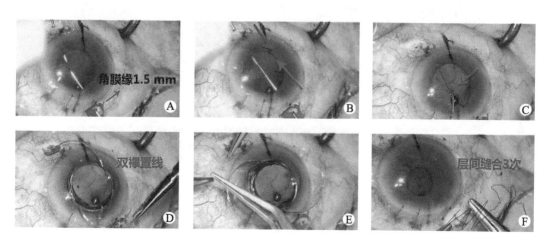

A:穿刺针(双针头悬吊线长针)和接针于角膜缘1.5 mm对向穿刺;B:穿刺针与接针汇合后,穿刺针顺利到达对侧角膜缘1.5 mm;C:瞳孔区使用调位钩勾出线结,并从中央剪断缝线;D、E:中央剪断缝线两端分别固定于IOL双襻(如果使用原脱位IOL,分别取出IOL两襻进行固定缝线);F:人工晶状体调位后,将两襻带针头缝线分别于巩膜层间迂回穿插缝合3个来回,末端游离不打结,将末端游离缝线铺平于结膜下。

图6-59 不起瓣人工晶状体睫状沟固定术

十、术后黄斑囊样水肿

1. 定义与发病原因

术后黄斑囊样水肿(postoperative cystoid macular edema,PCME)是由于白内障术后围绕中心凹的视网膜内液体积聚,通常发生于术后4~12周,是白内障术后视力减退的主要原因之一,分为急性、迟发性、慢性和复发性。PCME的发病机制尚不明确,术后炎性介质的释放(如前列腺素)破坏了血-房水屏障和血-视网膜屏障,视网膜毛细血管丛通透性增高,液体溢出并积聚在视网膜内和视网膜下,前者是因为视网膜内血管内皮细胞间的紧密连接受到破坏,后者是因为视网膜色素上皮细胞和光感受器细胞之间的正常连接受到破坏,最终形成黄斑水肿。相关因素还包括玻璃体黄斑牵引累及毛细血管引起渗漏、显微手术操作对视网膜的光毒性损伤及暂时性或长期的术后低眼压等。患者自觉视力下降、视物变形，但眼底检查时仅见黄斑组织模糊不清，只有少数典型病例见分叶状的 PCME，OCT 和 FFA 检查可提前发现 PCME 的亚临床表现[60]。

2. 治疗方法

非甾体类抗炎药和糖皮质激素局部使用被公认为 CME 的一线治疗方案，可单独或联合用于局部点眼。如果局部滴眼使用无效可考虑球旁或玻璃体腔注射糖皮质激素类药物，常用的如曲安奈德等，部分患者可尝试联合口服乙酰唑胺类药物（图 6 - 60）。对于存在玻璃体牵拉引起的 PCME 患者，可考虑进行进一步玻璃体手术治疗。

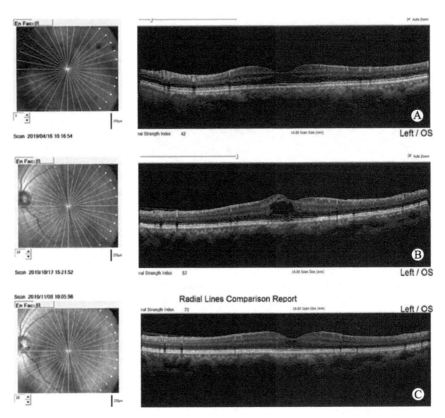

A：患者白内障术前 OCT 显示黄斑形态正常；B：患者白内障术后 5 个月，OCT 显示黄斑囊样水肿；C：患者使用非甾体类眼药水、类固醇激素类药物局部点眼，口服醋甲唑胺片 3 天，治疗后 2 周左右复诊，OCT 显示黄斑水肿消退。

图 6 -60　联合用药治疗

十一、术后玻璃体及视网膜相关并发症

1. 视网膜脱离

由于术中灌注压力波动、白内障术后视网膜脱离风险增加，高度近视是常见的危险因素之一。一项来自法国的全国性数据显示[61]，高度近视患者白内障术后发生视网膜脱离的风险是非高度近视患者的 6.12 倍，主要由于高度近视患者周边视网膜质量不佳，存在变性区或者裂孔，术中眼压高低变化增加了对周边视网膜的牵拉，术后易发生孔源性视网膜脱离。值得注意的是，越年轻的高度近视患者，术后发生视网膜脱离的风险越高。白内障术后黄斑裂孔导致的视网膜脱离平均在术后 3 年左右发生，其中 70% 发生在高度近视女性。

术前详细地排查周边区视网膜，尤其是高度近视患者，对存在的变性区和裂孔提前进行视网膜光凝处理，可降低术后视网膜脱离的风险。对于术前因白内障无法排查眼底的高度近视患者，手术 1 周后尽早地进行眼底检查，有助于降低视网膜脱离的风险。对于发生视网膜脱离的患者需要尽早地进行手术复位，包括玻璃体切除术等[62]。

2. 糖尿病视网膜病变进展

部分患者既往有糖尿病视网膜病变，并且白内障术后未及时进行眼底相关治疗，眼底糖尿病视网膜病变有可能加速进展，甚至出现新生血管性青光眼。因此，对于糖尿病视网膜病变患者（图 6 -61），白内障术后尽早地眼底检查、完善必要的眼底视网膜光凝是预防远期并发症的重要措施。

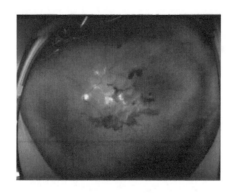

图 6 -61　患者术前有糖尿病视网膜病变，术后视力 1.0，
术后 5 个月未就诊，再次就诊时已经是新生血管性
青光眼，眼底大片出血

参考文献

[1] PFLEGER T, SKORPIK C, MENAPACE R, et al. Long-term course of induced astigmatism after clear corneal incision cataract surgery. J Cataract Refract Surg, 1996, 22(1): 72 -77.

[2] TABAN M, BEHRENS A, NEWCOMB R L, et al. Acute endophthalmitis following cataract surgery: a systematic review of the literature. Arch Ophthalmol, 2005, 123(5): 613 -620.

[3] SHINGLETON B J, WOOLER K B, BOURNE C I, et al. Combined cataract and trabeculectomy surgery in eyes with pseudoexfoliation glaucoma. J Cataract Refract Surg, 2011, 37(11): 1961 -1970.

[4] TITIYAL J S, KAUR M, SINGH A, et al. Comparative evaluation of femtosecond laser-assisted cataract surgery and conventional phacoemulsification in white cataract. Clin Ophthalmol, 2016, 10: 1357 -1364.

［5］ KUMAR D A, AGARWAL A, SIVANGANAM S, et al. Height-, extent-, length-, and pupil-based（HELP）algorithm to manage post-phacoemulsification Descemet membrane detachment. J Cataract Refract Surg, 2015, 41(9): 1945 – 1953.

［6］ GIMBEL H V, NEUHANN T. Development, advantages, and methods of the continuous circular capsulorhexis technique. J Cataract Refract Surg, 1990, 16(1): 31 – 37.

［7］ ZHU Y, CHEN X, CHEN P, et al. Lens capsule-related complications of femtosecond laser-assisted capsulotomy versus manual capsulorhexis for white cataracts. J Cataract Refract Surg, 2019, 45 (3): 337 – 342.

［8］ CHAKRABARTI A, SINGH S. Phacoemulsification in eyes with white cataract. J Cataract Refract Surg, 2000, 26(7): 1041 – 1047.

［9］ KARA-JUNIOR N, DE SANTHIAGO M R, KAWAKAMI A, et al. Mini-rhexis for white intumescent cataracts. Clinics (Sao Paulo), 2009, 64(4): 309 – 312.

［10］ FIGUEIREDO C G, FIGUEIREDO J, FIGUEIREDO G B. Brazilian technique for prevention of the Argentinean flag sign in white cataract. J Cataract Refract Surg, 2012, 38(9): 1531 – 1536.

［11］ CHEE S P, WONG M H, JAP A. Management of severely subluxated cataracts using femtosecond laser-assisted cataract surgery. Am J Ophthalmol, 2017, 173: 7 – 15.

［12］ DADA T, RAY M, BHARTIYA P, et al. Trypan-blue-assisted capsulorhexis for trainee phacoemulsification surgeons. J Cataract Refract Surg, 2002, 28(4): 575 – 576.

［13］ BHATTACHARJEE K, BHATTACHARJEE H, GOSWAMI B J, et al. Capsulorhexis in intumescent cataract. J Cataract Refract Surg, 1999, 25(8): 1045 – 1047.

［14］ JANG S Y, CHOI K S, LEE S J. Chandelier retroillumination-assisted cataract extraction in eyes with vitreous hemorrhage. Arch Ophthalmol, 2010, 128(7): 911 – 914.

［15］ LITTLE B C, SMITH J H, PACKER M. Little capsulorhexis tear-out rescue. J Cataract Refract Surg, 2006, 32(9): 1420 – 1422.

［16］ DAYA S, CHEE S P, TI S E, et al. Comparison of anterior capsulotomy techniques: continuous curvilinear capsulorhexis, femtosecond laser-assisted capsulotomy and selective laser capsulotomy. Br J Ophthalmol, 2020, 104(3): 437 – 442.

［17］ PANDEY S K, SHARMA V. Zepto-rhexis: a new surgical technique of capsulorhexis using precision nano-pulse technology in difficult cataract cases. Indian J Ophthalmol, 2018, 66(8): 1165 – 1168.

［18］ CHEE S P, CHAN N S, YANG Y, et al. Femtosecond laser-assisted cataract surgery for the white cataract. Br J Ophthalmol, 2019, 103(4): 544 – 550.

［19］ MIYAKE K, OTA I, ICHIHASHI S, et al. New classification of capsular block syndrome. J Cataract Refract Surg, 1998, 24(9): 1230 – 1234.

［20］ ANDERSON C J. Pupillary block during cataract surgery. Am J Ophthalmol, 1994, 118(2): 265 – 267.

［21］ FINE I H, PACKER M, HOFFMAN R S. Management of posterior polar cataract. J Cataract Refract Surg, 2003, 29(1): 16 – 19.

［22］ GIMBEL H V. Divide and conquer nucleofractis phacoemulsification: development and variations. J Cataract Refract Surg, 1991, 17(3): 281 – 291.

［23］ KOCH P S, KATZEN L E. Stop and chop phacoemulsification. J Cataract Refract Surg, 1994, 20(5):

566 – 570.

[24] CHANG D F, PACKARD R B. Posterior assisted levitation for nucleus retrieval using Viscoat after posterior capsule rupture. J Cataract Refract Surg, 2003, 29(10): 1860 – 1865.

[25] GIMBEL H V, SUN R, FERENSOWICZ M, et al. Intraoperative management of posterior capsule tears in phacoemulsification and intraocular lens implantation. Ophthalmology, 2001, 108(12): 2186 – 2189, discussion 2190 – 2182.

[26] VILAR N F, FLYNN H W Jr, SMIDDY W E, et al. Removal of retained lens fragments after phacoemulsification reverses secondary glaucoma and restores visual acuity. Ophthalmology, 1997, 104(5): 787 – 791, discussion 791 – 782.

[27] BLECHER M H, KIRK M R. Surgical strategies for the management of zonular compromise. Curr Opin Ophthalmol, 2008, 19(1): 31 – 35.

[28] MARQUES D M, MARQUES F F, OSHER R H. Subtle signs of zonular damage. J Cataract Refract Surg, 2004, 30(6): 1295 – 1299.

[29] MACKOOL R J. Capsule stabilization for phacoemulsification. J Cataract Refract Surg, 2000, 26(5): 629.

[30] MENAPACE R, FINDL O, GEORGOPOULOS M, et al. The capsular tension ring: designs, applications, and techniques. J Cataract Refract Surg, 2000, 26(6): 898 – 912.

[31] CIONNI R J, OSHER R H. Management of profound zonular dialysis or weakness with a new endocapsular ring designed for scleral fixation. J Cataract Refract Surg, 1998, 24(10): 1299 – 1306.

[32] CHATZIRALLI I P, SERGENTANIS T N. Risk factors for intraoperative floppy iris syndrome: a meta-analysis. Ophthalmology, 2011, 118(4): 730 – 735.

[33] CHANG D F. Use of Malyugin pupil expansion device for intraoperative floppy-iris syndrome: results in 30 consecutive cases. J Cataract Refract Surg, 2008, 34(5): 835 – 841.

[34] WOLTER J R, GARFINKEL R A. Ciliochoroidal effusion as precursor of suprachoroidal hemorrhage: a pathologic study. Ophthalmic Surg, 1988, 19(5): 344 – 349.

[35] BUKELMAN A, HOFFMAN P, OLIVER M. Limited choroidal hemorrhage associated with extracapsular cataract extraction. Arch Ophthalmol, 1987, 105(3): 338 – 341.

[36] JIN H, ZHANG H. Diagonal haptic capture of a plate intraocular lens with 4 haptics. J Cataract Refract Surg, 2020, 46(4): 503 – 506.

[37] SCHWARTZ S G, FLYNN H W Jr, GRZYBOWSKI A, et al. Intracameral antibiotics and cataract surgery: endophthalmitis rates, costs, and stewardship. Ophthalmology, 2016, 123(7): 1411 – 1413.

[38] GARG P, ROY A, SHARMA S. Endophthalmitis after cataract surgery: epidemiology, risk factors, and evidence on protection. Curr Opin Ophthalmol, 2017, 28(1): 67 – 72.

[39] ZHU Y, CHEN X, CHEN P, et al. The occurrence rate of acute-onset postoperative endophthalmitis after cataract surgery in Chinese small-and medium-scale departments of ophthalmology. Sci Rep, 2017, 7: 40776.

[40] 中华医学会眼科学分会白内障及人工晶状体学组. 我国白内障摘除手术后感染性眼内炎防治专家共识(2017 年). 中华眼科杂志, 2017, 53(11): 810 – 813.

[41] TI S E, CHEE S P, TAN D T, et al. Descemet membrane detachment after phacoemulsification surgery:

risk factors and success of air bubble tamponade. Cornea, 2013, 32(4): 454 – 459.

[42] 孙旭光, 王森. 重视白内障术后角膜上皮细胞功能障碍. 中华眼科杂志, 2015, 51(3): 161 – 162.

[43] MIYAKE K, OTA I, ICHIHASHI S, et al. New classification of capsular block syndrome. J Cataract Refract Surg, 1998, 24(9): 1230 – 1234.

[44] OMAR O, ENG C T, CHANG A, et al. Capsular bag distension with an acrylic intraocular lens. J Cataract Refract Surg, 1996, 22 Suppl 2: 1365 – 1367.

[45] DAVISON J A. Capsular bag distension after endophacoemulsification and posterior chamber intraocular lens implantation. J Cataract Refract Surg, 1990, 16(1): 99 – 108.

[46] MASKET S. Postoperative complications of capsulorhexis. J Cataract Refract Surg, 1993, 19(6): 721 – 724.

[47] DURAK I, OZBEK Z, FERLIEL S T, et al. Early postoperative capsular block syndrome. J Cataract Refract Surg, 2001, 27(4): 555 – 559.

[48] HO J D, LEE J S, CHEN H C, et al. Early postoperative capsular block syndrome. Chang Gung Med J, 2003, 26(10): 745 – 753.

[49] 代云海, 黄钰森, 谢立信. 术后早期晶状体囊袋阻滞综合征分析. 眼视光学杂志, 2008, 10(3): 225 – 227.

[50] 黄钰森, 代云海, 谢立信. 眼前节毒性反应综合征一例. 中华眼科杂志, 2008, 44(12): 1128 – 1129.

[51] 谢立信, 黄钰森. 眼前节毒性反应综合征的临床诊治. 中华眼科杂志, 2008, 44(12): 1149 – 1151.

[52] 严宏, 陈曦, 陈颖. 白内障术后并发症: 现状与对策. 眼科新进展, 2019, 39(1): 1 – 7.

[53] WERNER L, DORNELLES F, HILGERT C R, et al. Early opacification of silicone intraocular lenses: Laboratory analyses of 6 explants. J Cataract Refract Surg, 2006, 32(3): 499 – 509.

[54] APPLE D J, ISAACS R T, KENT D G, et al. Silicone oil adhesion to intraocular lenses: an experimental study comparing various biomaterials. J Cataract Refract Surg, 1997, 23(4): 536 – 544.

[55] WERNER L, SHER J H, TAYLOR J R, et al. Toxic anterior segment syndrome and possible association with ointment in the anterior chamber following cataract surgery. J Cataract Refract Surg, 2006, 32(2): 227 – 235.

[56] WACKERNAGEL W, ETTINGER K, WEITGASSER U, et al. Opacification of a silicone intraocular lens caused by calcium deposits on the optic. J Cataract Refract Surg, 2004, 30(2): 517 – 520.

[57] FOOT L, WERNER L, GILLS J P, et al. Surface calcification of silicone plate intraocular lenses in patients with asteroid hyalosis. Am J Ophthalmol, 2004, 137(6): 979 – 987.

[58] NISHIHARA H, YAGUCHI S, ONISHI T, et al. Surface scattering in implanted hydrophobic intraocular lenses. J Cataract Refract Surg, 2003, 29(7): 1385 – 1388.

[59] WERNER L. Glistenings and surface light scattering in intraocular lenses. J Cataract Refract Surg, 2010, 36(8): 1398 – 1420.

[60] 皇甫镜如, 严宏. 白内障术后黄斑水肿的诊治新进展. 中华实验眼科杂志, 2019, 37(4): 312 – 315.

[61] DAIEN V, LE PAPE A, HEVE D, et al. Incidence, risk factors, and impact of age on retinal detach-

ment after cataract surgery in france：a national population study. Ophthalmology, 2015, 122（11）：
2179 – 2185.

［62］ ZHENG Q, YANG S, ZHANG Y, et al. Vitreous surgery for macular hole-related retinal detachment after
phacoemulsification cataract extraction：10-year retrospective review. Eye, 2012, 26（8）：1058 – 1064.

（陈旭　代云海）

第七章 白内障相关科研思路及专家共识解读

基于临床疾病特征针对性地进行发病机制、发病特点、诊断及相应治疗方面的研究是很有意义的。临床实际问题均与以上提及的方面有一定的联系，而基于临床实际问题产生的研究结果能够更好地应用于临床并产生一定的指导意义，所以作为一名合格的临床医务工作者，应该具有勤于思考的习惯，善于提出问题、发现问题、解决问题、拓展问题，从而在不断提升自己临床工作能力的同时建立完善的科研思路体系，真正做到临床与科研相互支撑扶持的"两条腿走路"，只有这样，你未来的医学之路才会越来越宽广（图7-1）。

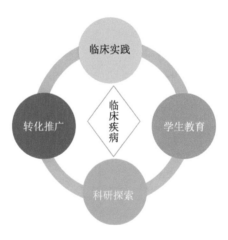

图7-1 建立以临床疾病为中心，科研教学、临床实践及
成果转化推广的全方位发展模式

第一节 白内障疾病相关研究进展

 导读

白内障作为眼科常见病及多发病，对于其发生机制的研究一直是临床医生关注的热

点。同时，对于白内障术后后发性白内障的预防及处理，如何更好地防止发生人工晶状体混浊等同样具有重要的意义。

本章节学习目的

◇ 了解不同类型白内障的发生发展机制
◇ 了解后发性白内障及人工晶状体混浊发生的相关因素
◇ 了解晶状体再生研究和晶状体相关的大型临床研究

白内障是透明晶状体混浊使入眼光线减少从而导致视力下降的一类疾病。虽然治疗白内障的手术技术已经广泛普及，但了解白内障发生发展的相关因素，减少后发性白内障和术后人工晶状体混浊的发生对于白内障的预防及其术后并发症的防控仍然具有重要意义。本章节将从晶状体的结构、不同类型白内障发生发展的机制研究、晶状体后囊膜混浊相关的基础研究、人工晶状体混浊相关的机制研究、晶状体重建的研究及白内障相关的大型随机临床对照研究几个方面阐述晶状体状有关的基础及临床研究进展。

一、晶状体的结构

成熟的晶状体形状如双凸透镜，外表面包裹一层光滑、透明的基底膜，称为晶状体囊；中央区由无细胞器的细胞组成，是发育过程中晶状体囊泡后表面的细胞伸长而来，称为初级晶状体纤维，即胚胎核。晶状体前表面覆盖有一层单层的晶状体上皮细胞（lens epithelial cells，LEC）。分化的 LEC 向内向后移行时细胞逐渐伸长、体积增加，并失去细胞核和大部分细胞器。赤道部具有有丝分裂活性的上皮细胞在移行区（transitional zone，TZ）退出有丝分裂细胞周期，再进一步分化延长形成次级纤维细胞，环绕初级纤维细胞（图 7-2）[1]。

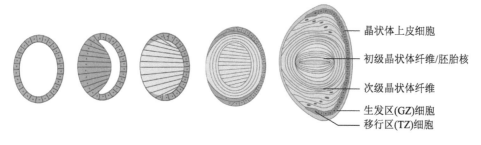

晶状体上皮细胞
初级晶状体纤维/胚胎核
次级晶状体纤维
生发区(GZ)细胞
移行区(TZ)细胞

图 7-2　人类晶状体发育及结构示意
（此图由中南大学湘雅二医院眼科技术员邱姝绘制）

晶状体内纤维细胞高度有序排列，其细胞外空间比光的波长窄，此时晶状体保持透明。随着时间的推移，晶状体蛋白受损的风险（如紫外线损伤、氧化应激损伤）不断累积，导致蛋白质的聚集和白内障的形成。

人类晶状体由三种主要类型的蛋白质组成，即 α-、β-和 γ-晶状体蛋白，它们共占晶状体总蛋白的近90%。这些蛋白质高浓度聚集在晶状体纤维细胞中，具有高度可溶性。晶状体蛋白致密排布形成的短程空间排布使晶状体折射率波动最小，从而减少光散射使晶状体透明。如果短程排布被破坏，则光散射会增加，导致白内障。任何一种晶状体蛋白的点突变导致短程排列结构破坏均可引起白内障。功能上，α-晶状体蛋白（包括 αA-和 αB-晶状体蛋白）作为伴侣蛋白可以抑制蛋白聚集，保持晶状体透明。β-晶状体蛋白在晶状体中可能具有应激蛋白的作用，而 γ-晶状体蛋白与晶状体核的硬度有关[2]。

二、不同类型白内障发生发展的机制研究

1. 年龄相关性白内障

年龄相关性白内障是成年人最常见的白内障类型，起始于45～50岁。随着年龄的增长，新的皮质纤维向晶状体中央移行，晶状体核逐渐硬化。年龄相关性白内障的形成与基因、晶状体老化、氧化应激、钙失衡、晶状体修饰等因素相关。其中最主要的因素为氧化应激，晶状体源性的应激使内质网内产生错误折叠的晶状体蛋白。晶状体蛋白化学修饰和溶蛋白性裂解导致高分子量蛋白质聚集体的形成，晶状体光散射增加，透明度降低。其他年龄相关的改变包括晶状体细胞质中谷胱甘肽和钾浓度降低、钠和钙浓度增加。年龄相关性白内障根据部位又可分为核性白内障、皮质性白内障、后囊下型白内障。

（1）核性白内障

年龄相关性核性白内障与紫外线辐射、内质网应激、DNA损伤、生色团增加、蛋白质交联增加和氨基酸基团氧化聚集等因素有关，但最重要的两个因素是抗氧化防御机制破坏及 α-晶状体蛋白减少和功能减弱。

抗氧化防御机制破坏：正常情况下，房水中过氧化氢含量很高，晶状体本身也有多种酶保护其免受自由基和氧化损伤，如过氧化氢酶、超氧化物歧化酶、谷胱甘肽过氧化物酶、谷胱甘肽 S-转移酶。晶状体核的纤维细胞没有细胞器，因此对于氧化损伤的抵抗能力较弱。以谷胱甘肽（GSH）为例，GSH 在晶状体表面纤维细胞内合成，通过缝隙连接扩散进入晶状体核，在谷胱甘肽过氧化物酶的催化下形成氧化型谷胱甘肽（GSSG），谷胱甘肽还原酶通过还原型烟酰胺腺嘌呤二核苷酸磷酸（NADPH）将 GSSG 再转化为 GSH。晶状体核内 GSH 的浓度梯度很大程度上决定了晶状体细胞的氧化还原平衡。随着年龄增长，晶状体核细胞胞浆硬度增加，GSH 弥散至晶状体核的量减少，甚至可以为零，而氧气仍然能够进入晶状体核，氧自由基损伤 DNA，攻击蛋白和膜脂，引起脂质和蛋白交联的多聚化，使水溶性蛋白含量增加，从而导致晶状体核混浊[3,4]（图7-3）。

经高压氧治疗的患者晶状体核内的谷胱甘肽被消耗，而皮质内的谷胱甘肽则影响不大，因此容易发生核性白内障。玻璃体切除术后，晶状体后玻璃体胶质对晶状体的低氧屏障被去除，晶状体暴露于相对高氧环境中，容易形成核性白内障。以上病变机制与年龄相关性核性白内障类似。吸烟是核性白内障的危险因素之一，可能也与氧化应激反应

增加有关[5-7]。高度近视眼玻璃体液化引起的氧气张力增加也是其易于发生核性白内障的原因之一，但相比于老年性核性白内障，甲基化导致的 αA-晶状体蛋白合成减少在高度近视核性白内障中扮演重要的角色[8]。

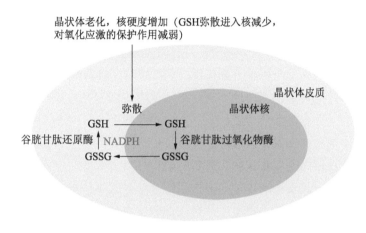

图7-3　核性白内障氧化应激损伤机制示意

除了谷胱甘肽，晶状体中还含有维生素 E 和抗坏血酸，这些物质均可以充当自由基清除剂，从而防止氧化损伤。有临床研究显示，服用多元维生素可以减少核性白内障的发生[9]。而同样是抗氧化剂的维生素 D 与年龄相关性核性白内障的关系不大[10]。

α-晶状体蛋白减少和功能减弱：α-晶状体蛋白是晶状体的主要结构蛋白之一，同时具有保护性分子伴侣特性，可以防止由氧化应激或其他损伤导致的晶状体蛋白的聚集。α-晶状体蛋白分子具有结合部分未折叠蛋白质的能力，包括 β-和 γ-晶状体蛋白及晶状体中的其他蛋白质，稳定它们并防止产生聚集，减少光的散射。αA-晶状体蛋白基因敲除的小鼠模型发生核性白内障，并表现出晶状体上皮细胞死亡增加和晶状体细胞增生减少[11]。人晶状体核内的 α-晶状体蛋白含量可以通过动态光散射的仪器检测到，含量越高，晶状体进展到白内障需要做手术的概率越低，反之，α-晶状体蛋白含量越低，越有可能出现晶状体混浊[12]。一项针对中国汉族人群的研究显示，αA-晶状体蛋白的多态性与老年性核性白内障的发生有关[13]。随年龄增长，α-晶状体蛋白出现转录后修饰，蛋白部分去折叠，且分子伴侣功能减退，与其他晶状体蛋白如 β-和 γ-晶状体蛋白的相互作用减弱，使高分子量蛋白质易于聚集，晶状体混浊，白内障形成。

Makley 等[14]发现一种类似胆固醇的固醇衍生物 25-羟基胆固醇可以与 α-晶状体蛋白（cryAA 和 cryAB）结合，并在体外实验中逆转晶状体蛋白的聚集。该类分子已证实可以促使白内障的小鼠模型晶状体透明化，并使体外的人类晶状体恢复蛋白可溶性。从稳定 α-晶状体蛋白角度为白内障的药物治疗提供了依据。

另一种分子羊毛甾醇（lanosterol），是晶状体内较为丰富的两亲性分子，由羊毛甾醇合酶在胆固醇合成途径的关键环化反应中合成。体外实验证明羊毛甾醇可以增加晶状体的透明性。相比于25-羟基胆固醇，羊毛甾醇似乎对整个晶状体蛋白 αA-、αB-、γC-和 γD2-均有效。但 2019 年，Daszynski 等[15]进行体外实验，将诱导的大鼠白内障晶状体与羊毛甾醇酯质体或 25-羟基胆固醇共同孵育，均不能增加可溶性晶状体蛋白的含量，也不能减少不溶性晶状体蛋白的含量，因此混浊的晶状体不能逆转。药物作用晶状体蛋白从而溶解白内障这一领域是近年来的研究热点，但实用性还需要进一步探索。

（2）皮质性白内障

皮质性白内障发生在晶状体的外部区域（约 25%），有特征性的液泡、水裂和辐条。

皮质性白内障发生最重要的两种细胞为晶状体上皮细胞和皮质纤维细胞。晶状体上皮细胞是晶状体前表面内侧的单层细胞，对整个晶状体的生理平衡至关重要。谷胱甘肽在晶状体表面纤维细胞内合成，通过缝隙连接扩散进入晶状体核，因此与位于扩散远端的晶状体核不同，皮质内的谷胱甘肽在老年时仍可保持较高水平。所有代谢酶都在上皮细胞中处于最高水平，晶状体上皮也是保护晶状体免受毒性影响的酶系统活性最高的部位。由此可见，氧化应激并不是皮质型白内障发生的主要危险因素，而电解质不平衡和机械力损伤可能为其发生机制。

电解质不平衡：赤道部晶状体上皮细胞钠－钾－ATP 酶活性最高，在电解质和代谢平衡中起着重要的作用。随着年龄的增长，晶状体上皮细胞在代谢或解毒时受到的损伤增加，钠－钾－ATP 酶活性受到抑制，细胞膜通透性增加，导致晶状体内钾离子水平降低，而钠、氯和钙离子水平增加，电解质不平衡使水流入。局部含有水的液泡相对于富含蛋白质的细胞质具有低折射率，产生光散射并形成皮质性白内障[16]。

机械力损伤：有部分研究强调，赤道部晶状体纤维受到剪切应力损害是皮质性白内障发生的主要原因。在 45 岁以下的晶状体中，软皮质与软核一起在赤道部牵引移位，同时由晶状体囊以矢状方向压缩，起到一定的缓冲作用。45 岁以后，晶状体核变硬，只有柔软的皮质被移位，硬化的晶状体核不随之移位，从而在晶状体核与皮质交界区域产生机械剪切应力，引发晶状体纤维的断裂。这些断裂处充满了自由流体，经过数月后变成灰色的皮质裂隙。这些裂隙通常在赤道位置多个皮质层间沿悬韧带的方向蔓延，因此典型的皮质性白内障呈轮辐状[7,17]。

除年龄以外，家庭年收入低、低学历、舒张压高也是皮质性白内障的独立危险因素。此外，高血糖也是皮质性白内障的重要危险因素（见糖尿病性白内障）[3-5]。

（3）后囊下型白内障（posterior subcapsular cataract，PSC）

后囊下型白内障发生在晶状体后囊膜下浅层皮质，最容易影响视力，是年龄相关性白内障的主要类型之一。这些白内障可能是由后缝合线形成不当或晶状体纤维异常分化造成。在后一种情况下，晶状体上皮细胞可能会迁移到后极。组织学上，这种白内障的发展始于赤道部排列紊乱的晶状体上皮细胞，沿着囊袋向后迁移。随着细胞向后迁移至后囊的中央区域，它们可能扩大到正常大小的 5~6 倍。这些肿胀的细胞，称为泡状细胞，如果它们位于视轴区域，则会引起显著的视觉障碍。这种迁移可能是由毒性因子引起的，如放射线照射或长期口服皮质类固醇激素，也可以继发于视网膜变性疾病和糖尿病。玻璃体切除术后晶状体后囊"羽毛状"混浊被认为是玻璃体腔输注大量温度过低或电解质成分紊乱的液体的结果。有趣的是，这样的白内障可能是可逆的，这表明晶状体微循环短时间内无法应对增加的流体负荷，但是当流体流量正常化时可以恢复循环。临床上，后囊下型白内障比皮质性或核性白内障进展更快（在几年内），并且由于其对视力影响大，往往需要早期进行手术干预。

收缩压高、男性、老年性黄斑变性和高血糖是后囊下型白内障发生的危险因素[5-7]。

2. 小儿白内障（pediatric cataract）

小儿白内障分为先天性白内障（congenital cataract）和婴幼儿白内障（infantile cataract）。前者是指出生时即有晶状体混浊，后者指出生一年以内出现的白内障。约1/3的小儿白内障是遗传性的，1/3与其他眼部异常/全身系统疾病有关，1/3病因未知。遗传性白内障又可为单纯遗传性白内障、合并眼部其他发育异常或系统性疾病的遗传性白内障。

（1）单纯遗传性白内障

单纯遗传性白内障多为单基因遗传病，目前大约有60多种致病基因被发现，多为编码晶状体蛋白的基因发生突变。导致常染色体显性遗传白内障的基因有20多种，其中一半为晶状体蛋白基因，25%为连接蛋白（connexins），其他为热休克因子（HSF-4）、晶状体纤维主要内源性蛋白（lens fiber major intrinsic protein，MIP）、珠状结构蛋白（beaded-filament structural protein，BFSP）等。先天性白内障的表型多种多样，同一基因同一位点的突变，晶状体混浊的形态可不一样，而同样的白内障形态，可源于不一样的突变。

晶状体蛋白基因突变如 *R116C*[18]。该基因突变使 αA-晶状体蛋白三级结构发生改变，使其表面失去疏水性，易于聚集导致晶状体蛋白沉积；同时该突变减少了 αA-晶状体蛋白和 βB2-晶状体蛋白或 γC-晶状体蛋白之间的相互作用，破坏晶状体结构蛋白之间有序的联系；此外，突变还导致 α-晶状体蛋白的分子伴侣活性部分降低。因此，基因突变引起的晶状体蛋白结构改变、蛋白－蛋白之间连接改变及分子伴侣保护作用减弱均可致白内障形成[19]。

连接蛋白又称为缝隙连接蛋白（gap junction protein），介导细胞间信号传递和小分子转运，基因突变后，蛋白在内质网和高尔基体内聚集，不能转运到细胞膜外形成紧密连接通道，细胞间分子转运障碍，从而形成白内障[20,21]。该突变形成的白内障可为粉尘状[20]。连接蛋白46和连接蛋白50基因突变均在中国家系中有报道[22,23]。

珠状细丝结构蛋白（beaded-filament structural protein）是细胞骨架的重要成分，不表达于晶状体上皮细胞，而存在于分化的晶状体纤维细胞中，形成珠状细丝，与 α-晶状体蛋白连接，维持细胞形态并参与细胞运动。该基因突变通常形成核性或层状白内障，但也有皮质性白内障的报道。中国有一家系报道由 BFSP2 突变致 Y-缝白内障[24]。

（2）伴眼部其他发育异常的遗传性白内障

与眼球发育相关的基因突变可导致婴幼儿白内障伴眼部其他异常，如 PITX3 作为配对样同源域转录因子（PITX/RIEG）家族的成员，调节眼组织包括角膜、虹膜、晶状体、小梁网和视网膜的早期发育。PITX3 突变引起角膜白斑、小角膜、虹膜粘连、虹膜萎缩、先天性白内障，即前段间充质发育不良（anterior segment mesenchymal dysgenesis, ASMD），部分患者伴有视神经发育不良。该突变引起的白内障多为后极性白内障[25,26]。

（3）伴系统性疾病的遗传性白内障

配对的同源框基因 6（paired-like homeobox-containing gene 6，*PAX6*）是调控神经系统、眼、鼻、胰腺和垂体发育的重要基因。*PAX6* 突变的眼部表现包括先天性白内障、无虹膜、角膜变形、小眼球、中心凹发育不良、视神经异常发育等[18,19]，全身表现有大脑发育异常、鼻腔缺失、先天性垂体功能减退、胰腺异常等[27-29]。目前 *PAX6* 已发现超过 1000 种变异，临床表现从没有症状到严重的眼及全身异常均有报道[27-30]。

Lowe 综合征，也称 Lowe 眼脑肾综合征，是一种 X 连锁遗传性疾病，其特征是双眼先天性白内障、智力发育迟滞和近端肾小管功能障碍。婴幼儿双眼白内障和严重的肌张力减退往往在出生时即有表现。即使是女性携带者，裂隙灯检查也常可以发现晶状体灰白色混浊。病理学研究发现原始后部晶状体纤维发育缺陷和其随后的退化可导致扁平、盘状或环形白内障的形成[31,32]。

WFS1 基因突变引起的婴幼儿糖尿病、先天性核性白内障和先天性感觉神经性耳聋，称为 Walfram 综合征，该基因突变使晶状体内 Wolframin 蛋白异常，其对内质网应激的负向调节作用减弱，引起晶状体上皮细胞凋亡[33,34]。

（4）先天性风疹综合征并发先天性白内障（环境因素）

该病由母亲宫内感染风疹病毒引起，患儿表现为典型的三联征：先天性白内障（可单眼发病）、耳聋、先天性心脏病。与上述的 Lowe 综合征所致的白内障不同，风疹引起的先天性白内障晶状体囊袋和晶状体上皮细胞表现往往是正常的，形态以核性、层状白内障为主，但晶状体上皮细胞并未向后迁移，且混浊的晶状体核中央的细胞仍保留有细胞核。考虑机制为在晶状体囊袋形成之前，风疹病毒即侵入晶状体，并整合到晶状体细胞的 DNA 中，改变细胞的核溶解过程，且影响宿主细胞的发育，因此患眼往往伴随有小眼球，而发育后的晶状体囊袋反而成了风疹病毒的避难所，防止其受到免疫攻击。该类患儿白内障术后可能由于迟发性过敏反应或直接病毒侵袭造成严重的炎症反应甚至眼球萎缩，因此术后常需要较长时间的睫状肌麻痹剂和局部激素抗感染治疗[35,36]。

3. 代谢性白内障

（1）糖尿病性白内障

高血糖是皮质性和后囊下型白内障的独立危险因素。糖尿病性白内障的发病机制主要有以下几种学说。

多元醇通路：糖尿病高血糖使晶状体内葡萄糖含量升高，葡萄糖在糖醛还原酶的作用下转化为多元醇山梨糖醇的量增加，山梨糖醇不能很好地渗透生物膜，因此在晶状体内蓄积，使晶状体细胞呈高渗状态，渗透压感受器水通道蛋白 0（Aquaporin-0，AQP-0）被激活，水流入细胞，导致晶状体纤维膨胀并最终破裂。皮质的晶状体蛋白没有核内的晶状体蛋白密度大，因此更容易水化和受到代谢等渗透性损伤，形成皮质性白内障。虽然醛糖还原酶抑制剂在动物实验中可以有效地抑制糖尿病性白内障的发展，但对于人类糖尿病性白内障效果甚微，可能与人类的晶状体内醛糖还原酶的含量较低有关。山梨醇脱氢酶在晶状体、视网膜、肾脏细胞和周围神经的施万细胞中含量低甚至缺乏，因此在高血糖的情况下这些组织和细胞中山梨醇容易聚集，造成病理损伤。

氧化－亚硝化应激（oxidative-nitrosative stress）途径：单纯的氧化应激在糖尿病性白内障的早期作用并不明显，但氧化－亚硝化应激在糖尿病性白内障的发展中扮演一定的角色。氧化－亚硝化应激引起诱导型一氧化氮合酶（inducible nitric oxide synthase，iNOS）表达增加，使晶状体上皮细胞中一氧化氮含量增加，晶状体上皮细胞受损，ATPase 功能丧失，钙蛋白酶激活，并使可溶性蛋白转变为不溶性蛋白[37,38]。在动物实验中，减少氧化－亚硝化应激反应可以达到抗白内障的效果[39]。

糖基化途径：晶状体中葡萄糖水平升高会诱导晶状体蛋白糖基化，并在此过程中产生超氧化物自由基和高级糖基化终产物。糖化的蛋白增强了糖尿病性晶状体的光诱导氧化应激反应。α-晶状体蛋白的甲基化修饰使其分子伴侣活性降低，并且结构发生变化，产生交联、着色和聚集，导致光散射[40,41]。

其他机制：钙蛋白酶 2（proteolytic enzyme calpain 2）是人皮质性白内障晶状体上皮细胞中表达的主要钙蛋白水解酶。这种细胞内的蛋白水解酶过度活跃可以升高晶状体 Ca^{2+} 水平，在多种糖尿病动物模型中均发现其有致白内障的作用[41]。

（2）半乳糖性白内障

半乳糖血症是由于 1-磷酸半乳糖尿苷酸转移酶（galactose-1-phosphate uridyltransferase）缺乏引起的智力和运动发育迟缓、运动障碍、高促性腺激素性性腺发育不全的综合征，眼部表现为婴幼儿白内障。其机制与糖尿病性白内障类似：血清半乳糖水平升高，半乳糖进入晶状体并在糖醛还原酶的作用下转化为半乳糖醇，后者不能很好地透过细胞膜，因此聚集在晶状体内，使晶状体处于高渗状态，水进入晶状体细胞导致晶状体纤维渗透性肿胀、破裂，从而导致晶状体混浊、水化，形成白内障[42]。

（3）糖皮质激素性白内障

晶状体上皮细胞中存在糖皮质激素受体（glucocorticoid receptor，GR），局部或全身使用糖皮质激素后引起的中央区后囊下型白内障，通常在用药后数月发生，与用药总剂量、用药频率、用药时程、患者的年龄无统计学关系[43]。形成机制尚不明确，但可能与两种因素有关：第一种是直接因素，糖皮质激素直接作用于晶状体上皮细胞的激素受体，激活并启动继发的基因转录，导致细胞凋亡分化减少，增生迁移增加，从而引起后囊下型白内障；第二种为间接因素，糖皮质激素影响前房和后房中生长因子（如 FGF-2、IGF-1）的浓度梯度，继而影响晶状体上皮细胞的增生和分化，形成白内障[44]。

（4）其他因素诱发的白内障

白内障也可以由其他药物诱导，如吩噻嗪等。

其他引起白内障的原因包括机械性外伤、化学损伤、电击伤、电离、红外线或紫外线辐射、慢性炎症等。

值得注意的是，白内障的形成因素较为复杂，通常是多个因素共同作用的结果。

三、晶状体后囊膜混浊相关的基础研究

晶状体后囊膜混浊（posterior capsule opacification，PCO）是白内障手术之后残留的晶状体上皮细胞增生、迁移和分化，成纤维细胞化生和胶原沉积的结果。如前所述，晶状体上皮细胞位于晶状体前囊的内表面，为单层细胞，具有分裂活性的上皮细胞位于晶状体赤道部。残余的赤道部晶状体上皮细胞持续增生形成新的皮质纤维并最终形成"甜甜圈"形状的混浊，称为 Soemmering 环。当上皮细胞迁移到囊袋外，在囊袋开口处形成类似于鱼卵外观的透明球形颗粒，称为 Elschnig 珍珠。这些珍珠样物质在病理上与 Soemmering 环的细胞成分相同，也是带核的泡状细胞，但是缺乏基底膜。以上这种类型一般认为是再生型的 PCO。除增生和迁移外，晶状体上皮细胞还会化生为肌成纤维细胞，后者含有 α-平滑肌肌动蛋白，具有收缩特性，并能产生纤维基质和基底膜胶原。这些基质胶原通过收缩引起后囊皱褶和收缩，影响术后视力。这种类型 PCO 被认为是纤维化型[45]。

引起 PCO 发生的因素包括患者的年龄、手术完成的时间、眼内炎症的病史、有无假性剥脱综合征、前囊口的大小、手术中晶状体皮质和上皮细胞清除的程度、人工晶状体与囊袋的位置关系、人工晶状体的设计等。

1. 手术操作与 PCO

手术方面，连续环形撕囊术可以降低 PCO 的发生率。在手术过程中使用水分离，将晶状体囊与晶状体纤维分开，并且旋转晶状体核，可以去除更多的残留晶状体皮质纤维及一些晶状体上皮细胞，从而减少 PCO 的发生[46]。前囊抛光对前囊混浊和前囊口收缩有一定改善，但对于 PCO 的发生没有影响，尽管去除了更多 LEC，但这并不能阻止残余的 LEC 增生，任何残余的 LEC 都完全有能力导致 PCO[47]。另有报道，手术中使用高渗盐溶液联合呋塞米处理囊袋有望成功预防 PCO[48,49]。近年来，飞秒激光辅助白内障手术前囊切开，相比于传统的手动环形撕囊，术后需要 Nd:YAG 激光后囊切开的概率更小[50]。

2. 人工晶状体材料与 PCO

与手术操作相比，人工晶状体材料和设计与后发性白内障的发生率关系更大。水凝胶人工晶状体发生 PCO 的概率最高，其次为聚甲基丙烯酸甲酯（polymethylmethacrylate，PMMA）、硅凝胶，疏水性丙烯酸酯材料发生 PCO 的概率最低。玻璃体腔硅油填充的患者不宜使用硅凝胶材料的 IOL。IOL 表面修饰可以改善其生物相容性，如二氧化钛纳米粒子已被用于增强 IOL 的生物相容性，肝素表面修饰 IOL 可降低白内障手术后色素细胞和炎症细胞的黏附，但术后一年观察发现其 PCO 的发生率与未用肝素处理组并无明显区别[48]。

3. 人工晶状体设计与 PCO

多项针对 PMMA、硅凝胶、丙烯酸酯人工晶状体的对照研究显示，锐利的光学边缘

相比于圆形边缘能有效地降低硅凝胶 IOL 和丙烯酸酯 IOL 术后 PCO 的发生率，并减少 Nd：YAG 激光后囊切开的概率[48]。一项对比一片式和三片式疏水性丙烯酸酯 IOL（Acry-Sof）的临床对照研究显示，两组在术后 5 年 PCO 的严重程度和视力预后方面没有差别。一项微小切口白内障手术的临床对照研究显示，使用一片式和三片式 IOL 发生 PCO 的概率均很低；但三片式的 IOL 相对更容易发生后囊皱褶，这可能是由于三片式 PMMA 材料的襻硬度比较大，对囊袋赤道部产生的张力较大，使得囊袋过度拉伸形成皱褶[51]。一项 9 年的随访研究证明，直角方边设计的 PMMA 人工晶状体光学面较圆边设计的同材料人工晶状体可以显著减少 PCO 的发生，在不发达国家，这可能是一种经济有效的选择[52]。

4. 其他因素与 PCO

虽然术后局部使用糖皮质激素滴眼液者较单纯使用非甾体类抗炎药者 PCO 的发病率低，但延长使用糖皮质激素或非甾体类眼药水对 PCO 的发生没有影响[53]。生长因子 TGF-β 在晶状体上皮细胞向肌成纤维细胞分化过程中有重要作用，目前认为该因子参与晶状体上皮细胞的功能调节过程，在 PCO 的发生中扮演重要的角色。动物实验证明，通过拮抗 alphaV 整合素减少 TGF-β 激活的治疗方法可用于预防白内障手术后纤维化型 PCO，但该研究仍需要进一步临床研究证实[54]。目前尚无药物可以安全有效地阻止 PCO 的发生[55]。

四、人工晶状体混浊相关的机制研究

人工晶状体混浊比较少见，主要见于以下几种情况。

1. PMMA 人工晶状体与雪花样混浊

PMMA 是最早用于人工晶状体的材料，比较安全。一项回顾 17 000 例 PMMA 材料 IOL 植入术后的临床研究仅发现 25 例出现 IOL 混浊，表现为雪花样改变，分析可能是生物材料降解所致，与长期的紫外线暴露有关[56]。

2. 疏水性丙烯酸酯人工晶状体与闪辉现象

根据水滴在 IOL 材料表面形成的夹角大小，将 IOL 分为疏水性（接触角较大）和亲水性（接触角多为锐角）。处于平衡状态的亲水性聚合物的水含量为 18%～32%，而疏水性材料仅为 0.1%～0.5%。当水均匀分布到 IOL 中时，不会导致视力问题；而当水分隔到局部的微小区域时，则形成微小的液泡，这种现象被称为人工晶状体闪辉现象。近年来，随着新材料的使用，微液泡在 IOL 上可以聚集成圆形或椭圆形，由几微米至 10 微米的微小液泡组成。通常情况下，当 IOL 离开水并干燥后，闪辉现象消失，但接触水以后，会在同一位置再次形成闪辉现象。这一现象最早是在 PMMA IOL 中发现的。相比于其他材料，一旦水渗入疏水性丙烯酸酯 IOL 中，较容易聚集形成液泡[57]。这也是为什么闪辉现象更多的报道与疏水性丙烯酸酯材料有关，特别是生物相容的丙烯酸酯聚合物材料，包括广泛使用的 Alcon 公司的 AcrySof 人工晶状体。一项一片式 AcrySof（SA60 和 SN60）IOL 的术后观察研究发现所有的 IOL 均有微液泡的发生。另一项 284 例 Alcon

Acrysof 人工晶状体（包括三片式 MA 系列、SA60AT、SN60AT、SN60WF）的研究发现，35% 的透明 IOL 和 66% 的蓝光滤过（带黄色发色团）IOL 出现微液泡，其中 2% 的透明 IOL 和 35% 的蓝光滤过 IOL 出现 2 级以上的微液泡。微液泡的程度与 IOL 植入的时间没有明确关系[52]。因此，对于年轻患者，有研究者不推荐使用蓝光滤过人工晶状体。疏水性丙烯酸酯 IOL 如 CT Lucia 601P（Zeiss）、PY60AD（Hoya）、ZCB00V（Johnson & Johnson Vision）、XY1（Hoya）、NS-60YG（NIDEK）、Aktis SP NS-60YG（Nidek）等均发现有不同程度的微液泡形成，而 Avansee（Kowa）和 AN6KA（Kowa）无微液泡形成[52,58]。如果能够更好地平衡亲水性和疏水性聚合材料成分，将可能避免闪辉现象的发生。

关于闪辉现象对视觉的影响尚无定论，因为视觉成像是光学和神经系统共同作用的结果。轻度和中度微液泡对患者的视力和对比敏感度影响并不大，但由于微液泡与 IOL 面形成的折射率差异，更容易引起眩光的症状[43]。

3. 亲水性丙烯酸酯人工晶状体与钙化

Neuhann 等[47]描述了三种形式的 IOL 钙化。第一种也是最主要的形式是 IOL 材料固有的钙化，与聚合物的构成有关，是 IOL 制作或包装过程中的问题，如晶状体聚合材料的孔隙率过大引起钙质沉积。其中以 MDR 公司的 SC60B-OUV 和 OII 公司的 Aqua-Sense IOL 表现较为明显，其钙化甚至渗入 IOL 内部。第二种形式是眼内微环境异常继发的 IOL 表面钙质沉着，可见于糖尿病、葡萄膜炎或玻璃体切除术中进行气液交换等情况，与 IOL 本身没有关系。第三种为假性钙化，染色呈阳性，但实际为其他病理改变。亲水性丙烯酸酯 IOL 比疏水性丙烯酸酯和硅凝胶 IOL 更容易发生钙化，常出现于 IOL 术后晚期（图 7-4）。亲水性丙烯酸酯 IOL 有不同程度的水含量，使其柔韧性增大，但可能导致 IOL 周围物质沉积。Gurabardhi 比较了 71 例 Oculentis 公司不同设计的一片式和三片式亲水性丙烯酸酯 IOL，未发现 IOL 钙化与全身系统性疾病的关系，考虑更多地为制作工艺的因素[59]。亲水性丙烯酸酯 IOL 报道出现这种钙化的例数较多，推测其机制是在房水的生理性 pH 下，存在于 IOL 表面的聚丙烯材料中的羟基被离子化，加速了 IOL 表面的磷酸钙结晶的沉积。后期的一片式人工晶状体在亲水材料表面使用疏水材料进行修饰一定程度上减少了钙化的形成，但同样使用该类工艺的多焦点 IOL 仍有出现钙化的系列报道，可能钙化是自 IOL 内部发生[60]。事实上，2017 年 7 月，Oculentis GmbH 公司就召回过所有的以 L-、LU-、LS-字母开头的人工晶状体，原因是发现这些人工晶状体表面有磷酸盐的沉积，其来源为清洗 IOL 过程中使用的清洁剂[59]。由于多个研究报道 Fuchs 角膜内皮营养不良患者使用亲水性丙烯酸酯 IOL 植入术后发生了人工晶状体混浊，因此，对于该类患者，在使用亲水性丙烯酸酯材料的 IOL 时需要慎重。亲水性丙烯酸酯材料的 Hydroview 人工晶状体（博士伦公司）由于包装垫圈中的有机硅迁移到镜片上，从而导致 IOL 中钙质沉积。Dorey 等使用投射电子显微镜 X 射线光谱学证明了两者之间的关系[61]。博士伦公司重新设计包装后，推出 Hydroview 1.5，新的 IOL 再未报道钙质沉着。国内报道的人工晶状体混浊多为亲水性丙烯酸酯材料的钙化混浊（图 7-5）。

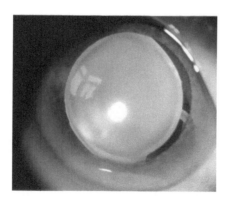

图 7 - 4　亲水性丙烯酸酯 IOL 表面混浊

（感谢故城县中医医院眼科冯会超医生提供图片）

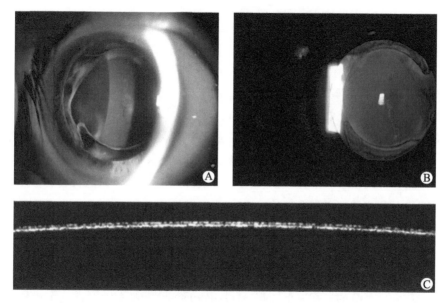

A：裂隙灯前节照相；B：后照法红光反射；C：IOL 表面的 OCT 扫描。A、B、C 为同一患眼。

图 7 - 5　亲水性丙烯酸酯 IOL 表面钙磷酸盐沉积

（感谢山西省眼科医院刘迁医生提供图片）

4. 亲水性和疏水性丙烯酸酯 IOL 与温度变化

丙烯酸酯 IOL 对温度敏感。我国山西省眼科医院报道表面疏水涂层的亲水性丙烯酸酯 IOL（AT LISA tri 839 MP），经历室外低温后进入手术室，在植入眼内时即发生 IOL 暂时性雾状混浊的现象，并持续了 1 小时未能缓解（图 7 - 6）[62]。Tyagi 和 Helvaci 分别报道了亲水性和疏水性丙烯酸酯 IOL 在植入眼内后出现混浊，随后分别于术后 3 小时和第 2 天恢复透明[63,64]。

此外，研究证明，DSAEK/DSEK 角膜手术、玻璃体手术、青光眼、糖尿病、高血压均为白内障术后 IOL 混浊的危险因素。

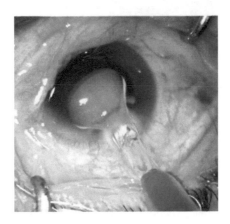

图 7-6　经历温度变化后的 AT LISA tri 839 MP
人工晶状体在植入眼内的过程中光学面变混浊[62]

（图片使用已征得山西省眼科医院刘迁医生同意）

5. 硅凝胶人工晶状体

硅凝胶人工晶状体是最早的可折叠 IOL，有关于术后 6 周即出现褐色异色和中央区混浊改变的报道。推测该色素改变是由人工晶状体进入房水后，水蒸气扩散到硅凝胶材料中引起光散射造成的。后续报道与硅凝胶 IOL 混浊相关的因素有胺碘酮和利福布汀全身药物的使用、视网膜手术中硅油的使用、星状玻璃体变性等。星状玻璃体变性的 IOL 混浊被证明是钙和磷酸盐沉积造成的。

6. 葡萄膜炎患者的人工晶状体选择

Alio 等 2002 年[65]进行的一项大规模临床对照研究显示，在有葡萄膜炎病史的 18 岁以上人群中，疏水性丙烯酸酯 IOL 比硅凝胶 IOL 在改善视力方面更有优势，且发生术后虹膜后粘连和术后炎症的概率更低。但 Abela-Formanek[66]和 Alio[65]的一个小样本研究均显示，在葡萄膜炎患眼中，亲水性丙烯酸酯材料比疏水性丙烯酸酯材料生物相容性更好，且炎症反应更轻。亲水性丙烯酸酯 IOL 可以减少静电力和细胞黏附，从而防止炎性细胞的吸引和成纤维细胞对 IOL 表面的黏附。Mester 和 Tabbara 比较了经肝素修饰处理的 PMMA 和无肝素修饰的 IOL，两者之间没有统计学差异。对于葡萄膜炎患者的人工晶状体材料选择何种最佳，目前尚无定论，未来需要更多的临床研究数据提供支撑，这也是临床医生开展科研的方向之一。

五、晶状体重建的研究

研究人员很早就发现某些低等脊柱动物的晶状体损伤后可以再生，哺乳动物如兔子，在移除晶状体后可以引起残余的晶状体上皮干细胞/前体细胞的增生，从而再生出一定数量的晶状体纤维。晶状体上皮细胞（lens epithelial cells, LECs）介导的晶状体再生的必要条件包括：自身囊袋和 LECs 需要保持在适当的位置，后囊保持完整，前囊需要相对健全，后囊和前囊不能相贴。

晶状体在哺乳动物中再生的机制与胚胎时期晶状体发育的方式类似[49]。晶状体切除术后的第 1 周，前囊上剩余的 LECs 增生并向后迁移。第 1 个月末，上皮细胞伸长并开始分化为原始纤维细胞。第 2 个月后，就像在正常的成年晶状体中一样，仅在赤道区域附近观察到细胞增生。在初级纤维细胞束形成并且上皮细胞增生稳定在生发区（GZ）之后，GZ 中产生的新的上皮细胞在移行区（TZ）分化并向内移行、挤压中心区的纤维细胞，类似于正常的晶状体生长[67]。

在晶状体再生领域取得突破性进展的是中山眼科中心刘奕志团队。该团队 2016 年在 Nature 发表文章，设计了微创手术方法，在周边前囊行 1.0 ~ 1.5 mm 撕囊口，以去除混浊的晶状体但保留内源性的 LECs，并最大限度地维护了其自然生长环境，从而在兔子、恒河猴、人类婴儿的眼中再生出透明的晶状体。在针对 2 岁以下小儿白内障患者的临床研究中，该团队对 12 位小儿白内障患者（24 只眼）采用新型微创白内障技术，术后 3 个月，即再生出透明的双凸面晶状体结构，并且在术后 8 个月内屈光力明显增加。该术式不仅保留了自身 LECs 的再生能力，而且很大程度上避免了小儿白内障手术的并发症，如视轴混浊（visual axis opacification，VAO）等[68]。但对于如何防止晶状体不规则再生（即保持透明性）和小儿白内障术后屈光度的变化，以及在长期的随访过程中如何避免弱视这些问题仍需要进一步的观察和研究[69]。

六、白内障相关的大型随机临床对照研究

飞秒激光辅助的白内障手术（femtosecond laser-assisted cataract surgery，FLACS）相比于传统超声乳化白内障手术（phacoemulsification cataract surgery，PCS）的 FEMCAT 研究：2020 年法国团队在 Lancet 发表一项 907 例患者（1476 只眼）的白内障手术多中心临床对照研究结果显示，在白内障手术成功率、术后视力和屈光结果方面，两组没有显著差异，但 FLACS 成本较 PCS 高很多，因此，从医疗保险角度考虑，前者并不推荐[70]。

早期透明晶状体切除治疗原发性闭角型青光眼-EAGLE 研究：该多国、多中心随机对照研究招募了 419 名 50 岁以上不伴有白内障的原发性房角关闭或原发性闭角型青光眼患者，208 例患者摘除了晶状体，211 例接受了标准治疗（激光周边虹膜切开术 + 药物治疗）。3 年随访结果显示，透明晶状体摘除术比激光周边虹膜切开术具有更好的疗效和更高的成本效益，包括进一步控制眼压、进一步减少青光眼手术的需求，应被视为一线治疗。但晚期闭角型青光眼和眼压低于 30 mmHg 的患者并不在该研究范围内[71]。

总之，晶状体相关的机制研究并不是非常多，但此方面知识的学习与了解，对于预防白内障的发生和防止术后后发性白内障和人工晶状体混浊等并发症的发生有重要的意义，同时对于我们术前评估、术中操作的调整及人工晶状体的选择有着重要的指导作用。

第二节 人工晶状体研究进展

 导读

白内障手术已逐渐由复明手术时代进入屈光手术时代，与之相呼应的是，白内障手术相关的各种人工晶状体（球面、非球面、散光、可调节、多焦点、三焦点、连续视程人工晶状体等）的发展方兴未艾。本章节重点讲述了人工晶状体基础及临床研究的进展，主要体现人工晶状体相关临床科研提示及未来可进行研究的方向，希望能为眼科青年医生的科研工作提供一定的参考价值。

 本章节学习目的

◇ 明确掌握目前主流的人工晶状体是后房型人工晶状体

◇ 掌握非球面人工晶状体能很好矫正球差，复曲面人工晶状体能很好矫正散光，两者都使得白内障患者术后视觉质量显著提升

◇ 掌握并明确多焦点人工晶状体能够在摘除白内障的同时解决老视

一、人工晶状体发展史简述

早在 18 世纪，名叫 Tadini 的意大利医生就提出过白内障手术后植入人工晶状体（intraocular lens，IOL）的想法。这一想法被一位名为 Giacomo Casanova 的意大利著名学者记录下来，并发表在自己的回忆录中。1795 年，Casanova 把这一想法告诉了眼科医生 Casaamata，他于 1795 年在白内障吸除术后尝试植入一枚玻璃镜片，可惜镜片很快坠入玻璃体腔[72]。此后，不断有人尝试植入 IOL 这一想法。传闻 19 世纪 30 年代末 40 年代初，俄国的眼科医生 A. Kh. Mikhailov 就曾尝试在兔眼内植入 IOL，甚至可能在人眼上尝试过，可惜至今并未有相关正式记录。

直到 20 世纪，这一概念才渐渐变为现实。1949 年，Harold Ridley 与 Rayner 公司合作，设计出一款直径 8.35 mm、重 112 mg、材料为 PMMA 的 IOL（图 7 - 7）。同年 11 月 29 日，Harold Ridley 成功将一枚这样的 IOL 在白内障囊外摘除术后植入到一位 42 岁的女性眼中[73]。自此，IOL 及其植入手术开启了蓬勃发展的时代。

IOL 的设计经历了很多阶段（图 7 - 8）。1953 年 IOL 被认为最佳植入位置是前房，因为当时最担心的问题是 IOL 向后坠入玻璃体腔，但前房植入 IOL 会太靠近角膜内皮，从而带来许多潜在问题，如大疱性角膜炎、襻的溶解及前房内的慢性炎症。

之后，南非的 Edward Epestein 医生设计出了借助虹膜固定的领口式 IOL。随后荷兰的 Cornelius Binkhorst 医生设计出虹膜夹持型 IOL，后来又把虹膜夹持型 IOL 的前襻去

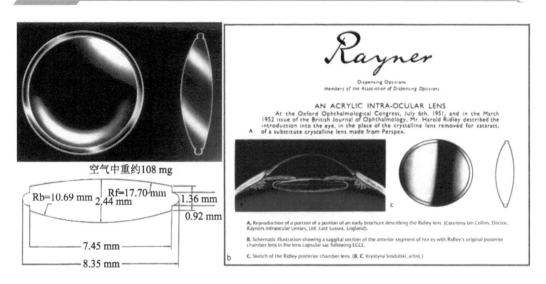

图 7-7　首枚 Harold Ridley 设计的 IOL，见于 Rayner 公司官网

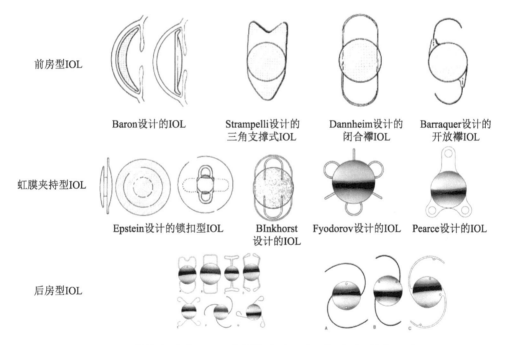

图 7-8　从前房型 IOL 到虹膜夹持型 IOL 到后房型 IOL 的发展过程

掉，进一步改良成虹膜囊袋式 IOL。

在 20 世纪 70 年代，出现了后房型 IOL。随着连续环形撕囊手术技术、超声乳化手术技术和 IOL 设计的改良及发展，目前后房型 IOL 以其对角膜内皮和虹膜影响小而成为主流，但是目前悬吊 IOL 和前房型 IOL 仍然作为 IOL 家族中的重要补充，在某些特殊的案例中得以应用。

另外，目前 IOL 可分为一片式和三片式（图 7-9）。一片式 IOL 光学部和襻材料相同，且两者之间无人为连接，呈一体化，其中襻可以是 C 形的，也可以是三襻或者四襻，也可以是平板型。三片式 IOL 指的是光学部和襻之间存在人为连接且两者材料不同，通常襻是 C 形结构以增加 IOL 的支撑性。三片式 IOL 和一片式相比，更容易倾斜和偏心，但是其支撑性更好，在睫状沟植入 IOL 时常考虑三片式 IOL[74]。

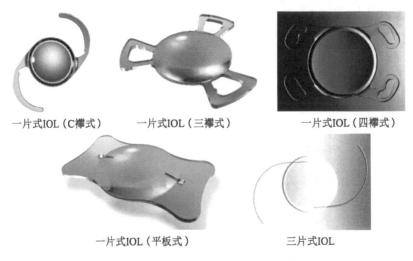

一片式IOL（C襻式）   一片式IOL（三襻式）   一片式IOL（四襻式）

一片式IOL（平板式）   三片式IOL

图 7-9 一片式 IOL 和三片式 IOL

目前白内障手术已逐渐从复明手术时代进入屈光手术时代，随之也出现了一些解决白内障术后屈光问题的新型 IOL。如部分抵消角膜球差的非球面 IOL、矫正散光的复曲面 IOL，我们姑且称这些 IOL 为"初级 IOL"。随后，为了克服晶状体摘除术后的老视问题，又出现了多焦点（早期主要是双焦点）IOL 和可调节 IOL，我们称之为"中级IOL"。中级 IOL 仍然存在一些问题，比如双焦点 IOL 在中间距离视力这一方面的兼顾效果稍逊，而可调节 IOL 又面临着老年人睫状肌老化和晶状体囊袋钙化等限制手术效果的因素。因此，用以解决远中近全程视力的新的 IOL 应运而生，如拥有三个焦点的 IOL、旋转非对称的区域折射 IOL 和可延长视程的 IOL，我们称之为"高端 IOL"（图 7-10），

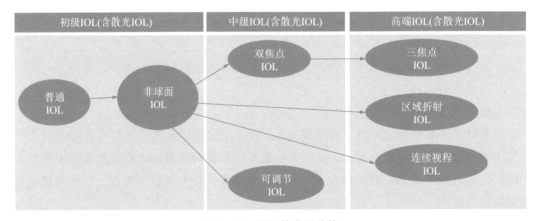

图 7-10 IOL 的发展趋势

在下面的段落我们会分别详细讲解它们。

如上文所提到的，因为白内障手术已经进入屈光手术时代，所以评价患者植入 IOL 手术前后的视觉质量的指标也随之丰富起来（图 7 – 11）。最传统的指标是基于患者主观检查的视觉评估，主要包括视力（visual acuity，VA）和对比敏感度函数（contrast sensitivity function，CSF）[75]；此外，基于客观检查的光学系统评估指标也逐渐增多，在瞳孔平面测量的光学指标有波前像差（wavefront aberration，WA）、客观散射指数（objective scattering index，OSI），iTrace 设备的晶状体功能失调指数（dysfunction lens index，DLI）、Pentacam 设备的晶状体密度也是一种评估指标，在视网膜平面测量的光学指标有调制传递函数（modulation transfer function，MTF）、斯特尔比率（strehl ratio，SR）和点扩散函数（point spread function，PSF）；近年来，又出现了一种新的评价指标，即基于患者报告结局的量表[76]。其具体表现形式为问卷，采用"医生问患者答"的形式进行评分，依据评分结果判断患者视觉质量的好坏。目前主观量表评估在白内障领域的使用并不多，有一个白内障视觉质量的专用量表——Catquest-9SF，目前已经有汉化版并进行了相关临床研究[77]，量表详情请见附录2。

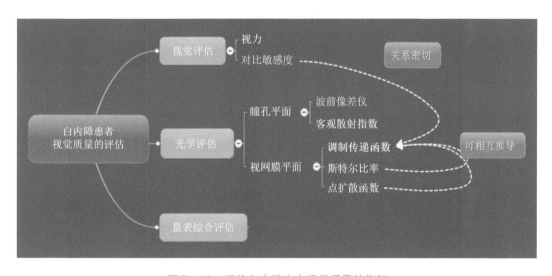

图 7 – 11　评价白内障患者视觉质量的指标

正是由于 IOL 的不断推陈出新，以及评估白内障视觉质量方法的丰富多样，使得目前 IOL 的临床研究和基础研究空前发展起来。目前研究的热点在于很多方面，例如非球面 IOL 相对于球面 IOL 对患者视觉质量的改善，同时不同球差的非球面 IOL 也应运而生，因此有了许多相关的研究。另外，散光对视觉质量的影响也一直是大家关注的焦点，因此矫正散光的复曲面 IOL 也就被设计出来。能够矫正球差（高阶像差）和散光的 IOL 已经被认为是屈光性白内障手术的标配。在此基础上，能够解决老视问题，旨在为患者提供全程视力的 IOL 也不断被发明出来，主要包括双焦点 IOL（早期一般用多焦点 IOL 指代双焦点 IOL）、三焦点 IOL、区域折射型 IOL、可延长视程的 IOL 等。

二、球面与非球面 IOL

人眼角膜球差平均值约为（0.280 ± 0.086）μm（4 mm 直径范围内），正常范围在 0.06 ~ 0.54 μm[78]。年轻人的晶状体一般带有一定的负球差，能与角膜的正球差部分抵消，使得全眼的球差接近于零（图 7 - 12）。

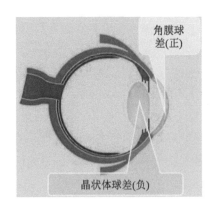

角膜球差(正)

晶状体球差(负)

图 7 - 12　角膜的正球差和晶状体的
负球差部分可以相互抵消

在白内障手术植入 IOL 后，传统的球面 IOL 的球差约为 + 0.45 μm，与角膜正球差叠加后，会影响视网膜成像质量（图 7 - 13）。

用来减少角膜正球差的非球面 IOL 也因此应运而生。目前，市面上有不同的非球面度的 IOL，包括球差 - 0.27 μm 的 AMO tecnis，- 0.20 μm 的爱尔康 IQ，- 0.18 μm 的豪雅 PY-60AD，零球差的博士伦 Sofport AO，还有中间是负球差、周边是零球差的非恒定球差的蔡司 ASPHINA 603P。另外，国产普诺明提出 A1-UV 高次非球面 IOL 的概念，并申请了专利，高次非球面 IOL（带 - 0.20 μm 球差）不但能降低正球差，还能矫正彗差等不对称的高阶像差，从而全面降低总体高阶像差。

大量研究已经证实，非球面 IOL 与球面 IOL 相比可有效降低全眼球差及总的高阶像差，从而提升患者的对比敏感度[79-82]。此外，除一些常规的临床观测指标（视力和对比敏感度）外，近年来，量表的研究也肯定了非球面 IOL 与球面 IOL 相比，可有效提高患者主观生活质量的说法[83]。

近年来，如何个性化地选择非球面 IOL 是白内障手术医生比较关心的问题[84]，德国人类光学公司甚至设计了针对不同角膜球差特殊定制的非球面 IOL[85]。然而，关于术后保留多少残余球差最佳仍有争议：有人坚持认为术后目标球差应该是 0 μm[86]，这正是 - 0.27 μm 非球面人工晶状体的目标；相反，有人认为术后目标球差应该是 0.1 μm，这是 - 0.17 ~ - 0.20 μm 非球面人工晶状体的目标，因为有研究者认为一定正球差能够提高患者的焦深[87,88]。之所以会有这样的争议，是因为球差的功能并未完全清楚，更加复杂的是，球差与其他类型的像差（如离焦）还具有复杂的相互作用[89,90]，所以球差的改

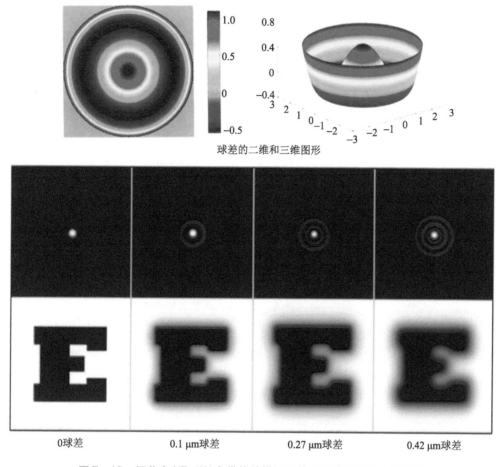

球差的二维和三维图形

| 0球差 | 0.1 μm球差 | 0.27 μm球差 | 0.42 μm球差 |

图 7 – 13　拓普康 KR-1W 自带软件模拟下的不同球差对视力的影响

变会带来其他像差的改变。虽然目前关于多少球差能带来最优的视觉质量问题仍无法明确，但可以肯定的是，非球面 IOL 减少球差是质的改变，而不同度数的非球面人工晶状体矫正不同球差只是量的改变，前者的重要意义远胜于后者。非球面 IOL 相对于球面 IOL 为患者带来的是视功能相关生活质量上质的飞跃。而不同非球面 IOL 的差异则常常可以忽略[83]。值得一提的是，如果球差过矫，使全眼球差变成负球差，那么会影响视觉质量，因为一定程度的正球差可以增加焦深，而负球差却不能。正球差和负球差因机制原因不同，图 7 – 14 可以详细解释这一机制。

　　首先，正球差的形成机制是，红色远轴光线形成的焦点在坐标原点左侧（认为是黄斑最中心处），绿色近轴光线形成的焦点在坐标原点，假设黄斑为一个平面，那焦点形成的弥散圆的直径就是 AB，但是实际上黄斑是一个略带弧形的结构（黄色的月牙表示黄斑），且弧形的方向和入射光线相对，所以实际的焦点弥散圆的直径 CD 要小于 AB，因此正球差一定程度上提高了图像的锐度。与此不同的是，负球差形成的机制是，绿色近轴光线形成的焦点在坐标原点，红色远轴光线形成的焦点在坐标原点右侧，假设黄斑

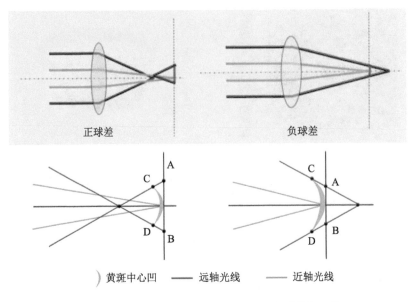

正球差　　　　　　　　　　　负球差

)黄斑中心凹　　━━ 远轴光线　　━━ 近轴光线

图 7 - 14　一定正球差可以增加焦深，负球差却不能

为一个平面，那么焦点形成的弥散圆的直径仍然是相同大小的 AB，但如刚才所言，黄斑是一个略带弧形的结构，且弧形的方向和入射光线相对，这里实际形成的焦点弥散圆的直径 CD 要大于 AB，所以负球差一定程度上降低了图像的锐度。

　　另外，高阶像差的测量范围一般默认是 4 mm 瞳孔直径，目前有不少测量全眼高阶像差的设备，其中研究比较多的设备是科林公司的 iTrace 和拓普康公司的 KR-1W[91-94]，目前两种设备的测量都能获得较为满意的结果，但哪一种设备最佳尚且无定论[95]。

三、复曲面 IOL

　　角膜散光目前是影响白内障患者术后视觉质量的又一因素。研究发现，大于 0.5 D 的角膜散光会对术眼视觉质量有明显影响，并且会降低白内障术后患者满意度[96-98]。而 1/3 的白内障患者术前有超过 1.0 D 的角膜散光[99]，26.2% 的患者有超过 1.5 D 的角膜散光[100,101]，8.0%~14.9% 的患者有超过 2 D 的角膜散光[99,101]。

　　复曲面 IOL 是专门设计用来矫正角膜散光的 IOL，因此也被称为散光矫正型 IOL。目前植入散光矫正型 IOL 被认为是解决白内障合并角膜散光的最精准手段，尤其是在角膜散光超过 1 D 时[102]。1994 年发表了第一篇关于散光矫正型 IOL（Nidek NT-98B）的研究文献[103]，尽管文献报道部分 IOL 术后旋转超过 30°，但总的来说，其散光矫正效果令人满意。自此以后，散光矫正型 IOL 的安全性与预测性一直在不断提高，目前它已经是解决白内障合并角膜散光问题最有力的武器[104,105]。目前市面常见的散光矫正型 IOL 的信息汇总在表 7 - 1 中。

表 7-1　复曲面 IOL 信息一览表

产品	材料	设计	非球面	球镜（D）	柱镜（D）	切口大小（mm）
AT TROBI 709M （蔡司）[106]	疏水表面的亲水性丙烯酸酯	板状襻，直径 11.0 mm	是，−0.09 μm	−10.0 ~ +32.0	1.0 ~ 12.0 （0.50 一挡）	1.8
Tflex （Rayner）[107]	亲水性丙烯酸酯	C 状襻，直径 12.0/12.5 mm	是，0 球差	−10.0 ~ +35.0	1.0 ~ 11.0 （0.25 一挡）	2.8
AF-1 Toric （豪雅）[102]	PMMA 襻的疏水性丙烯酸酯	PMMA 修饰的 C 状襻，直径 12.5 mm	是，−0.18 μm	+6.0 ~ +30.0	1.5 ~ 6.0 （0.75 一挡）	2.0
Acrysof （爱尔康）[108-113]	疏水性丙烯酸酯	C 状襻，直径 13.0 mm	是，−0.20 μm	+6.0 ~ +34.0	1.0 ~ 6.0 （0.75 一挡）	2.2
Tecnis toric IOL （AMO）[114]	疏水性丙烯酸酯	C 状襻，直径 13.0 mm	是，−0.27 μm	+5.0 ~ +34.0	1.56 （0.5 一挡）	2.2
Precizon toric IOL （Ophtec）[115,116]	亲水性丙烯酸酯	双凸面	是，0 球差	+1.0 ~ +34.0	1.0 ~ 10.0 （0.5 一挡）	2.2
Morcher 89A, 92S （Morcher GmbH）[117,118]	疏水性丙烯酸酯	直径 7.5 mm	否	+10.0 ~ +30.0	0.5 ~ 8.0 （0.25 一挡）	2.5
Lentis Tplus （Oculentis）[102]	疏水表面的亲水性丙烯酸酯	C 状襻，直径 12.0/11.0 mm	是，0 球差	−10.0 ~ +35.0	0.25 ~ 12.0 （0.75 一挡）	2.6
Staar （Staar Surgical Company）[119]	硅凝胶	板状襻，直径 10.8/11.2 mm	否	+9.5 ~ +28.5	2.0 or 3.5	2.8
Light-adjustable lens （Calhoun Vision）[120]	PMMA 襻的硅凝胶	PMMA 材料的 C 状襻，直径 13.0 mm	是	+17.0 ~ +24.0	0.75 ~ 2.0	3.0
Microsil （人类光学）[121]	PMMA 襻的硅凝胶	C 状襻，直径 11.6 mm	否	−10.0 ~ +35.0	1.0 ~ 15.0 （1.0 一挡）	3.4

　　在近年来的文献中，散光矫正型 IOL 的可预测性和精准性已经越来越得到肯定，其中超过 70% 的案例达到了 20/40 以上的未矫正远距离视力，同时脱镜率达 60% 以上[106,107,109-117,119-124]，远胜于非散光矫正型 IOL[125,126]。另外，角膜松解切口也能达到一定矫正散光的效果，但其矫正的稳定性和可预测性不及散光矫正型 IOL，尤其是在中高度散光矫正方面[124]。近期发表的一篇荟萃分析显示[127]，即使联合了角膜松解切口，非散光矫正型 IOL 在远距离未矫正视力、残留散光、脱镜率上的表现，均不及散光矫正型 IOL。

　　散光矫正型 IOL 的术后效果受以下几方面因素影响：①术前精准的角膜散光测量：传统的角膜散光测量法只测量角膜前表面[128]，然后用前表面和后表面的固定比值来推算出角膜后表面散光[129]，这样难免会造成一些误差[128]。目前已经有一些设备能够同时测量角膜前表面和后表面散光，如基于 Scheimpflug 成像系统的 Oculus Pentacam、基于前节 OCT 的 CASIA SS-1000 等。②手术过程中也会造成部分散光：我们称之为术源性散光，它能受到切口位置和大小的影响[130]。目前术源性散光的计算通常经过专业的网站和软件完成。③散光轴位的术前标记和术中精确对位对散光矫正型 IOL 的效果影响也十分重要。传统方法一般使用手工标记[131]，术中利用标尺对位，但手工标记的方法往往会因为眼球旋转等问题造成误差[132]。目前，术中导航系统能较好地解决这一问题，导航系统利用虹膜识别、血管识别、飞秒撕囊口标记（https://www.sciencedirect.com/science/article/abs/pii/S0886335019302408）等技术，能够在术前标记和术中对位方面发挥优势[133]。目前市面上的导航系统有蔡司的 CALLISTO Eye 和 Z Align[134]、爱尔康的 VERION[135]、TrueVision 3D 公司的 TrueGuide、OTAS 公司的 Osher 散瞳对位系统等。④术后 IOL 旋转是影响散光矫正型 IOL 效果的重要因素之一，研究发现术后 IOL 旋转 5°造成视觉成像质量下降 7.03%，旋转 10°下降 11.09%，旋转 30°下降 45.85%[136]。一般认为，术后 IOL 旋转超过 10°就需要尽快进行二次手术调整[137]。有研究表明，IOL 植入后如果有旋转偏位，在术后 1 周时就应该及时调整[138]。

四、多（双）焦点 IOL

白内障手术后，因为传统的 IOL 缺乏调节能力，无法解决老视的问题，这和老年人日益增长的视力需求相矛盾：他们希望在看远处舒服的同时看近处也清楚。因此，在 1983 年，Hoffer 医生提出多焦点 IOL 概念，在 1986 年，Pearce 医生植入了第一枚双焦点 IOL。

从原理上，多焦点 IOL 可以分为折射型多焦和衍射型多焦。2014 年的一篇荟萃分析提示，折射型多焦点 IOL 在远距离视力上具有优势，但是衍射型多焦点 IOL 在中间距离视力、近距离视力、脱镜率上则更有优势[139]。目前市面的多焦点 IOL 中，衍射型多焦点 IOL 居多。

在远距离视力上，双焦点 IOL 取得了意料之中的满意结果。在近期的一篇荟萃分析中，纳入了 37 篇研究共 6334 眼，其结果显示，未矫正远距离 logMAR 视力基本可以达到 0[140]，达到了屈光手术的要求。令人感到欣慰的是，双焦点 IOL 在近距离视力上，有了明显的改善，这正是双焦点 IOL 设计的初衷，因为近距离视力的大幅提高，目前白内障术后整体脱镜率从植入单焦点 IOL 后的 7.5%～12.0% 上升到植入多焦点 IOL 后的 81.3%～84.9%[141]。

多焦点 IOL 依然存在一些问题：①多焦点 IOL 的分光效应，将入射眼睛的光线分成不止一个物像，使得对比敏感度和调制传递函数下降，造成了眩光、光晕等不良视觉现象[142]。②传统的多焦点 IOL 虽然解决了能同时看近和看远的问题，但是中间距离视力仍然无法得到保证。中间距离一般指的是相当于前臂长度的距离，中间距离视力是许多重要活动如使用电脑、烹饪等非常依赖的视力范围。

五、三焦点 IOL

虽然三焦点 IOL 仍然存在一些多（双）焦点 IOL 存在的分光效应、不良视觉现象、后发性白内障等问题，但它在一定程度上能解决双焦点 IOL 带来的中间距离视力不足的问题，它在全程视力上，尤其是在中间视力上，优于双焦点 IOL[143,144]。目前国内使用的其中一种三焦点 IOL 是德国蔡司公司的 AT LISA tri 839MP，一篇较新的荟萃分析宣称蔡司三焦点 IOL 在远中近距离视力上均优于双焦点 IOL[145]。另外，美国爱尔康公司生产的 PanOptix 三焦点 IOL[146,147]，已获得美国 FDA 批准，已于 2020 年在我国上市。

六、可延长视程型 IOL

可延长视程型 IOL 在中间距离视力上，也得到了显著的改善。这种 IOL 不同于传统多焦点 IOL，它实际上是把焦点延长，理论上它会减少多焦点 IOL 因为分光效应带来的不良反应[148]。目前国内使用的可延长视程型 IOL 主要是 AMO 的 Tecnis Symfony（图 7 - 15）。

目前文献报道中，可延长视程型 IOL 在远距离视力和中距离视力上，均得到了满意的效果[149]，并且能够带来满意的立体视力[150]。可延长视程型 IOL 在近距离视力上的表现有待于进一步提升，其表现相当于低附加度数的双焦点 IOL，而不如高附加度数的双焦点 IOL[151]。因此，有术者选择采用保留一定负度数（术后目标屈光度：- 0.5 D 到 - 1 D）的方法来兼顾术后近距离视力。

七、区域折射型 IOL

区域折射型 IOL 是一种特殊类型的折射型 IOL，也叫作旋转非对称多焦点 IOL[152]，该人工晶状体有两部分不对称折射区域，一部分负责提供近距离视力；另一部分负责提供远距离视力（图 7 - 16）。一般认为中间过渡区是无功能区，但有研究提示，两部分区域的中间过渡部分也能提供部分中间视力，其中间距离视力的表现与可调节 IOL 相当，但在近距离视力的表现上，可能与低附加度数的双焦点 IOL 相近，而不如高附加度数的双焦点 IOL[153]。

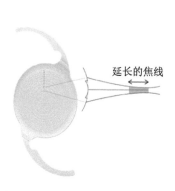

图 7 - 15　AMO 公司的 TECNIS
Symfony 可延长视程 IOL

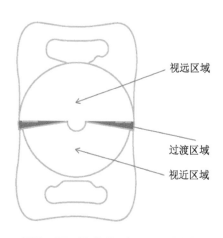

视远区域

过渡区域

视近区域

图 7 - 16　欧蓝 Oculentis 区域折射
多焦点人工晶状体的光学设计

延长的焦线

目前几大重要的 IOL 公司，如蔡司、爱尔康、AMO 等，都有完整生产 IOL 的产品线。以蔡司 IOL 家族为例，他们除生产球面 IOL 之外，还有高端非球面 IOL、散光矫正 IOL、双焦点和三焦点 IOL，甚至还有矫正散光的三焦点 IOL 等待上市。

八、可调节 IOL

可调节 IOL 在一定程度上能克服老视的问题[154]。虽然可调节 IOL 并没有形成多个焦点，但是人们普遍上还是把它归入到广义的多焦点 IOL 范畴，以便和传统的单焦点 IOL 区别开。与单焦点 IOL 相比，可调节 IOL 在近距离视力上明显有优势，但是在远距离视力上效果可能更差，造成这一现象的原因可能与可调节 IOL 植入后的后发性白内障发生概率更高有关[155]。

但是正如前文所述，可调节 IOL 难以回避诸如老年人睫状肌老化和晶状体囊袋钙化等问题，目前它在国内已经渐渐淡出市场，或许新一代的生物型可调节 IOL 值得期待。

九、IOL 材料的发展

IOL 的材料也在不断发展，丙烯酸酯材料和 IOL 一直有着不解之缘。最早的人工晶状体材料是 PMMA。这种材料是一种硬性强热塑材料，具有良好的光学透明性。其含水量低，气体扩散常数小，具有很强的抗光照、氧化及水解的性能。如果加入紫外线基团，还能阻止紫外线辐射。空泡现象最早就是在 PMMA 材料的人工晶状体中被发现的[156]。

改变 PMMA 异丁烯酸主链的链接基团，就能得到疏水性丙烯酸高聚物，和前者一样，它也具有含水量低、折光系数高等特点，但不同的是，疏水性丙烯酸高聚物具有较长的碳氢支链，使其在室温时柔韧性增加。此外，还有亲水性丙烯酸高聚物（又叫水凝胶）和硅凝胶材料制成的人工晶状体。

表 7-2 总结了目前市场主流的几个人工晶状体平台用的材料。

表 7-2 国内市场主流的人工晶状体平台用的材料

公司	IOL 平台	材质
蔡司	MICS	亲水性丙烯酸酯，表面疏水处理
博士伦	Akeros	亲水性丙烯酸酯
强生 AMO	TECNIS	疏水性丙烯酸酯
爱尔康	AcrySof	疏水性丙烯酸酯
豪雅	iSert	疏水性丙烯酸酯

疏水性丙烯酸酯 IOL 可能会面临着 IOL 闪辉（glistening）现象，其本质就是 IOL 中出现了微空泡。

关于人工晶状体中闪辉发生的比例，不同文献报道的结果不一致，有的只有 29.5%[157]，有的达到 57%[158]，有的高到 86.5%[159]，甚至 100%[160]。目前关于闪辉现象的解释主要基于两个理论：其一是热应力引起 IOL 材料的不稳态分解，并逐渐解离为不溶性单体；其二是眼内液与人工晶状体内部腔隙间的渗透压梯度形成弥漫性分布的微液泡。但这些理论并不是最终结论，有待进一步考证。当然亲水性丙烯酸酯 IOL 也会有诸如人工晶状体钙化的问题。

十、总结

总之，IOL 的发展并非一蹴而就，而是一个不断发展变化的过程。本质上说，IOL 的最根本目的就是恢复晶状体的三大功能：透光、屈光和调节。想要获得满意的这三大功能就需要在 IOL 的材料和设计上不断推陈出新，直到 IOL 能无限接近正常的晶状体。

第三节　部分眼科 SCI 期刊及其介绍

 导读

眼科相关的 SCI 期刊较多，基本涵盖基础研究、临床研究、技术创新、科研假说等众多方面，在进行投稿时需要作者详细阅读期刊的作者导读，了解文章类型及格式要求，针对性地做好准备可以节约很多时间。以下重点介绍眼科耳熟能详且影响因子较高的几个期刊，各个期刊的影响因子及 H 指数每年都会发生变化，此处提供 2020 年的参考数据（来源 SCIMAGO INSTITUTIONS RANKINGS）。感兴趣的读者可以点击杂志界面网址进行相关信息的阅读。

本章节学习目的

◇ 了解眼科相关期刊
◇ 了解影响因子较高的几个期刊

1. *Progress in Retinal and Eye Research*

Progress in Retinal and Eye Research 是 Elsevier 旗下的期刊，在眼科中具有很重要的地位，2020 年影响因子为 21.198，但期刊一般不接受投稿，主要是约稿，以综述的形式对某一疾病或者某一方面进行系统的阐述，具有较强的可读性，含金量较高，是研究生寻找科研思路及方向的不二选择。

2. *Ophthalmology*

Ophthalmology 是美国 AAO 协会下的劲旅期刊，影响因子目前已达 12.079，接受基础、临床、流行病学调查、综述等各类文章，中稿比较难，目前也上线了 *Ophthalmology Retina* 子刊，虽然子刊目前还没有影响因子，但相信在主刊的影响下，每年会有不同程度的发展。同样文章具有较强的可读性及引导性，也是研究生开阔视野的不错选择。

3. AMERICAN JOURNAL OF OPHTHALMOLOGY

AMERICAN JOURNAL OF OPHTHALMOLOGY 是 Elsevier 旗下的老牌期刊，影响因子为 5.258，涵盖眼科基础及临床研究，在眼科同行中具有较高的地位。

4. Investigative ophthalmology & visual science

Investigative ophthalmology & visual science 是 ARVO 协会下的官方期刊，影响因子为 4.799，该期刊强调研究的原创性及对临床和疾病认识的引导性。喜欢钻研基础研究方面的研究生可以多阅读此期刊文献，应该会有不小的收获。

5. Retina

Retina 是 Lippincott Williams & Wilkins Ltd. 旗下关于视网膜研究方面的期刊，影响因子为 4.256，涉及临床与基础，与之相对应的 *Retina case report* 期刊都是眼底病医生的最爱。

6. JOURNAL OF CATARACT AND REFRACTIVE SURGERY

JOURNAL OF CATARACT AND REFRACTIVE SURGERY 是 Elsevier 旗下的老牌期刊，影响因子为 3.351，是 ASCRS 和 ESCRS 协会的官方期刊，也是白内障专业针对性很强的期刊，有很多关于白内障手术技巧、IOL 度数计算公式优化、IOL 长期并发症的专业报道。

7. JAMA Opthalmology

JAMA Opthalmology 是 JAMA 旗下期刊，所以也是眼科专业影响力很大的期刊之一，收纳眼科 meta 分析、临床及基础方面的原创性研究，是高质量文章的不错选择。

8. Ocular Surface

Ocular Surface 是 Elsevier 旗下的季刊，有黑马的感觉，影响因子突飞猛进。注重眼表研究的主要发现，涉及视光学、基因学、分子生物学、药理学、免疫学、感染性疾病及眼表疾病的流行病学。

9. British Journal of Ophthalmology

British Journal of Ophthalmology 是 BMJ 旗下历史较为悠久的眼科专业期刊，1917 年通过将皇家伦敦眼科医院报告与检眼镜和眼科记录合并而建立，主要涉及眼科临床相关的研究，也包含基础研究及一些重大研究方面的综述。

10. Journal of Refractive Surgery

Journal of Refractive Surgery 由 SLACK 出版社出版，是 AAO 合作伙伴国际屈光手术学会的官方期刊，每月一次的同行评议医学杂志，内容涵盖屈光手术和基于晶状体的光学手术。

总之，科研和 SCI 文章（表 7-3）的发表是一名会思考的临床医生的附加价值，大家应该明确，基于临床实际问题而衍生的相关研究和文章会不断促进临床技术发展和进步，所以，科研不仅仅是基金项目和荣誉，更重要的是思想的共鸣。通过学习他人的研究成果，可以将有价值的方法和技术在实际临床工作中进行推广和应用，甚至做二次创新与完善，科研的交流与分享是国际化的，所以最终促进的不仅仅是个人的发展，而是整个眼科学界甚至是医学界的发展，最终改变的是卫生技术水平和知识体系的认知，希望大家可以积极找寻自己感兴趣的科研点进行研究，并将研究成果进行发表分享，不仅让别人知道你手术做得漂亮，也让别人看到你科研上的闪光点，争取做一名综合实力强的大师级眼科医生。

表7-3 眼科常用的 SCI 期刊 2020 年影响因子及 H 指数参考列表

排序	期刊名称	影响因子	H 指数
1	Progress in Retinal and Eye Research	21.198	152
2	Ophthalmology	12.079	244
3	AMERICAN JOURNAL OF OPHTHALMOLOGY	5.258	186
4	JAMA Ophthalmology	7.389	196
5	Retina	4.256	120
6	Ocular Surface	5.033	65
7	British Journal of Ophthalmology	4.638	153
8	Investigative ophthalmology & visual science	4.799	218
9	Journal of Refractive Surgery	3.573	96
10	JOURNAL OF CATARACT AND REFRACTIVE SURGERY	3.351	142
11	ACTA OPHTHALMOLOGICA	3.761	87
12	SURVEY OF OPHTHALMOLOGY	6.048	132
13	Documenta Ophthalmologica	2.379	55
14	Annual Review of Vision Science	6.422	26
15	Cornea	2.651	117
16	Translational Vision Science and Technology	3.283	21
17	Experimental Eye Research	3.467	125
18	Current Opinion in Ophthalmology	3.761	86
19	BMC Ophthalmology	2.209	43
20	Ophthalmic and Physiological Optics	3.117	66
21	Graefe's Archive for Clinical and Experimental Ophthalmology	3.117	101
22	Ophthalmologica	3.250	60
23	Ocular Immunology and Inflammation	3.070	56
24	CLINICAL AND EXPERIMENTAL OPHTHALMOLOGY	4.207	74
25	Japanese Journal of Ophthalmology	2.447	56
26	JOURNAL OF PEDIATRIC OPHTHALMOLOGY & STRABISMUS	1.402	46
27	Eye	3.775	98
28	Journal of Vision	2.240	113
29	Journal of Glaucoma	2.503	88
30	Vision Research	1.886	164

第四节　相关计算工具及手术学习资源

 导读

　　现今网络技术的飞速发展为我们医学工作者提供了丰富的学习资源，白内障手术的整体成功除了手术本身，涉及正常及特殊情况下 IOL 度数计算也是手术成功很重要的因素，下面我们会将现有的网络共享资源罗列出，希望方便大家在日后的临床工作中针对性地选用合适的网络工具开展临床工作及相关科研工作。

　　注意：由于网络资源获取的限制，所以有些网站可能需要连接 VPN 之后方可使用。

本章节学习目的

　　◇ 了解现有网络共享资源
　　◇ 学会借鉴网络工具开展临床工作

　　1．https://www.apacrs.org/
　　该网站为亚太白内障协会的专业网站，其内含有大量的学习资源及常用工具。本网站上面有全面的 Barrett 各种情况下相关 IOL 计算公式，包括各种眼轴长度、散光 IOL、角膜屈光手术眼 IOL 计算及 IOL 置换等 IOL 计算工具，涵盖面极为广泛，大家可以自行选择。

　　2．http://ascrs.org/
　　美国白内障及屈光手术协会专业网址，其线上的 online 工具里面有包含 Hill-RBF 及 Toric 植入术后结果分析的在线软件，能方便术者查找问题的原因。另外，该网站上面的"Astigmatism Double Angle Plot Tool"是对于散光研究者很有帮助的一个分析工具，可以实现散光研究的国际标准化。

　　3．https://www.myalcon-toriccalc.com/#/calculator
　　Alcon 网站上关于 Toric 人工晶状体的计算公式，使用的仍然是 Barrett Toric 计算公式。

　　4．https://www.amoeasy.com/toric2（bD16aCZjPTA1MA＝＝）/Toric.htm
　　AMO TECNIS 人工晶状体度数计算平台，包括 Toric Multifocal 和 Toric Monofocal 两大类，可以根据临床需要进行相应的选择及使用。

　　5．https://www.physioltoric.eu/
　　针对 PhysIOL 所使用的 Monofocal Toric 和 Trifocal Toric 人工晶状体计算公式，本计算公式嵌合了 Abulafia-Koch 回归公式，以提高公式的精准度。

　　6．http://www.iolcalc.com/
　　基于 AI 设计的 LADAS 超级计算公式，目前尚未涉及 Toric 及角膜屈光术后的 IOL 计算，主要是 AL 长度在 15 ~ 35 mm 的 IOL 度数计算，申请注册后可以使用。我们研究课题组也利用其在线计算公式进行了部分研究，所以感兴趣的医生也可以进行这方面的研究（图 7 - 17）。

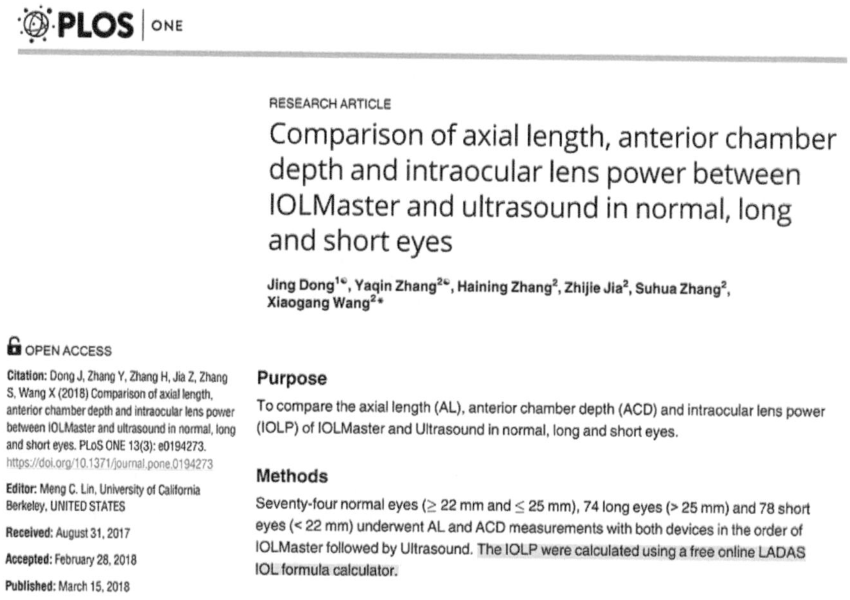

PLOS | ONE

RESEARCH ARTICLE

Comparison of axial length, anterior chamber depth and intraocular lens power between IOLMaster and ultrasound in normal, long and short eyes

Jing Dong[1c], Yaqin Zhang[2c], Haining Zhang[2], Zhijie Jia[2], Suhua Zhang[2], Xiaogang Wang[2*]

OPEN ACCESS

Citation: Dong J, Zhang Y, Zhang H, Jia Z, Zhang S, Wang X (2018) Comparison of axial length, anterior chamber depth and intraocular lens power between IOLMaster and ultrasound in normal, long and short eyes. PLoS ONE 13(3): e0194273. https://doi.org/10.1371/journal.pone.0194273

Editor: Meng C. Lin, University of California Berkeley, UNITED STATES

Received: August 31, 2017

Accepted: February 28, 2018

Published: March 15, 2018

Purpose

To compare the axial length (AL), anterior chamber depth (ACD) and intraocular lens power (IOLP) of IOLMaster and Ultrasound in normal, long and short eyes.

Methods

Seventy-four normal eyes (≥ 22 mm and ≤ 25 mm), 74 long eyes (> 25 mm) and 78 short eyes (< 22 mm) underwent AL and ACD measurements with both devices in the order of IOLMaster followed by Ultrasound. The IOLP were calculated using a free online LADAS IOL formula calculator.

图 7 - 17　2018 年我们课题组利用 LADAS 进行相关研究发表的文章

7. https://zcalc.meditec.zeiss.com/

Zeiss 旗下的 IOL 计算公式，目前未引入我国（可能和相应 IOL 未进入国内销售有关），可以实现角膜屈光术后、Toric 及常规状态下 IOL 计算。

8. IOL 计算相关手机 APP

一些运营商开发出了与手机相互嵌合的 APP 系统，方便医生可以随时随地进行常规 IOL 计算的选择，与网站链接的复杂性相比，其计算系统相对简单，所以在使用时应该注意最终结果的选择，防止出现不良事件。也有 APP 设计了用于 Toric 人工晶状体术后实际植入轴位的分析系统，方便医生在随访时观察 Toric 植入术后患者术眼 IOL 放置轴位的变化情况。

9. https://cataractcoach.com/

该网站是一个关于各种白内障手术视频（初级、中级、高级）分享的专业网站，以教学为目的，由美国 Jules Stein Eye Institute 的 Uday Devgan 教授发起，其内含有大量的白内障手术相关学习资源，涵盖面极为广泛，且持续更新，大家可以自行选择感兴趣的手术视频进行学习（图 7 - 18）。

总之，我们相信，关于 IOL 度数计算的公式和种类及手术技术分享不仅仅是以上提及的几种，还有很多没有一一列举，同时我们也相信，日后随着生物测量技术的进步及

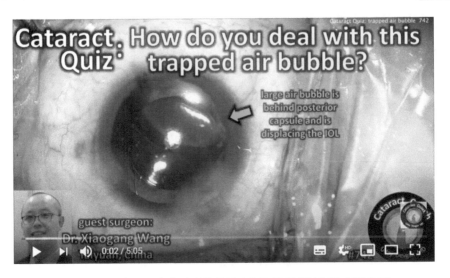

图 7 - 18 笔者关于术中玻璃体腔巨大气泡的视频被网站采用分享，
虽然是一例处理不太合理的病例，但终归为读者提供了一定的参考

IOL 种类的不断更新，会有更多更新的计算公式诞生，为患者术后精准的屈光质量提供更好的保障。同时，随着各位手术医师自身手术技术的不断提高及对白内障手术设计的不断认识，希望可以在提高技术本身的同时，从观念上也能逐渐实现由复明性白内障手术向屈光性白内障手术的转变，最终为更好地提高我国白内障患者术后视觉质量而不断努力。

第五节　推荐相关阅读书籍

 导读

　　书籍的阅读一方面会增加我们的理论知识，让我们的头脑提前做好各种应对准备；另一方面通过理论与实践相结合，可以将自己对手术本身各个方面的理解提高到另一个更高的层次；再者书籍阅读的过程也是解决问题和发现问题的过程，如果相关书籍及其他相关资料均无法找到你需要的答案，这也就给了你开展这方面研究的机会。所以，作为一个"活到老，学到老"的职业，阅读专业书籍是我们应该坚持下去的一个好习惯。在此，作者将与白内障手术相关的几本书推荐给广大学习爱好者，希望可以丰富你的理论知识，提升你对超声乳化手术的进一步认识，同时也希望可以为你后续技术的提升奠定坚实的基础。

　　本章节学习目的

　　◇　了解相关图书
　　◇　了解白内障手术相关图书（书籍排名不分先后）

1.《劈核及高阶超乳技术》(处理复杂白内障手术的策略与技巧)

书籍介绍链接信息来源于：https://cybersight.org/portfolio/劈核及高阶超乳技术－处理复杂白内障手术的策略与技巧/

备注：此书籍在参加 APACRS 类会议时会有免费赠送版本，大家可以委托参会的老师为大家带回，但书籍的分量比较重。

2. *Manual of Phaco Technique*：*Text and Atlas*

个人认为，印度的白内障手术量和手术技术应该在世界眼科届占有一席之地，在 APACRS 等会议中可见到很多来自印度的教授进行讲解及手术演示，而且每年国际白内障专业会议的电影节上不乏印度人的身影。这本书是我在印度学习白内障手术时用到的一本教科书，是第二版（2014 年出版），第一版是 12 年前写的，很受欢迎，所以作者进行了第二版的修缮。术中的知识讲解透彻，并结合大量的图片，是初学者比较好的选择。未找到译本，所以学习本书的同时可以提高自己的专业英语，何乐而不为呢。

3. *PHACODYNAMICS* (*Mastering the Tools and Techniques of Phacoemulsification Surgery*)

白内障手术由于超声乳化技术的介入大大地提高了手术的技术含量，使得手术的安全性更高，也为微小切口下的白内障手术提供了可能。对所使用设备超乳液流系统地掌握是超声乳化手术中很重要的方面，就如同战士需要熟悉自己的武器一样，每个超声乳化手术医生都应该熟悉自己使用的超声乳化设备的性能及优劣，并通过一定的设置及参数调整，将设备的性能调整至最佳状态，使其为手术的顺利完成保驾护航。本书以简单易懂的图文形式将液流系统展现在医生眼前，同时列举了不同状态下的参数设置及出现异常情况的原因探讨，便于读者以思考的形式阅读和理解本书的精华。目前也是英文版本，所以需要大家耐心细致地读下去，应该会有不小的收获。

4.《微小切口白内障手术学》

本书是一本兼具系统性、实用性、先进性，并能引领术者完成"入门—进阶—熟练"成长曲线的白内障手术工具书。笔者也是从阅读这本书开始正规学习白内障手术的，所以在这里向大家推介，本书讲解的不仅仅是超声乳化手术，还涉及其他手术方式及相关并发症的处理，同时也有相关的手术视频演示，会为大家提供更直观的学习资料，希望大家可以从中汲取自己所需要的知识。

5. *Phacoemulsification and intraocular lens implantation* (Second Edition)

本书有原版和汉化翻译版两个版本，本书第二版原版由 William J. Fishkind 教授领衔国内外知名的眼科医生组成的一流团队合作编撰而成，为临床医生提供了宝贵的临床经验，书中配有相应的插图及手术视频便于读者更加具体化理解手术步骤的意义及了解手术并发症的应对策略，术中提及一些特殊情况的处理，主要包括小瞳孔、术中虹膜松弛综合征、悬韧带松弛或离断、囊袋不完整等。本书第二版在新技术、新方法方面进行了相关知识的补充与添加，将飞秒激光辅助白内障手术及各种高端人工晶状体的相关知识进行了更新完善，旨在为白内障手术初学者能够认识及针对性合理处理并发症提供较为完善的知识体系，同时将新技术引进，使得初学者及时更新相关知识，做好知识储备，最终降低手术风险，提高患者预后。

6. *More phaco nightmares* (*Conquering cataract catastrophes*)

手术并发症的处理是初学者应该具备的基本知识体系，其可为顺利完成手术提供保障，通过并发症的学习可以增强术者的自信心及提高术者处理问题的能力。本书由印度知名医生 Amar Agarwal 教授主编完成，主要侧重于术中各种并发症的处理，从基础并发症逐步升级至噩梦级并发症，并针对各种并发症的发生情况进行分析、方案设计及提出针对性解决问题的方法。主要内容涉及超声乳化设备、术中后囊膜破裂、术中虹膜松弛、瞳孔成形术、人工晶状体光学部夹持等多方面内容。希望初学者可以从中获益并利用自身经验不断提升各种并发症的应对策略，逐步建立自己的并发症应对体系，逐步成长为一名优秀的手术医生。

7. *Practical astigmatism* (*planning and analysis*)

白内障手术医生应该对角膜散光这个向量指标有一定的认识，即使是初学者，也应该了解散光的重要性及对患者视觉质量的影响，通过手术设计使得患者术后总散光得到降低或者解决，改善患者术后视觉质量及满意度，应该是每位手术医生的目标。本书由眼科医生 Noel Alpins 教授主编完成，他建立了用于散光分析的 Alpins 分析方法，至今仍广为使用。本书相关知识主要包括规则散光与不规则散光、散光对手术设计的指导及影响、如何优化角膜松解切口手术效果、如何选择及读取角膜散光测量设备数据等，阅读本书可以让大家对角膜散光的重要性及处理有全方位的了解与认知，为日后散光人工晶状体的选择、飞秒激光辅助散光矫正等手术方案的优化提供保障。

总之，手术医生的成长不但需要手术技术熟练程度的不断练习，同样需要术者具有深厚的知识储备，中国古话讲"活到老，学到老"，这个熟语用在医学界更为贴切。作为不断成长与积累的白内障手术医生，从书籍及他人的知识分享中汲取营养与吸取教训是成长的捷径，希望大家可以博取众家之长以补充自己的短板，同样任何一本书均有不完美之处，也希望大家争取认识每本书中提及的知识与内容，将学到的知识与自身技术进行融合，真正做到学以致用、活学活用，甚至可以提出自己的创新之处，真正做到阶梯式的成长与发展。

第六节　白内障超声乳化手术相关专家共识解读

导读

自 20 世纪 60 年代白内障超声乳化手术由犹太裔美籍眼科医生 Charles D. Kelman 在临床发明使用以来，目前已成为全球治疗白内障的主流手术方式。而且随着超声乳化技术的不断进步、评估手术前后视觉质量设备的出现和新型功能性人工晶状体的研发及使用，白内障的治疗已从当初单纯的复明性手术逐步迈向精准的屈光性手术。为了最大限度降低手术的风险和并发症，同时保障白内障患者术后卓越的视觉质量，中华医学会眼科学分会白内障与人工晶状体学组在白内障手术的多个方面组织专家进行讨论，并达成共识供我国白内障手术医生参考，如白内障围手术期的相关问题、人工晶状体屈光度数计算公式的优化与选择、功能性人工晶状体的选用、飞秒激光辅助的白内障手术规范等。对于白内障手术医生来说，特别需要重视手术的安全性和术后屈光度的可预测性；对于患者而言，特别在意的是术后的视觉质量与生活质量。因此，本部分内容会针对性解读白内障相关专家共识，为广大年轻白内障手术医生提供规范性的临床指导，使其在安全有效的前提下开展白内障手术，最终实现每个白内障患者最优化的术后视觉效果和生活质量。

 本章节学习目的

◇ 掌握超声乳化治疗白内障围手术期相关的专家共识内容
◇ 掌握人工晶状体屈光度数共识中公式的选择和常数的优化方法
◇ 了解功能性人工晶状体的选择与使用原则
◇ 了解白内障手术前后评估视觉质量的设备与参数

　　从针拨术到逐步兴起的精准屈光性白内障手术，我国的白内障治疗技术得到了长足的进步和发展[161]。超声乳化白内障摘除联合人工晶状体植入术是目前白内障患者复明的主流手术方式。但随着生活条件的日益提高和人们健康意识的增强，视觉健康不仅需要结构完整，同时要求功能完善。当白内障手术将混浊晶状体摘除后，角膜的光学质量成了影响全眼光学质量的首要因素。为了个性化地重建和优化白内障术后眼球光学系统，优选与全角膜光学特性相匹配的人工晶状体成了影响屈光性白内障术后视觉质量优劣的重要因素[162]。只有在白内障手术设计的各个环节避免、补偿和矫正眼球光学系统上的缺陷，才能让术后患者不仅仅实现"看得见"（单纯复明手术），更能让患者"看得清晰、看得舒适、看得持久"（精准屈光手术）[163]。

　　精准屈光性白内障手术作为屈光手术的一种，也要符合屈光手术的一些原则。屈光手术的一般性原则包括安全性、有效性、准确性、稳定性和最小损害。此外，屈光手术还有3个重要的视光学原则，即最佳矫正原则（看得清晰）、合理欠矫原则（近视患者适当欠矫以便视近时能看得舒适）和双眼平衡原则（避免视疲劳而看得持久）。目前中华医学会眼科学分会白内障与人工晶状体学组围绕以上原则陆续推出了多个超声乳化白内障吸除术专家共识。本章节的目的就是整理汇总这部分的专家共识，并结合最新的文献资料，突出重点，为年轻白内障手术医生提供参考。

一、白内障围手术期相关专家共识解读

1. 术前睑板腺功能及干眼的评估

睑板腺的健康状态直接影响到泪膜的稳定性，轻者无自觉症状，重者则表现为干眼。如果术前存在泪膜不稳定而未及时治疗，则可能会影响角膜曲率测量的准确性，最终也会导致人工晶状体度数测量出现误差。在《我国睑板腺功能障碍诊断与治疗专家共识（2017 年）》中提到睑板腺功能障碍（meibomian gland dysfunction，MGD）的全身危险因素主要包括女性停经、年龄、胆固醇水平高、糖尿病等，而这些情况也正是年龄相关性白内障人群面临的问题[164]。有研究报道高达 50% 的白内障术前患者存在无症状的 MGD[165]。由于 MGD 是干眼的常见病因之一（脂质异常型干眼），因此，对于上述拟行白内障超声乳化手术的高危人群，建议在术前评估睑板腺的形态和功能并预测术后可能的干眼情况，为白内障手术前后制定正确的治疗方案奠定基础[166]。

临床医生可以从症状和体征两方面对睑板腺功能进行评估。常见的症状包括眼干涩（晨重暮轻）、眼痛、眼痒、异物感、视力波动、眼部分泌物增多等；常见的体征包括睑缘改变、睑板腺分泌异常和睑板腺缺失。由于白内障手术本身及术中眼表消毒液的使用会诱发或加重 MGD 及干眼[167,168]，对于术前已存在 MGD 和（或）干眼症的患者，建议先行相关治疗，在症状和体征改善后（如泪膜破裂时间基本正常）再行白内障手术治疗[169]，并在术后继续给予积极的干预，将会有助于缓解手术本身引起的 MGD 加重及干眼症状[170,171]。白内障术后干眼可表现为视力不稳定，针对不同类型的干眼可采用对应的泪膜源性治疗（tear film-oriented therapy）方案，如泪液缺乏型干眼可使用人工泪液；如脂质层受损，在使用人工泪液的同时还需要重点处理 MGD。

2. 白内障围手术期非感染性炎症反应防治

由于白内障超声乳化摘除术围手术期的手术应激、理化因素改变等引起的术后非感染性炎症反应，导致血 - 房水和血 - 视网膜屏障破坏、血管渗透性增加和房水蛋白含量提高，出现前房炎症反应、黄斑囊样水肿（cystoid macular edema，CME）以及易被误诊为感染性眼内炎的眼前节毒性综合征（toxic anterior segment syndrome，TASS)[172]。

在药物使用方面，《我国白内障围手术期非感染性炎症反应防治专家共识（2015 年）》[173]建议在白内障术前使用非甾体类抗炎药滴眼液，这将有利于维持术中瞳孔散大，减轻眼痛、眼胀等不适症状，还可在一定程度上预防白内障术后黄斑囊样水肿。但非甾体类抗炎药滴眼液容易引起眼表刺激症状，对于已经存在眼表损伤、病变和毒性反应倾向的患者应慎用。在白内障术后 2 周内，建议术眼局部联合使用甾体类和非甾体类抗炎药滴眼液，每天 4 次，两种药物使用间隔 15 分钟。为了避免长期使用甾体类抗炎药滴眼液并发的高眼压，2 周后视情况可只继续使用非甾体类抗炎药滴眼液，一直使用到术后 4~6 周。若术后 6 周检查未发现任何炎症反应，可停用所有药物。

对于存在特殊眼部情况且需行白内障手术的患者，如合并葡萄膜炎、高度近视、青光眼，糖尿病白内障患者、儿童白内障患者或其他复杂白内障吸除术者，均为术后非感

染性炎症反应的高危人群，用药原则是需要结合患者的病情个性化地决定给药剂量和途径，并适当联合睫状肌麻痹剂，防止瞳孔后粘连。此类患者应密切监测、加强术后随访。

合并葡萄膜炎的白内障吸除术，术前需确保术眼炎症反应静止期维持 1～3 个月。《我国白内障围手术期非感染性炎症反应防治专家共识（2015 年）》指出[173]，炎症反应静止的体征为前房浮游物完全消失或仅有轻度房水闪辉。对于合并高度近视和糖尿病的白内障患者，因其对糖皮质激素反应过强而容易引起糖皮质激素性青光眼，术后应选用对眼压影响小的糖皮质激素滴眼液，且不宜长期使用。可同时联合非甾体类抗炎药滴眼液，以减少糖皮质激素药物的用量和使用时间。儿童患者行白内障吸除术，术后反应会重于成人，术毕可在球结膜下注射糖皮质激素，术后局部联合甾体类和非甾体类抗炎药滴眼液并加用睫状肌麻痹剂。但儿童白内障手术患者易并发糖皮质激素性高眼压，术后需密切监测眼压情况，抗炎与眼压控制应同时进行。

除围手术期使用药物控制术后非感染性炎症反应以外，术中轻柔操作也非常重要，特别是要减少虹膜刺激和过度操作，青年白内障手术医生应根据自身白内障手术掌握的熟练程度选择难度适宜的患者，最大限度减少眼部医源性损伤，保障患者的术后视功能。

3. 白内障围手术期感染性眼内炎防治

《我国白内障摘除手术后感染性眼内炎防治专家共识（2017 年）》[174]是在《我国白内障术后急性细菌性眼内炎治疗专家共识（2010 年）》[175]和《关于白内障围手术期预防感染措施规范化的专家建议（2013 年）》[176]的基础上进一步地优化与完善。《我国白内障摘除手术后感染性眼内炎防治专家共识（2017 年）》主要从预防和治疗白内障术后发生感染性眼内炎两方面进行详细阐述。

在白内障围手术期预防感染方面，虽然欧洲白内障及屈光手术学会（European Society of Cataract and Refractive Surgeons，ESCRS）推荐白内障术毕在前房注射抗生素替代术前局部使用抗生素滴眼液，但结合我国国情及白内障手术前后局部抗生素滴眼液的使用效果，围手术期局部使用抗生素滴眼液仍然是非常必要且十分有效的眼内感染预防措施，推荐使用氟喹诺酮类和氨基糖苷类等广谱抗生素滴眼液，术后更加推荐使用眼内穿透性更强的氟喹诺酮类滴眼液。此外，白内障术中睑缘及结膜囊使用聚维酮碘消毒液严格消毒是降低术后眼内炎发生率的关键措施之一[177]。为防止术后发生眼表损伤和继发干眼等并发症，《我国白内障摘除手术后感染性眼内炎防治专家共识（2017 年）》[174]推荐使用浓度为 1% 或低于 5% 的聚维酮碘进行结膜囊消毒。如笔者所在的眼科使用的是有效碘含量为 0.45%～0.55%（W/V）的聚维酮碘消毒液，术中直接使用该浓度聚维酮碘湿润的棉球用力擦拭睑缘及球结膜面 3 次，再用生理盐水冲洗干净后开始眼内手术。术后患者刺激症状小，且眼内感染的发生率较聚维酮碘使用之前明显减少。

在感染性眼内炎治疗方面，一旦发现白内障术后继发感染性眼内炎，需全面细致地评估眼部情况（如视力、眼内和眼底等），并进行眼前节照相和眼部 B 超及血常规等检查，以此判断病情，采取相应的治疗措施。对于未出现前房积脓的早期患者，可首选在玻璃体腔联合注射 10 g/L 万古霉素 0.1 mL 和 20 g/L 头孢他啶 0.1 mL，也可同时在玻璃体腔注射 0.4 mg 地塞米松注射液以减轻眼内炎症反应。根据用药后的反应情况，可每隔 2~3 天注射一次。需要注意的是，若感染性眼内炎发生在既往已行玻璃体切除术的白内障手术患者，由于此时玻璃体腔注射抗生素会迅速扩散至视网膜表面，为降低视网膜毒性，须考虑减少抗生素剂量。在玻璃腔注射药物之前，需先抽取适量的玻璃体液（0.2 mL 左右）进行细菌和真菌培养联合药敏检测，明确致病菌和药敏情况，以便更有针对性地进行治疗。对于急性重症眼内炎患者，需全身联合使用抗生素药物，如万古霉素 1 g q12 h 联合头孢他啶 1 g q12 h 全身静脉滴注。

对于何时进行玻璃体切除术治疗感染性眼内炎，《我国白内障摘除手术后感染性眼内炎防治专家共识（2017 年）》指出[174]：当玻璃体出现炎性混浊，患者视力为光感、更差或呈进行性下降时，或者玻璃体内注射无法有效控制病情时，建议采用玻璃体切除术。虽然既往担心对感染性眼内炎的患者行玻璃体切除术有发生视网膜撕裂或视网膜脱离的风险，但随着玻璃体切除器械的改进，安全性已明显提高，目前国内外的眼科专家都倾向于对白内障术后继发的感染性眼内炎采取更为积极的玻璃体切除术[174]。在视力较好时就进行玻璃体切除术，患者能获得更好的视力预后[178,179]。

若是继发真菌感染性眼内炎，由于其临床症状不典型、患者疼痛不明显而容易误诊。治疗方面也相对棘手，单纯玻璃体腔注射抗真菌药物往往无法有效控制感染，通常需要药物治疗联合玻璃体切除术和 IOL 囊袋取出术，同时全身使用抗真菌药物[180,181]。一旦误诊或未能及时正确处理，在病情迁延、严重时再行玻璃体切除术，视力预后往往不佳[182]。

4. 糖尿病白内障患者的围手术期处理

对于合并糖尿病的白内障手术患者，围手术期最重要的一点便是血糖的控制。术前血糖控制尚无明确的界线，既往的眼科相关书籍，如《眼科麻醉学》《手术学全集（眼科卷）》《眼科手术及有创操作常见问题与对策》《医院临床眼科技术操作规范（2004）》，提到的术前空腹血糖需控制在 7.8~8.9 mmol/L。最近，《中国糖尿病患者白内障围手术期管理策略专家共识（2020 年）》则推荐参考美国糖尿病协会建议的在外科手术病房将空腹血糖浓度控制在 5.5~10.0 mmol/L[183]。糖尿病患者各种眼部手术的并发症都高于非糖尿病患者，因此术后纠纷也会增加，此术前血糖参考范围的确定意义重大，特别是在医疗纠纷鉴定过程中有章可循，是对患者的负责，也是对医者的保护。糖化血红蛋白（HbA1c）能够反映患者最近 3 个月的平均血糖水平，比某一个时间点的即时空腹血糖更能准确体现患者近期的整体血糖控制情况，如果 HbA1c 高于 8.5%，同样建议推迟手术时间。

在糖尿病白内障患者围手术期用药方面，大的方向可参照《我国白内障围手术期非感染性炎症反应防治专家共识（2015 年）》《我国白内障摘除手术后感染性眼内炎防治专家共识（2017 年）》的内容[173,174]。由于糖尿病患者较常人抵抗力低且角膜切口愈合相对延迟，是术后发生感染的易感人群，因此在术前更加需要重视评估眼睑、结膜和泪道的情况，排除可能潜在的感染病灶，并在术前 1~3 天使用抗生素滴眼液，每天 4 次。术中使用聚维酮碘消毒液严格消毒睑缘和结膜囊，可大大降低术后感染性眼内炎发生率[184]。此外，由于糖尿病白内障患者术中容易发生瞳孔缩小、术后发生黄斑水肿和非感染性炎症反应较高，建议在术前 1 周开始使用非甾体类抗炎滴眼液至术后 6 周，但不建议全身使用激素类药物，以免引起血糖异常波动。如果患者在术中仍不能避免地发生了瞳孔缩小，可将肾上腺素按 1∶10 000~1∶15 000 稀释后于前房注射，也可用粘弹剂或虹膜拉钩、瞳孔扩张器等机械性方法扩大瞳孔。

正是由于糖尿病白内障患者在术中容易出现瞳孔缩小、前房过浅等情况，不仅增加了手术的难度，也加大了术中破后囊的发生率[185]。因此，为了降低破后囊的发生概率，术中应及时处理瞳孔缩小等增加手术难度的情况，可通过增加灌注、降低负压的方式减少前房浪涌，保护好后囊膜及眼部其他结构。此外，荟萃分析证实糖尿病白内障患者术后角膜内皮细胞更容易丢失[186]，这也提示术者尤其对于白内障手术的初学者应慎重选择有糖尿病的患者进行白内障手术。即使是手术经验丰富的白内障手术医生，术中也应轻柔操作，减少手术器械进出眼内的次数，缩短手术时间，注意前房深度和术中眼压的稳定。对于术前角膜内皮较少的患者（如低于 1000/mm^2），推荐使用具有角膜内皮保护作用的粘弹剂和灌注液。

糖尿病患者白内障术后更易发生后囊膜混浊，为降低后囊膜混浊发生率，术中应对前后囊膜进行抛光，以减少晶状体上皮细胞残留，同时宜选用疏水性丙烯酸酯人工晶状体，在术后相对延长非甾体类抗炎药滴眼液的使用时间，抑制炎症因子的释放。但需要注意的是，由于糖尿病患者容易并发角膜神经异常导致的眼表病变，术前需仔细评估眼表情况，对于眼表情况不良者，可在术前酌情加用人工泪液，严重者需要综合治疗，待情况改善后方可进行白内障手术。

最后，术者需要重视糖尿病白内障患者的眼底情况，术前应充分散瞳检查眼底，对于术前已有激光治疗指征且屈光间质透明度能够满足眼底激光治疗要求的患者，应先行眼底激光光凝治疗，再行白内障手术，或依照病情先行玻璃体腔注射抗血管内皮生长因子药物治疗，且在白内障术后仍然需要向患者强调定期复查眼底的重要性。对于术前眼底无法充分评估的糖尿病白内障患者，术后需要充分散瞳检查评估眼底情况，依照病情及时处理。越来越多的研究发现，白内障手术本身会加速糖尿病性视网膜病变的发生发展[187]，切忌忽略患者术后常规眼底病变的检查、随访与治疗。

二、人工晶状体计算公式的优选

随着白内障超声乳化技术的兴起，在眼内植入合适度数的人工晶状体就变得日益重要。对于不同个体，如何精确计算出相应的人工晶状体度数，需要一些重要的眼部参数。随着人工晶状体度数计算公式的不断优化，使用的眼部参数也越来越多，对术后有效人工晶状体位置（effective lens position，ELP）的预测性越来越好，精确性越来越高。

但即便如此，不同的计算公式仍有各自的特点和使用范围。为此，人民卫生出版社在2019年出版了《人工晶状体屈光度数计算专家共识和解读》一书[188]，为广大眼科临床工作者在人工晶状体屈光度数公式选择方面提供了详细的指导。

由于需要多个眼部参数代入公式才能进行计算，除公式本身的因素之外，在白内障术前精准测量眼部的各项参数也至关重要。光学生物测量仪器（如 IOLMaster）无须接触眼球、参数丰富且分辨率较高于超声，因此是精准测量眼部生物参数的首选。但是对于屈光间质严重混浊无法获得光学数据的患者，仍然需选择 A 超检查。对于光学生物测量设备，需要按照不同光学设备操作手册推荐方法定期使用模型眼进行校准，共识推荐至少每周一次。

各代人工晶状体屈光度数计算公式的主要差异来自于对 ELP 预测的准确性。第一代公式属于理论公式，第二代公式属于回归公式（如 SRK-Ⅱ公式），目前基本已被淘汰。第三代公式属于理论公式和回归公式的结合（如 SRK-T 公式、Hoffer Q 公式和 Holladay Ⅰ公式），引入了眼轴长度和角膜曲率两个参数来预测 ELP。第三代公式目前临床虽然仍在使用，但对于眼轴长度和角膜曲率都比较敏感，一旦这两个参数超出一定的范围，误差就会增大。第四代公式，如 Haigis 公式、Holladay Ⅱ公式、Olsen 公式，则引入了更多的眼部参数来预测 ELP，因此更加准确。目前最新一代的 Barrett Universal Ⅱ公式（在线地址：http://calc.apacrs.org/barrett_universal2105/）和基于人工智能的 Hill-RBF 计算方法（在线地址：https://rbfcalculator.com/online/index.html）因其计算结果与目标屈光度一致性很好而越来越得到白内障手术医生的认可。《人工晶状体屈光度数计算专家共识和解读》[188]按照眼轴长度推荐优选不同的人工晶状体计算公式（表 7-4），从表中可见，不管是哪个范围的眼轴长度，SRK Ⅱ公式都已经不再是推荐使用的计算公式。

表 7-4　《人工晶状体屈光度数计算专家共识和解读》推荐的眼轴长度与
人工晶状体度数计算公式选择

眼轴长度	可选择的人工晶状体计算公式
短眼轴（≤22 mm）	Hoffer Q 公式、优化后的 Haigis 公式、Barrett 公式
正常眼轴（22~25 mm）	SRK-T 公式、Hoffer Q 公式、Holladay Ⅰ公式、优化后的 Haigis 公式、Barrett 公式
长眼轴（≥25 mm）	SRK-T 公式、Holladay Ⅰ公式、优化后的 Haigis 公式、Barrett 公式

最近，有学者回顾分析了 13 种人工晶状体度数计算公式的准确性[189]，它们包括 Barrett Universal Ⅱ公式、Emmetropia Verifying Optical（EVO）公式（V.2.0）（在线地址：https://www.evoiolcalculator.com/calculator.aspx）、Haigis 公式、Hoffer Q 公式、Holladay Ⅰ公式、Holladay Ⅱ公式、Kane 公式（在线地址：https://www.iolformula.com/）、Næser 2 公式、Pearl-DGS 公式、Radial Basis Function（RBF）公式、SRK/T 公式、SRK/T2 公式和 VRF-IOL 公式。结果发现，虽然新出现的公式（如 Kane 公式、Barrett Universal Ⅱ公式等）准确性相对更高，但传统的公式同样具备很高的准确性。这提示我们，即使

不具备或不习惯使用新的人工晶状体度数计算公式，正确使用传统的计算公式仍然可以获得很好的效果。

对于存在圆锥角膜或已行玻璃体切除术等特殊眼部情况需行白内障手术的患眼，需注意公式选择的特殊性。由于圆锥角膜使得角膜曲率高且不规则，使用传统的人工晶状体度数计算公式时往往造成远视漂移。有研究发现，Kane 圆锥角膜公式（在线地址：https://www.iolformula.com/）的准确性最高[190]。由于 SRK/T 公式在非圆锥角膜眼随着角膜曲率增加术后近视漂移的现象越明显，刚好与圆锥角膜眼白内障术后容易远视漂移的现象相抵消。因此，在圆锥角膜眼使用传统的人工晶状体度数计算公式时，SRK/T 公式的准确性最高。但优势更明显的 Kane 圆锥角膜公式目前可在线免费使用，并且可以根据角膜曲率值的高低做出修正，推荐在伴有圆锥角膜的白内障患者中使用。对于既往已行玻璃体切除术的患眼，有研究发现 Barrett Universal Ⅱ公式、EVO 公式、Kane 公式和 Haigis 公式的准确性高且这四种公式的准确性相当[191]。

需要特别注意的是，对于已排除圆锥角膜但角膜曲率过大（≥46 D）或者过小（≤42 D）的术眼，一般不建议使用 SRK-T 公式[192]；对于眼轴≥25 mm 的术眼（包括既往做过玻璃体切除术），需要经 W-K 眼轴长度校正后再代入相应的计算公式[192,193]，如 Haigis WK 公式（优化后的眼轴长度 = 0.9621 × IOLMaster 眼轴长度 + 0.6763）、SRK-T WK 公式（优化后的眼轴长度 = 0.8981 × IOLMaster 眼轴长度 + 2.5637）和 Holladay Ⅰ WK 公式（优化后的眼轴长度 = 0.8814 × IOLMaster 眼轴长度 + 2.8701）等。总之，最新一代（第五代）的人工晶状体公式在特殊眼轴和角膜曲率等方面都表现出相对稳定的可预测性，值得推广使用。

对于人工晶状体还有一个不可忽视的概念，即 A 常数。虽然它是一个常数，但其却是高度可变的。A 常数是在标准模型眼中，根据人工晶状体自身的材质和设计，以及术后人工晶状体所在的位置，回归计算出来的一个数值，它的本质是体现了对术后人工晶状体位置的预测。不同的人工晶状体由各自的制造商确定了 A 常数初始值，但共识推荐白内障手术医生在临床工作中找出符合自己手术习惯的 A 常数，即进行个性化 A 常数优化。《人工晶状体屈光度数计算专家共识与解读》提供了详细的优化方法[188]，手术医生可利用自己病例术前术后的参数在线优化，也可在 IOLMaster 机器上以"管理员"身份进入 IOL 数据库进行优化。详情可参阅相关专业书籍[163,188]。

此外，目前双眼白内障患者大都是双眼先后行白内障手术，既往研究表明通过对第一眼稳定 1 个月后的屈光误差的分析来对第二眼 IOL 屈光度计算进行一定的调整能够取得更好的术后效果[194-196]。因此，在选择患者第二眼人工晶状体时应综合考虑第一眼术后的屈光误差等情况，进一步提高选择第二眼人工晶状体屈光度数的可预测性。

三、功能性人工晶状体的选择

由于现代白内障手术已从单纯的复明性手术迈向以改善功能性视力为目标的精准屈光性手术，患者对术后的视觉质量和生活质量有了更高的需求。鉴于角膜的光学表现并不完美，这就要求在白内障手术规划的过程中通过个性化的选择与角膜光学质量相匹配的人工晶状体，以避免、补偿和矫正角膜光学上的不足，从而提高白内障术后全眼的光学质量。为了实现这一目标，各种特殊类型的功能性人工晶状体应运而生。

对于功能性人工晶状体的选择，需要特别注意评估植入眼内居中性的参数，常用的为 Kappa（κ）角或 Alpha（α）角。简单地说，κ 角指视轴与瞳孔轴之间的夹角，体现的是瞳孔的偏心程度；α 角指视轴与光轴之间的夹角，体现的是人工晶状体植入囊袋后其光学中心与视轴的偏离程度。由于 α 角并不真实存在，因此临床上主要使用 κ 角来评估居中性。当 κ 角较大时，可引起人工晶状体相对于视轴的偏心和倾斜，导致散光和彗差增加，产生眩光、光晕及夜间雾视。因此，选择功能性人工晶状体时需要注意患者 κ 角的大小是否在不引起视觉质量下降的范围。

同样需要注意的是，虽然 κ 角真实存在，但无法直接测量。临床上通过测量视轴（光线到达黄斑中心凹，测量时选用角膜注视映光点）与瞳孔轴（光线经过瞳孔中心，测量时选用瞳孔中心点在角膜上的投影）之间的距离来间接反映 κ 角的大小（图 7－19）。因此，我们就可以理解为何临床上评估 κ 角大小的指标是长度（单位：mm）而不是角度（单位：°）。利用此原理测量 κ 角大小的设备是 iTrace 和 OPD-Scan Ⅲ。由于 Pentacam 使用角膜曲率顶点替代了角膜映光点，因此 Pentacam 给出的 κ 角数值与前两种设备给出的 κ 角数值会有一定的差异。此外，iTrace 和 OPD-Scan Ⅲ 也提供了 α 角的数值，其测量的原理和方法与测量 κ 角相同，均将角膜映光点作为角膜的顶点，将通过角膜缘白到白距离的中点定位晶状体囊袋的中心，并将其作为光轴通过的点。那么，角膜映光点与角膜白到白距离的中点之间的距离称为 α 角，单位同样是毫米（mm）。目前尚无关于 α 角对白内障术后视觉质量影响的研究报道，一般认为 α 角大于 0.5 mm 则不宜植入多焦点人工晶状体。

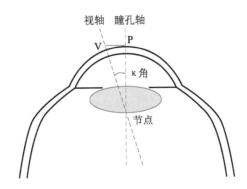

κ 角指视轴与瞳孔轴之间的夹角。由于 κ 角并不能直接测量，临床上通过测量瞳孔轴与视轴之间的距离来间接反映 κ 角的大小，即 V 点与 P 点之间的距离。P 点为瞳孔的中心点在角膜的投影，V 点可近似为角膜映光点。

图 7－19 κ 角示意

1. 多焦点人工晶状体
目前常用的多焦点人工晶状体（multifocal intraocular lens, MIOL）包括三焦点人工晶状体、无极变焦人工晶状体和区域折射多焦点人工晶状体等，其最大的优势在于可以重建患者白内障术后的全程视力，但由于 MIOL 设计的特殊性及形成光学焦点的非生理性，因此对患者的选择、术前准备及手术医师的操作都提出了更高的要求。同时，术后不良反应也会成为影响手术效果的重要因素。中华医学会眼科学分会白内障及人工晶状体学组于 2019 年发表了相关共识[197]。

由于多焦点人工晶状体是把光分散到不同的焦点，这就导致一定程度的分光效应，从而造成对比敏感度下降。因此正如共识中详细提到的那些会导致对比敏感度下降的疾病，如角膜病变、黄斑视网膜和视神经病变、弱视、青光眼及高龄患者，均是选择多焦点人工晶状体的禁忌证。此外，囊袋不稳定、斜视、严重干眼及患者本身存在精神心理性疾病都不宜使用 MIOL。

在患者的选择方面，除了上述的禁忌证，还需要特别考虑患者的日常生活方式、需求和偏好，如夜间视觉要求是否很高，是否能够耐受夜间出现眩光、光晕等，患者对手术的期望值是否过高。《中国多焦点人工晶状体临床应用专家共识（2019 年）》指出 MIOL 的适应证为[197]：①术前角膜散光 ≤ 1.00 D，预计术后散光 ≤ 1.50 D；②对于既有术后预计散光又有全程视力需求的患者，可选择 Toric MIOL；③对于预计术后散光度数较大且坚持植入 MIOL 的患者，可在患者知晓手术风险的前提下谨慎选用 MIOL，术后可通过角膜屈光手术等对残留散光度数进行矫正；④建议暗室下瞳孔自然直径 3.0 ~ 5.5 mm；⑤κ 角 < 0.5 mm 或 κ 角 < MIOL 光学区中央环直径的一半；⑥角膜中央直径 4 mm 区域总高阶像差（代表角膜不规则散光的程度）< 0.3 μm。

在术前检查方面，对检查项目和检查设备都有更高的要求，如需要进行角膜地形图或全角膜光学特性分析、κ 角测量、高阶像差的测定等。术前只有充分检查排除手术禁忌证后方可选择 MIOL，切忌盲目选择 MIOL。

在术前准备方面，建议患者双眼都植入 MIOL，且在 2 周内完成，以最大限度减少双眼不等像的发生。而对于仅需行单眼白内障摘除手术或对侧眼已经植入单焦点 IOL 的患者，若患者对 MIOL 有迫切的需求，且手术眼为非主视眼，在与患者充分沟通利弊的前提下可考虑单眼植入 MIOL。

在 MIOL 计算公式选择和预留度数方面，建议根据不同的角膜情况和眼轴长度个性化地选择三代及以上的人工晶状体度数计算公式，术后的目标屈光度数设定在 0 ~ ± 0.50 D，且一般要避免术后近视状态，除非患者有较高的近视力要求，可预留 −0.50 D。这是因为 MIOL 的近视力通常很好，术后偏近视屈光状态反而会给近视力和阅读视力带来不便。

基于不同的光学原理，目前 MIOL 主要有两种类型，即折射型 MIOL 和衍射型 MIOL，术者需要了解二者各自的特点。根据现有的临床经验，折射型 MIOL 可提供较好的远视力，而衍射型 MIOL 可提供更高的脱镜率、近视力和阅读能力。就中视力而言，三焦点 IOL 优于双焦点 IOL。也可根据实际需要，利用折射型和衍射型 MIOL 各自的优势及不同照明条件下这两种 MIOL 具有互补作用的特点，为患者制定最佳的个性化植入方案。如使用微单视个性化搭配模式（custom match），即主导眼植入远中视力为主的 MIOL，非主导眼植入远近视力为主的 MIOL，利用这两种类型 MIOL 的优势互补，提高全程视力。由于三焦点 MIOL 被临床证实有较好的全程视力，可不必考虑双眼微单视搭配模式。需要注意的是，近来有研究发现微单视模式看远时因双眼清晰度不同导致在观察运动物体时会产生错觉，因此不建议有驾车需求的患者使用[198]。

在手术操作方面，若原有的角膜散光度数≥0.50 D，可选择在最陡峭子午线的方向做切口，利用术源性散光减小原有的角膜散光度数。在有条件的单位，亦可借助飞秒激光完成手术切口和角膜松解切口的制作。连续环形撕囊推荐的直径为 5.0 ~ 5.5 mm，囊口应全周覆盖 MIOL 光学部边缘，以保证 IOL 居中性和有效晶状体位置，减少术后发生晶状体倾斜、偏心及囊袋皱缩引起的不良视觉症状。在 MIOL 植入过程中，术中应调整 MIOL 的位置，避免 MIOL 过渡区与反光点重合。若在术中发现悬韧带松弛、部分悬韧带断裂，可在囊袋张力环的辅助下谨慎植入 MIOL。

在术后视力检查方面，可使用离焦曲线评估不同距离的视力表现，测量范围通常在 +1.0 D 至 -4.0 D。一般来说，离焦曲线越高，视力表现越好，而且视力峰值一般会出现在人工晶状体设计的焦点距离上。

在患者术后适应方面，与生理晶状体是通过自身屈光力的调节在视网膜上只产生一个清晰的焦点从而看清远近距离不同，光线经过 MIOL 会产生两个或多个焦点，根据同时知觉原理，患者需要通过视觉的神经机制选择，还原较清晰的图像，抑制较模糊的图像，这在术后需要 3 ~ 6 个月的视力调节适应期。若术后发生眩光和光晕等情况，在排除残余屈光度数和其他原因后，积极治疗术后干眼及 MGD。仍无法缓解时，可考虑使用单焦点人工晶状体置换。

总之，对于选择使用 MIOL 的患者，术者应综合衡量患者的眼部情况、工作性质、生活习惯等制定个性化的 MIOL 植入方案，需在术前充分了解患者的视觉需求、合理选择适应证、重视术前眼部生物学参数的精准测量和术中精细操作，从而实现最优的临床效果。

2. 散光矫正型（Toric）人工晶状体

角膜散光是导致白内障患者术后视力不佳的重要因素之一，可明显影响术后视觉质量和生活质量。在白内障人群中，角膜散光是普遍存在的[199]。使用散光矫正型人工晶状体是目前降低术后全眼散光的常用方法之一。散光可分为规则散光和不规则散光。最大屈光力和最小屈光力主子午线相互垂直者为规则散光，根据最大屈光力主子午线所在的轴位又可分为顺规散光、逆规散光和斜向散光。而各子午线屈光力不相同，同一子午线不同部位屈光力不一致者为不规则散光，常见于各种角膜瘢痕、角膜变性、翼状胬肉、圆锥角膜等疾病。对于散光矫正型人工晶状体的选择，首先要排除的就是不规则散光的白内障患者，术前需通过角膜地形图进行排查。

由于瞳孔投射范围内的角膜才是真正起到屈光作用的部分，而每个人的瞳孔大小存在显著差异。因此，应依据每个患者瞳孔大小个性化地选择最匹配该患者瞳孔大小的角膜总散光度数决定是否选用散光型人工晶状体及其放置的轴向。《我国散光矫正型人工晶状体临床应用专家共识（2017 年）》指出[200]，选用散光矫正型人工晶状体的适应证为（瞳孔投射范围内的）规则性角膜（总）散光≥0.75 D，并有远视力脱镜意愿的白内障患者。翼状胬肉切除术后患者需观察 1 个月以上，待角膜曲率稳定后再进行选择。该共识同时也指出，对于一些特殊情况需慎重选择散光矫正型人工晶状体：①可能存在囊袋不稳定的情况（晶状体悬韧带松弛或轻度离断、假性囊膜剥脱综合征等）；②瞳孔不能充分散大（如糖尿病和葡萄膜炎患者）或有虹膜松弛综合征（如因前列腺疾病长期口服 α 肾上腺素能受体阻滞剂患者）可能影响术中人工晶状体的准确定位；③高度近视眼可能因囊袋较大容易发生人工晶状体旋转的患者，且眼轴越长，发生人工晶状体旋转的程度就越大[201]。

既然要矫正散光，那么术前对于角膜散光数据的准确测量就至关重要，推荐使用 Pentacam 或 iTrace 等可对角膜前、后表面散光度数进行评估的检查设备。角膜后表面的平均散光度数为 0.30 D，对手术效果影响较小。为了得到精确的散光度数，《我国散光矫正型人工晶状体临床应用专家共识（2017 年）》特别指出需要注意以下问题：①须停戴软性角膜接触镜 1～2 周以上，停戴硬性角膜接触镜至少 3 周；②检查前嘱患者眨眼数次，使泪膜稳定，切勿在使用麻醉药品、散大瞳孔药物等后测量；③检查时患者应坐位舒适，注视正前方；④重复测量 2 或 3 次，测量人员尽量固定，必要时可结合多种测量仪器的数据。

此外，还必须注意，白内障手术本身也会引起手术源性散光（surgically induced astigmatism，SIA），SIA 的大小与角膜切口的大小及位置显著相关。在计算 Toric 人工晶状体度数时，SIA 是必须填入的参数之一。《我国散光矫正型人工晶状体临床应用专家共识（2017 年）》推荐 1.8 mm、2.2 mm、2.6 mm、3.0 mm 角膜切口大小输入对应的 SIA 值分别为 0.30 D、0.40 D、0.50 D、0.60 D。当然，为了使 Toric 人工晶状体度数更加精确，每个术者都应该累计回顾分析自己手术患者术前和术后的角膜曲率数据，从而计算出术者个性化的 SIA 值。可在线计算个性化的 SIA 值：https://sia-calculator.com/，注册登录后即可免费使用。为了得到术者准确的个性化 SIA 值，建议纳入 30 例以上的患者白内障术前和术后的相关信息。

在 Toric 人工晶状体屈光度数计算方面，使用角膜总散光度数计算 Toric 人工晶状体度数，对术后残留散光度数的预测会更为准确。Toric 人工晶状体柱镜度数和轴向可通过在线计算器（如 Barrett Toric 计算器，https://ascrs.org/tools/barrett-toric-calculator）或各厂商提供的网页进行计算，根据页面提示输入相应的数据，计算出结果后点击右上方打印机图标即可打印。最近有研究报道，使用 Kane Toric 公式（在线地址：https://www.iolformula.com/）能比包括 Barrett Toric 公式在内的其他 5 种常用散光人工晶状体度数计算公式获得更好的术后散光矫正效果[202]。

Toric 人工晶状体植入术有 3 个关键环节，即术前标记眼球水平位、术中标记 Toric 人工晶状体植入轴位和人工晶状体植入后调位至目标轴位，而且每个环节都有可能存在一定的误差。那么，准确的术前散光轴向标记是 Toric 人工晶状体有效矫正角膜散光的首要因素。《我国散光矫正型人工晶状体临床应用专家共识（2017 年）》指出[200]，由于患者在平卧手术时眼球会不自主地产生一定程度的旋转，因此在标记时患者应取坐位，并平视前方，坐姿、头位、眼位都保持正位。目前临床上最为常用且最为简便的方法是在裂隙灯显微镜下做好水平标记。在有条件的单位，可采用手术数字导航系统，通过记录和比对虹膜、角膜缘和巩膜血管，在术中就能对切口位置和散光轴位进行实时、精确的定位，最大限度避免了手工标记产生的误差。

对于手术操作，需要特别关注人工晶状体植入后的稳定性，《我国散光矫正型人工晶状体临床应用专家共识（2017 年）》对手术者的操作做出了详细的要求[200,203]，要点包括：①前囊膜撕囊口直径 5.0 ~ 5.5 mm，尽量保证其完整性、圆度和居中性，使人工晶状体边缘可被囊膜口均匀覆盖，有条件的情况下，飞秒激光辅助截囊尤为推荐；②术中前、后囊膜充分抛光，防止后发性白内障过早发生；③彻底吸除人工晶状体后粘弹剂后，轻压人工晶状体光学部，使人工晶状体尽量贴附于后囊膜，避免前囊膜撕囊口边缘夹持。此外，若在手术中出现晶状体悬韧带离断、囊袋撕裂或破损、玻璃体脱失、前房积血、玻璃体积血、无法控制的眼压升高等情况，则不宜使用 Toric 人工晶状体。

在术后随访方面，最需要警惕的是人工晶状体有发生旋转的风险。有研究发现，Toric 人工晶状体旋转一般出现在术后 1 周内，且一旦发生 30°以上的旋转，可使散光矫正效果完全消失[204]。因此，术后复诊时需散大瞳孔在裂隙灯显微镜下检查 Toric 人工晶状体的轴位和倾斜程度。若出现 Toric 人工晶状体旋转度数过大而导致明显的残留散光度数增加、裸眼视力下降等，查明原因后，应在 1 个月内及时行二次手术，重新调整 Toric 人工晶状体的位置[200]，并建议调位的最佳时机为术后 1 ~ 3 周[203]。

后囊膜混浊是白内障手术常见的并发症，对于普通类型的人工晶状体，可行 Nd：YAG 激光截开后囊膜，但对于 Toric 人工晶状体，有研究发现，过早行 Nd：YAG 激光后囊膜切开术甚至可导致 Toric 人工晶状体出现大度数旋转[205]。因此，对于需要植入 Toric 人工晶状体的患者，术中需要进行充分的前、后囊膜抛光，延缓后囊膜混浊的发生，避免 Toric 人工晶状体植入术后早期就需要行 Nd：YAG 激光后囊膜截开。

四、飞秒激光辅助白内障摘除手术规范

对于有条件的单位，飞秒激光能在角膜切口制作、撕囊和碎核等方面发挥重要作用，如果同时能够联合白内障手术导航系统，就可以使白内障手术做到步步精准。但并不是所有的白内障患者都适合联合飞秒激光辅助手术，如患者因各种原因无法配合手术、存在眼部结构异常（睑裂狭小、睑裂变形）、具有影响角膜压平和干扰激光光束的各种感染性和非感染性角膜病变，以及低眼压和前房存在积血和硅油等[206]。

在一些特殊的病例中，使用飞秒激光辅助则能起到事半功倍的效果，如用于硬核白内障可以减少超声能量的使用，对植入功能性人工晶状体患眼实现精准撕囊，用于浅前房和全白内障患者及外伤性白内障、角膜内皮异常患者可以降低角膜失代偿的风险，降低各种悬韧带异常病变的手术损伤。

虽然飞秒激光辅助的白内障手术有诸多的优点，但缺点同样不可忽视，主要包括：结膜下出血，飞秒激光操作后房水中的 IL-1β、IL-6 和前列腺素等水平升高导致瞳孔缩小，晶状体前囊膜切开不完整或撕裂，囊袋阻滞综合征和眼表损伤加重干眼等。因此，术前要做到充分评估、术中要有应对的预案，方可最大限度发挥飞秒激光辅助白内障手术的优势。

五、视觉质量与术后视疲劳

白内障术后视觉质量与术后视疲劳密切相关。视疲劳是一种以患者的主观症状为主，同时还交织着眼部或全身因素与精神心理因素，表现为用眼后出现视觉障碍、眼部不适或伴有全身症状等以致不能正常进行视作业的一组综合征[207]。有多种因素会引发患者的眼疲劳，其中眼部最为常见的白内障手术就是引发术后视疲劳的原因之一。如术后早期屈光度数一过性远视漂移，或者高阶像差如彗差增大等而出现不同程度的近距离工作视疲劳，患者会主诉视物重影、眩光等不适症状。

白内障术后会引起患者视觉质量的改变，也许患者术后视力（最小视角可分辨能力）会明显提高，但人在看清外部世界时不仅要求分辨能力要好，还要有对光线、颜色、亮度、对比敏感度的分辨能力。因此，以裸眼视力或最佳矫正视力作为白内障手术疗效的评价指标已无法全面评估屈光性白内障手术的价值，也无法理解为什么有些白内障患者术后视力很好却仍然抱怨视物不适或视疲劳。

因此术后视觉质量的评估也尤为重要[208]。在白内障手术前后可以采用主观和客观的视觉质量评估方法对术眼视觉质量进行量化评估。在客观视觉质量评估方面，需要借助视觉质量分析仪器，如 iTrace、OPD Scan Ⅲ 等。可以参考的指标有波前像差、调制传递函数（modulation transfer function，MTF）及点离散函数（point scatter function，PSF）等（图 7-20）。波前像差（简称像差）是指实际波面与理想波面之间的光程差，单位为 μm。人眼的总像差包括角膜像差和眼内像差，像差的大小与瞳孔的大小关系密切，瞳孔越大，像差也随之增加。MTF 是指视网膜上成像与实际物对比度的比值，即光学系统对不同空间频率的传递能力。MTF 值的范围在 0~1，越接近 1，说明视觉质量越好。PSF 是指点光源经过眼球光学系统后在视网膜上的光强度分布函数。当瞳孔直径小于 2 mm 时，衍射是影响 PSF 的主要因素；当瞳孔直径在 2 mm 以上时，像差是影响 PSF 的主要因素。由于综合考虑了像差、衍射和散射的影响，PSF 能够全面、准确和客观地评估视网膜的成像质量，且重复性好。

在主观视觉质量评估方面，可使用离焦曲线（适用于 MIOL）、对比敏感度、双眼视功能和量表等。对比敏感度是视觉系统对所看物体与其背景的亮度差/对比度的分辨能力。与 MTF 只是反映经过人眼光学系统后视网膜成像对比度客观上的丢失不同，对比敏感度检查能够更真实地反映视功能情况，可以更全面地了解人眼的形觉功能。CSV-1000 对比敏感度仪是目前检查对比敏感度的金标准。双眼视功能也是屈光性白内障手术需要

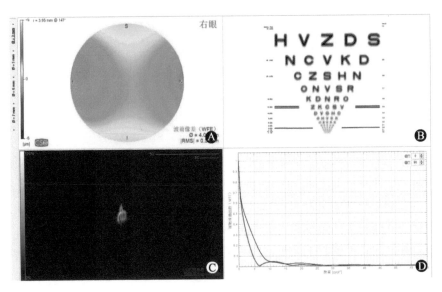

A：角膜总的波前像差（低阶像差＋高阶像差）；B：模拟视力表视觉；C：点扩散函数成像；D：调制传递函数曲线。

图 7 -20　Sirius 视觉质量分析界面

关注的问题。术后调节过度或不足等情况都可能会破坏双眼视觉平衡。因此，对长期佩戴眼镜的近视患者在白内障术后预留一定度数的近视就是为了避免看近时因调节异常诱发的双眼视觉异常。

　　此外，视功能生存质量评价量表可以主观地反映患者真实的感受[209,210]。该指标与客观的检查结果有机地结合起来，为手术医生提供更为全面的信息，是一种评价白内障手术效果的综合指标。国内高蓉蓉等[210]将美国国立眼科研究所制定的视功能指数量表 VF-14 根据国情进行汉化，认为白天或夜间驾驶机动车或非机动车患者应答率低，针对国内患者可选择前 12 个条目进行问卷调查（表 7 -5）。

表 7 -5　中文版 VF-14 量表（VF-14-CN）

条目	内容	得分
1	看小字体（如药瓶上的说明书、通讯录、价格标签、银行单据、水费电费单） A. 没有困难　B. 轻度困难　C. 中度困难　D. 重度困难　E. 完全无法完成	
2	读书看报 A. 没有困难　B. 轻度困难　C. 中度困难　D. 重度困难　E. 完全无法完成	
3	看大字体（如报纸上的大字印刷体、电话上的数字按键、挂钟、日历） A. 没有困难　B. 轻度困难　C. 中度困难　D. 重度困难　E. 完全无法完成	
4	认出身旁的人 A. 没有困难　B. 轻度困难　C. 中度困难　D. 重度困难　E. 完全无法完成	

（续）

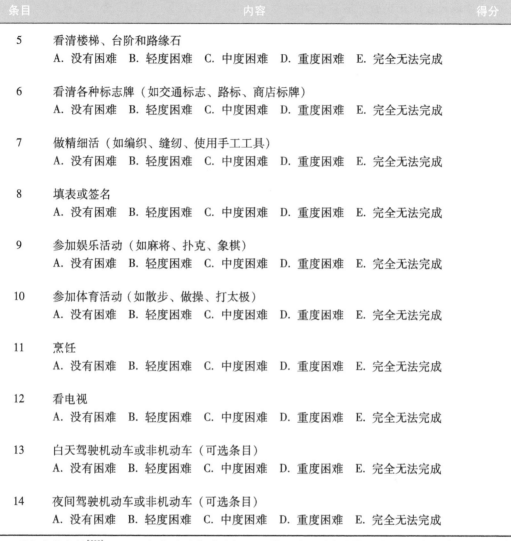

条目	内容	得分
5	看清楼梯、台阶和路缘石 A. 没有困难　B. 轻度困难　C. 中度困难　D. 重度困难　E. 完全无法完成	
6	看清各种标志牌（如交通标志、路标、商店标牌） A. 没有困难　B. 轻度困难　C. 中度困难　D. 重度困难　E. 完全无法完成	
7	做精细活（如编织、缝纫、使用手工工具） A. 没有困难　B. 轻度困难　C. 中度困难　D. 重度困难　E. 完全无法完成	
8	填表或签名 A. 没有困难　B. 轻度困难　C. 中度困难　D. 重度困难　E. 完全无法完成	
9	参加娱乐活动（如麻将、扑克、象棋） A. 没有困难　B. 轻度困难　C. 中度困难　D. 重度困难　E. 完全无法完成	
10	参加体育活动（如散步、做操、打太极） A. 没有困难　B. 轻度困难　C. 中度困难　D. 重度困难　E. 完全无法完成	
11	烹饪 A. 没有困难　B. 轻度困难　C. 中度困难　D. 重度困难　E. 完全无法完成	
12	看电视 A. 没有困难　B. 轻度困难　C. 中度困难　D. 重度困难　E. 完全无法完成	
13	白天驾驶机动车或非机动车（可选条目） A. 没有困难　B. 轻度困难　C. 中度困难　D. 重度困难　E. 完全无法完成	
14	夜间驾驶机动车或非机动车（可选条目） A. 没有困难　B. 轻度困难　C. 中度困难　D. 重度困难　E. 完全无法完成	

引自参考文献[205]。A～E 每个选项分别对应 0～4 分，最后累计总分。因此，最低分为 0 分，最高分为 56 分。

六、白内障/透明晶状体摘除与闭角型青光眼治疗

虹膜、睫状体、脉络膜在原发性闭角型青光眼（primary angle closure glaucoma，PACG）的发病机制中发挥重要作用，是 PACG 发生和发展的始动因素，而晶状体增厚或者前移都会导致前房进一步变浅。对于合并白内障的 PACG 且单纯药物控制不佳的患者，《中国原发性闭角型青光眼诊治方案专家共识（2019 年）》建议首选白内障摘除联合人工晶状体植入手术，同时于房角镜下行房角分离术[211]。

对于透明晶状体 PACG 患者的治疗，虽然多中心、随机对照的 EAGLE（effectiveness of early lens extraction for the treatment of primary angle-closure glaucoma）研究发现透明晶

状体摘除术的综合疗效优于周边虹膜切除术，并推荐其可作为 PACG 的首选治疗[212]，但《中国原发性闭角型青光眼诊治方案专家共识（2019 年）》明确指出 EAGLE 研究是在国外某些限定人群中进行的，不能代表我国的卫生经济学现况，并不符合我国的国情，需进一步完善我国相关临床研究的证据[211-214]。国内眼科医生在处理透明晶状体 PACG 患者时，应当根据自身的白内障摘除手术技术水平与患者意愿，综合酌情考虑，慎重决定，不宜盲目大范围开展透明晶状体摘除术，其作为一线治疗 PACG 的措施为时尚早[215]。

七、双眼白内障先后手术与同时手术

在目前的临床实践中，绝大部分患者的双眼白内障手术都是先后进行的，主要有以下两点优势：①手术相对安全，避免了双眼同时发生感染性眼内炎的风险；②如前所述，第一眼术后的眼部参数可为第二眼的晶状体屈光度数的选择提供参考，避免了双眼存在较大的误差。但一眼已行手术而另一眼未行手术势必也会给双眼视觉平衡造成不良影响。那么双眼白内障同时进行手术最大的优势就是提高术后视功能，给患者带来更好的立体视觉、双眼视觉[216,217]。所以，双眼白内障手术不管是同时进行还是先后进行都有各自的优缺点[218]。虽然成人双眼白内障同时进行手术不是目前主流的白内障手术规划方案，而且存在巨大的争议，但随着超声乳化手术的安全性、有效性、准确性、稳定性都在不断提升，未来双眼白内障同时手术能更好地提高患者双眼视觉平衡和术后生活质量，最大限度和最快速度达到术后最佳生活质量。

总之，现代白内障的手术治疗已逐步迈向精准、个体化的屈光性白内障手术。为了最大限度降低手术的风险和并发症发生率，同时保障白内障患者术后卓越的视觉质量，白内障手术医生最好遵循中华医学会眼科学分会白内障与人工晶状体学组在白内障围手术期的相关问题、人工晶状体屈光度数计算公式的优化与选择、功能性人工晶状体的选用等多个方面达成的共识。在共识的框架范围内根据不同患者的具体情况制定个性化的治疗方案，实现每个白内障患者最优化的术后视觉效果和生活质量，避免不必要的纠纷。

参考文献

[1] KUMAR B, REILLY M A. The development, growth, and regeneration of the crystalline lens: a review. Curr Eye Res, 2020, 45(3): 313-326.

[2] LAM D, RAO S K, RATRA V, et al. Cataract. Nat Rev Dis Primers, 2015, 1: 15014.

[3] BEEBE D C, HOLEKAMP N M, SIEGFRIED C, et al. Vitreoretinal influences on lens function and cataract. Philos Trans R Soc Lond B Biol Sci, 2011, 366(1568): 1293-1300.

[4] TRUSCOTT R J W, FRIEDRICH M G. Molecular processes implicated in human age-related nuclear cataract. Invest Ophthalmol Vis Sci, 2019, 60(15): 5007-5021.

[5] CHANG J R, KOO E, AGRÓN E, et al. Risk factors associated with incident cataracts and cataract surgery in the age-related eye disease study (Areds): Areds report number 32. Ophthalmology, 2011, 118

(11): 2113 – 2119.

[6] RICHTER G M, TORRES M, CHOUDHURY F, et al. Risk factors for incident cortical, nuclear, posterior subcapsular, and mixed lens opacities: the Los Angeles Latino Eye Study. Ophthalmology, 2012, 119 (3): 2040 – 2047.

[7] TANG Y, WANG X, WANG J, et al. prevalence of age-related cataract and cataract surgery in a Chinese adult population: the Taizhou eye study. Invest Ophthalmol Vis Sci, 2016, 57(3): 1193 – 1200.

[8] ZHU X J, ZHOU P, ZHANG K K, et al. Epigenetic regulation of alphaa-crystallin in high myopia-induced dark nuclear cataract. PLoS One, 2013, 8(12): e81900.

[9] MILTON R C, SPERDUTO R D, CLEMONS T E, et al. Centrum use and progression of age-related cataract in the age-related eye disease study: a propensity score approach. Areds report No. 21. Ophthalmology, 2006, 113(8): 1264 – 1270.

[10] RAO P, MILLEN A E, MEYERS K J, et al. The relationship between serum 25-Hydroxyvitamin D levels and nuclear cataract in the carotenoid age-related eye study (Careds), an ancillary study of the women's health initiative. Invest Ophthalmol Vis Sci, 2015, 56(8): 4221 – 4230.

[11] ANDLEY U P. Crystallins in the eye: function and pathology. Prog Retin Eye Res, 2007, 26(1): 78 – 98.

[12] DATILES M B 3rd, ANSARI R R, YOSHIDA J, et al. Longitudinal study of age-related cataract using dynamic light scattering: loss of alpha-crystallin leads to nuclear cataract development. Ophthalmology, 2016, 123(2): 248 – 254.

[13] ZHAO Z, FAN Q, ZHOU P, et al. Association of alpha a-crystallin polymorphisms with susceptibility to nuclear age-related cataract in a Han Chinese population. BMC Ophthalmol, 2017, 17(1): 133.

[14] MAKLEY L N, MCMENIMEN K A, DEVREE B T, et al. Pharmacological chaperone for α-crystallin partially restores transparency in cataract models. Science, 2015, 350(6261): 674 – 677.

[15] DASZYNSKI D M, SANTHOSHKUMAR P, PHADTE A S, et al. Failure of oxysterols such as lanosterol to restore lens clarity from cataracts. Sci Rep, 2019, 9(1): 8459.

[16] FISHER R F. Changes in the permeability of the lens capsule in senile cataract. Trans Ophthalmol Soc U K, 1977, 97(1): 100 – 103.

[17] PAU H. Cortical and subcapsular cataracts: significance of physical forces. Ophthalmologica, 2006, 220 (1): 1 – 5.

[18] BERA S, ABRAHAM E C. The alphaA-crystallin R116C mutant has a higher affinity for forming heteroaggregates with alphaB-crystallin. Biochemistry, 2002, 41(1): 297 – 305.

[19] KUMAR L V, RAMAKRISHNA T, RAO C M. Structural and functional consequences of the mutation of a conserved arginine residue in alphaA and alphaB crystallins. J Biol Chem, 1999, 274 (34): 24137 – 24141.

[20] ARORA A, MINOGUE P J, LIU X, et al. A novel GJA8 mutation is associated with autosomal dominant lamellar pulverulent cataract: further evidence for gap junction dysfunction in human cataract. J Med Genet, 2006, 43(1): e2.

[21] BERTHOUD V M, MINOGUE P J, GUO J, et al. Loss of function and impaired degradation of a cataract-associated mutant connexin50. Eur J Cell Biol, 2003, 82(5): 209 – 221.

[22] CUI X K, ZHU K K, ZHOU Z, et al. A novel frameshift mutation in CX46 associated with hereditary dominant cataracts in a Chinese family. Int J Ophthalmol, 2017, 10(5): 684 – 690.

[23] SHEN C, WANG J, WU X, et al. Next-generation sequencing for D47N mutation in Cx50 analysis associated with autosomal dominant congenital cataract in a six-generation Chinese family. BMC Ophthalmol, 2017, 17(1): 73.

[24] LI J, LENG Y, HAN S, et al. Clinical and genetic characteristics of Chinese patients with familial or sporadic pediatric cataract. Orphanet J Rare Dis, 2018, 13(1): 94.

[25] ADDISON P K, BERRY V, IONIDES A C, et al. Posterior polar cataract is the predominant consequence of a recurrent mutation in the PITX3 gene. Br J Ophthalmol, 2005, 89(2): 138 – 141.

[26] SEMINA E V, FERRELL R E, MINTZ-HITTNER H A, et al. A novel homeobox gene PITX3 is mutated in families with autosomal-dominant cataracts and ASMD. Nat Genet, 1998, 19(2): 167 – 170.

[27] CAI F, ZHU J, CHEN W, et al. A novel PAX6 mutation in a large Chinese family with aniridia and congenital cataract. Mol Vis, 2010, 16: 1141 – 1145.

[28] GLASER T, JEPEAL L, EDWARDS J G, et al. PAX6 gene dosage effect in a family with congenital cataracts, aniridia, anophthalmia and central nervous system defects. Nat Genet, 1994, 7(4): 463 – 471.

[29] KIOUSSI C, O'CONNELL S, ST-ONGE L, et al. Pax6 is essential for establishing ventral-dorsal cell boundaries in pituitary gland development. Proc Natl Acad Sci U S A, 1999, 96(25): 14378 – 14382.

[30] TAKAGI M, NAGASAKI K, FUJIWARA I, et al. Heterozygous defects in PAX6 gene and congenital hypopituitarism. Eur J Endocrinol, 2015, 172(1): 37 – 45.

[31] BÖKENKAMP A, LUDWIG M. The oculocerebrorenal syndrome of Lowe: an update. Pediatr Nephrol, 2016, 31(12): 2201 – 2212.

[32] TRIPATHI R C, CIBIS G W, TRIPATHI B J. Pathogenesis of cataracts in patients with Lowe's syndrome. Ophthalmology, 1986, 93(8): 1046 – 1051.

[33] BERRY V, GREGORY-EVANS C, EMMETT W, et al. Wolfram gene (WFS1) mutation causes autosomal dominant congenital nuclear cataract in humans. Eur J Hum Genet, 2013, 21(12): 1356 – 1360.

[34] DE FRANCO E, FLANAGAN S E, YAGI T, et al. Dominant ER stress-inducing WFS1 mutations underlie a genetic syndrome of neonatal/infancy-onset diabetes, congenital sensorineural deafness, and congenital cataracts. Diabetes, 2017, 66(7): 2044 – 2053.

[35] SHAH S K, PRAVEEN M R, VASAVADA A R, et al. Long-term longitudinal assessment of postoperative outcomes after congenital cataract surgery in children with congenital rubella syndrome. J Cataract Refract Surg, 2014, 40(12): 2091 – 2098.

[36] ZIMMERMAN L E. Histopathologic basis for ocular manifestations of congenital rubella syndrome. Am J Ophthalmol, 1968, 65(6): 837 – 862.

[37] ZHANG J, YAN H, LOU M F. Does oxidative stress play any role in diabetic cataract formation? —Reevaluation using a thioltransferase gene knockout mouse model. Exp Eye Res, 2017, 161: 36 – 42.

[38] LI X, LIU W, HUANG X, et al. Interaction of AR and iNOS in lens epithelial cell: a new pathogenesis and potential therapeutic targets of diabetic cataract. Arch Biochem Biophys, 2017, 615: 44 – 52.

[39] ABDUL NASIR N A, AGARWAL R, SHEIKH ABDUL KADIR S H, et al. Reduction of oxidative-nitrosative stress underlies anticataract effect of topically applied tocotrienol in streptozotocin-induced diabetic

rats. PLoS One, 2017, 12(3): e0174542.

[40] BISWAS A, MILLER A, OYA-ITO T, et al. Effect of site-directed mutagenesis of methylglyoxal-modifiable arginine residues on the structure and chaperone function of human alphaa-crystallin. Biochemistry, 2006, 45(14): 4569-4577.

[41] BISWAS S, HARRIS F, DENNISON S, et al. Calpains: targets of cataract prevention? Trends Mol Med, 2004, 10(2): 78-84.

[42] STAMBOLIAN D. Galactose and cataract. Surv Ophthalmol, 1988, 32(5): 333-349.

[43] SKALKA H W, PRCHAL J T. Effect of corticosteroids on cataract formation. Arch Ophthalmol, 1980, 98(10): 1773-1777.

[44] JAMES E R. The etiology of steroid cataract. J Ocul Pharmacol Ther, 2007, 23(5): 403-420.

[45] WORMSTONE I M, WANG L, LIU C S. Posterior capsule opacification. Exp Eye Res, 2009, 88(2): 257-269.

[46] VASAVADA A R, RAJ S M, JOHAR K, et al. Effect of hydrodissection alone and hydrodissection combined with rotation on lens epithelial cells: surgical approach for the prevention of posterior capsule opacification. J Cataract Refract Surg, 2006, 32(1): 145-150.

[47] BAILE R, SAHASRABUDDHE M, NADKARNI S, et al. Effect of anterior capsular polishing on the rate of posterior capsule opacification: a retrospective analytical study. Saudi J Ophthalmol, 2012, 26(1): 101-104.

[48] CHENG J W, WEI R L, CAI J P, et al. Efficacy of different intraocular lens materials and optic edge designs in preventing posterior capsular opacification: a meta-analysis. Am J Ophthalmol, 2007, 143(3): 428-436.

[49] ZHANG J, HUSSAIN A, YUE S, et al. Osmotically induced removal of lens epithelial cells to prevent pco after pediatric cataract surgery: pilot study to assess feasibility. J Cataract Refract Surg, 2019, 45(10): 1480-1489.

[50] TRAN D B, VARGAS V, POTVIN R. Neodymium: YAG capsulotomy rates associated with femtosecond laser-assisted versus manual cataract surgery. J Cataract Refract Surg, 2016, 42(10): 1470-1476.

[51] PRINZ A, VECSEI-MARLOVITS P V, SONDERHOF D, et al. Comparison of posterior capsule opacification between a 1-piece and a 3-piece microincision intraocular lens. Br J Ophthalmol, 2013, 97(1): 18-22.

[52] HARIPRIYA A, CHANG D F, VIJAYAKUMAR B, et al. Long-term posterior capsule opacification reduction with square-edge polymethylmethacrylate intraocular lens: randomized controlled study. Ophthalmology, 2017, 124(3): 295-302.

[53] HECHT I, KARESVUO P, ACHIRON A, et al. Anti-inflammatory medication after cataract surgery and posterior capsular opacification. Am J Ophthalmol, 2020, 215: 104-111.

[54] MAMUYA F A, WANG Y, ROOP V H, et al. The roles ofαV integrins in lens EMT and posterior capsular opacification. J Cell Mol Med, 2014, 18(4): 656-670.

[55] WALKER T D. Pharmacological attempts to reduce posterior capsule opacification after cataract surgery—a review. Clin Exp Ophthalmol, 2008, 36(9): 883-890.

[56] APPLE D J, PENG Q, ARTHUR S N, et al. Snowflake degeneration of polymethyl methacrylate posterior

chamber intraocular lens optic material: a newly described clinical condition caused by unexpected late opacification of polymethyl methacrylate. Ophthalmology, 2002, 109(9): 1666 – 1675.

[57] RUSCIANO G, CAPACCIO A, PESCE G, et al. Experimental study of the mechanisms leading to the formation of glistenings in intraocular lenses by raman spectroscopy. Biomed Opt Express, 2019, 10(4): 1870 – 1881.

[58] KAWAI K. An evaluation of glistening and stability of intraocular lens material manufactured by different methods. Eur J Ophthalmol, 2021: 31(2): 427 – 435.

[59] GURABARDHI M, HÄBERLE H, AURICH H, et al. Serial intraocular lens opacifications of different designs from the same manufacturer: clinical and light microscopic results of 71 explant cases. J Cataract Refract Surg, 2018, 44(11): 1326 – 1332.

[60] GARTAGANIS S P, PRAHS P, LAZARI E D, et al. Calcification of hydrophilic acrylic intraocular lenses with a hydrophobic surface: laboratory analysis of 6 cases. Am J Ophthalmol, 2016, 168: 68 – 77.

[61] DOREY M W, BROWNSTEIN S, HILL V E, et al. Proposed pathogenesis for the delayed postoperative opacification of the hydroview hydrogel intraocular lens. Am J Ophthalmol, 2003, 135(5): 591 – 598.

[62] LIU Q, ZHANG S, WANG X, et al. Acute clouding of trifocal lens during implantation: a case report. BMC Ophthalmol, 2017, 17(1): 242.

[63] TYAGI P, SHAH N, JABIR M. Intraoperative clouding of a posterior chamber intraocular lens. Int Ophthalmol, 2011, 31(6): 483 – 484.

[64] HELVACı S. Acute opacification of hydrophobic acrylic intraocular lens during implantation: result of temperature variation. Arq Bras Oftalmol, 2015, 78(4): 267.

[65] ALIÓ J L, CHIPONT E, BENEZRA D, et al. Comparative performance of intraocular lenses in eyes with cataract and uveitis. J Cataract Refract Surg, 2002, 28(12): 2096 – 2108.

[66] ABELA-FORMANEK C, AMON M, SCHAUERSBERGER J, et al. Results of hydrophilic acrylic, hydrophobic acrylic, and silicone intraocular lenses in uveitic eyes with cataract: comparison to a control group. J Cataract Refract Surg, 2002, 28(7): 1141 – 1152.

[67] GWON A. Lens regeneration in mammals: a review. Surv Ophthalmol, 2006, 51(1): 51 – 62.

[68] LIN H, OUYANG H, ZHU J, et al. Lens regeneration using endogenous stem cells with gain of visual function. Nature, 2016, 531(7594): 323 – 328.

[69] LIU Y, GRANET D, LIN H, et al. Reply. Nature, 2018, 556(7699): E3 – E4.

[70] SCHWEITZER C, BREZIN A, COCHENER B, et al. Femtosecond laser-assisted versus phacoemulsification cataract surgery (FEMCAT): a multicentre participant-masked randomised superiority and cost-effectiveness trial. Lancet, 2020, 395(10219): 212 – 224.

[71] AZUARA-BLANCO A, BURR J, RAMSAY C, et al. Effectiveness of early lens extraction for the treatment of primary angle-closure glaucoma (EAGLE): a randomised controlled trial. Lancet, 2016, 388(10052): 1389 – 1397.

[72] FECHNER P U, FECHNER M U, REIS H. Tadini, the man who invented the artificial lens. Bull Soc Belge Ophtalmol, 1979, 5(1): 22 – 23.

[73] ANIS A Y. Principles and evolution of intraocular lens implantation. Int Ophthalmol Clin, 1982, 22(2): 1 – 13.

[74] MEHTA R, AREF A A. Intraocular lens implantation in the ciliary sulcus: challenges and risks. Clinical ophthalmology (Auckland, NZ), 2019, 13: 2317 - 2323.

[75] ADAMSONS I A, VITALE S, STARK W J, et al. The association of postoperative subjective visual function with acuity, glare, and contrast sensitivity in patients with early cataract. Archives of ophthalmology, 1996, 114(5): 529 - 536.

[76] LAWLESS M A. Refining visual quality assessment in refractive surgery. J Cataract Refract Surg, 1999, 25(8): 1031 - 1032.

[77] XU Z, WU S, LI W, et al. The Chinese Catquest-9SF: validation and application in community screenings. BMC Ophthalmol, 2018, 18(1): 77.

[78] GONG X H, ZHENG Q X, WANG N, et al. Visual and optical performance of eyes with different corneal spherical aberration implanted with aspheric intraocular lens. Int J Ophthalmol, 2012, 5(3): 323 - 328.

[79] LIU J P, ZHANG F, ZHAO J Y, et al. Visual function and higher order aberration after implantation of aspheric and spherical multifocal intraocular lenses: a meta-analysis. Int J Ophthalmol, 2013, 6(5): 690 - 695.

[80] SCHUSTER A K, TESARZ J, VOSSMERBAEUMER U. The impact on vision of aspheric to spherical monofocal intraocular lenses in cataract surgery: a systematic review with meta-analysis. Ophthalmology, 2013, 120(11): 2166 - 2175.

[81] SCHUSTER A K, TESARZ J, VOSSMERBAEUMER U. Ocular wavefront analysis of aspheric compared with spherical monofocal intraocular lenses in cataract surgery: systematic review with metaanalysis. J Cataract Refract Surg, 2015, 41(5): 1088 - 1097.

[82] LIU J, ZHAO J, MA L, et al. Contrast sensitivity and spherical aberration in eyes implanted with AcrySof IQ and AcrySof Natural intraocular lens: the results of a meta-analysis. PloS one, 2013, 8(10): e77860.

[83] XU Z Q, SONG X H, LI W Z, et al. Clinical study inpatient-reported outcomes after binocular implantation of aspheric intraocular lens of different negative spherical aberrations. Asian Pac J Trop Med, 2017, 10(7): 710 - 713.

[84] DU W, LOU W, WU Q. Personalized aspheric intraocular lens implantation based on corneal spherical aberration: a review. Int J Ophthalmol, 2019, 12(11): 1788 - 1792.

[85] SCHRECKER J, LANGENBUCHER A, SEITZ B, et al. First results with a new intraocular lens design for the individual correction of spherical aberration. J Cataract Refract Surg, 2018, 44(10): 1211 - 1219.

[86] PIERS P A, MANZANERA S, PRIETO P M, et al. Use of adaptive optics to determine the optimal ocular spherical aberration. J Cataract Surg, 2007, 33(10): 1721 - 1726.

[87] ROCHA K M, SORIANO E S, CHAMON W, et al. Spherical aberration and depth of focus in eyes implanted with aspheric and spherical intraocular lenses: a prospective randomized study. Ophthalmology, 2007, 114(11): 2050 - 2054.

[88] ROCHA K M, VABRE L, CHATEAU N, et al. Expanding depth of focus by modifying higher-order aberrations induced by an adaptive optics visual simulator. J Cataract Refract Surg, 2009, 35(11): 1885 - 1892.

[89] APPLEGATE R A, MARSACK J D, RAMOS R, et al. Interaction between aberrations to improve or reduce visual performance. J Cataract Refract Surg, 2003, 29(8): 1487 – 1895.

[90] BELLUCCI R, MORSELLI S. Optimizing higher-order aberrations with intraocular lens technology. Curr Opin Ophthalmol, 2007, 18(1): 67 – 73.

[91] LOPEZ-MIGUEL A, MARTINEZ-ALMEIDA L, GONZALEZ-GARCIA M J, et al. Precision of higher-order aberration measurements with a new Placido-disk topographer and Hartmann-Shack wavefront sensor. J Cataract Refract Surg, 2013, 39(2): 242 – 249.

[92] PINERO D P, JUAN J T, ALIO J L. Intrasubject repeatability of internal aberrometry obtained with a new integrated aberrometer. J Refract Surg, 2011, 27(7): 509 – 517.

[93] GABRIEL C, KLAPROTH O K, TITKE C, et al. Repeatability of topographic and aberrometric measurements at different accommodative states using a combined topographer and open-view aberrometer. J Cataract Refract Surg, 2015, 41(4): 806 – 811.

[94] PIÑERO D P, SÁNCHEZ-PÉREZ P J, ALIÓ J L. Repeatability of measurements obtained with a ray tracing aberrometer. Optom Vis Sci, 2011, 88(9): 1099 – 1105.

[95] XU Z, HUA Y, QIU W, et al. Precision and agreement of higher order aberrations measured with ray tracing and Hartmann-Shack aberrometers. BMC Ophthalmol, 2018, 18(1): 18.

[96] VILLEGAS E A, ALCON E, ARTAL P. Minimum amount of astigmatism that should be corrected. J Cataract Refract Surg, 2014, 40(1): 13 – 19.

[97] KESHAV V, HENDERSON B A. Astigmatism management with intraocular lens surgery. Ophthalmology, 2021, 128(11): e153 – e163.

[98] SIGIREDDI R R, WEIKERT M P. How much astigmatism to treat in cataract surgery. Curr Opin Ophthalmol, 2020, 31(1): 10 – 14.

[99] HOFFMANN P C, HUTZ W W. Analysis of biometry and prevalence data for corneal astigmatism in 23, 239 eyes. J Cataract Refract Surg, 2010, 36(9): 1479 – 1485.

[100] OLSON R J, BRAGA-MELE R, CHEN S H, et al. Cataract in the adult eye preferred practice pattern®. Ophthalmology, 2017, 124(2): P1 – P119.

[101] MOHAMMADI M, NADERAN M, PAHLEVANI R, et al. Prevalence of corneal astigmatism before cataract surgery. Int Ophthalmol, 2016, 36(6): 807 – 817.

[102] KAUR M, SHAIKH F, FALERA R, et al. Optimizing outcomes with toric intraocular lenses. Indian J Ophthalmol, 2017, 65(12): 1301 – 1313.

[103] SHIMIZU K, MISAWA A, SUZUKI Y. Toric intraocular lenses: correcting astigmatism while controlling axis shift. J Cataract Refract Surg, 1994, 20(5): 523 – 526.

[104] VISSER N, BAUER N J, NUIJTS R M. Toric intraocular lenses in cataract surgery. INTECH Open Access Publisher, 2012.

[105] AGRESTA B, KNORZ M C, DONATTI C, et al. Visual acuity improvements after implantation of toric intraocular lenses in cataract patients with astigmatism: a systematic review. BMC ophthalmol, 2012, 12: 41.

[106] ALIO J L, AGDEPPA M C, PONGO V C, et al. Microincision cataract surgery with toric intraocular lens implantation for correcting moderate and high astigmatism: pilot study. J Cataract Refract surg,

2010, 36(1): 44-52.

[107] ENTABI M, HARMAN F, LEE N, et al. Injectable 1-piece hydrophilic acrylic toric intraocular lens for cataract surgery: efficacy and stability. J Cataract Refract surg, 2011, 37(2): 235-240.

[108] SAVINI G, HOFFER K J, DUCOLI P. A new slant on toric intraocular lens power calculation. J Refract Surg, 2013, 29(5): 348-354.

[109] KIM M H, CHUNG T Y, CHUNG E S. Long-term efficacy and rotational stability of AcrySof toric intraocular lens implantation in cataract surgery. Korean J Ophthalmol, 2010, 24(4): 207-212.

[110] KOSHY J J, NISHI Y, HIRNSCHALL N, et al. Rotational stability of a single-piece toric acrylic intraocular lens. J Cataract Refract surg, 2010, 36(10): 1665-1670.

[111] TITIYAL J S, AGARWAL T, JHANJI V. Toric intraocular lens versus opposite clear corneal incisions to correct astigmatism in eyes having cataract surgery. J Cataract Refract surg, 2009, 35 (10): 1834-1835.

[112] MIYAKE T, KAMIYA K, AMANO R, et al. Long-term clinical outcomes of toric intraocular lens implantation in cataract cases with preexisting astigmatism. J Cataract Refract surg, 2014, 40 (10): 1654-1660.

[113] MENDICUTE J, IRIGOYEN C, ARAMBERRI J, et al. Foldable toric intraocular lens for astigmatism correction in cataract patients. J Cataract Refract surg, 2008, 34(4): 601-607.

[114] LUBINSKI W, KAZMIERCZAK B, GRONKOWSKA-SERAFIN J, et al. Clinical outcomes after uncomplicated cataract surgery with implantation of the tecnis toric intraocular lens. J Ophthalmol, 2016, 2016: 3257217.

[115] THOMAS B C, KHORAMNIA R, AUFFARTH G U, et al. Clinical outcomes after implantation of a toric intraocular lens with a transitional conic toric surface. Br J Ophthalmol, 2018, 102(3): 313-316.

[116] FERREIRA T B, BERENDSCHOT T T, RIBEIRO F J. Clinical outcomes after cataract surgery with a new transitional toric intraocular lens. J Refract Surg, 2016, 32(7): 452-459.

[117] ROZEMA J J, GOBIN L, VERBRUGGEN K, et al. Changes in rotation after implantation of a bag-in-the-lens intraocular lens. J Cataract Refract Surg, 2009, 35(8): 1385-1388.

[118] TASSIGNON M J, GOBIN L, MATHYSEN D, et al. Clinical results after spherotoric intraocular lens implantation using the bag-in-the-lens technique. J Cataract Refract Surg, 2011, 37(5): 830-834.

[119] RUHSWURM I, SCHOLZ U, ZEHETMAYER M, et al. Astigmatism correction with a foldable toric intraocular lens in cataract patients. J Cataract Refract Surg, 2000, 26(7): 1022-1027.

[120] CHAYET A, SANDSTEDT C, CHANG S, et al. Use of the light-adjustable lens to correct astigmatism after cataract surgery. Br J Ophthalmol, 2010, 94(6): 690-692.

[121] DE SILVA D J, RAMKISSOON Y D, BLOOM P A. Evaluation of a toric intraocular lens with a Z-haptic. J Cataract Refract Surg, 2006, 32(9): 1492-1498.

[122] VALE C, MENEZES C, FIRMINO-MACHADO J, et al. Astigmatism management in cataract surgery with precizon® toric intraocular lens: a prospective study. Clin Ophthalmol, 2016, 10: 151-159.

[123] HOLLAND E, LANE S, HORN J D, et al. The AcrySof Toric intraocular lens in subjects with cataracts and corneal astigmatism: a randomized, subject-masked, parallel-group, 1-year study. Ophthalmology, 2010, 117(11): 2104-2111.

［124］ROBERTS T V, SHARWOOD P, HODGE C, et al. Comparison of toric intraocular lenses and arcuate corneal relaxing incisions to correct moderate to high astigmatism in cataract surgery. Asia Pac J Ophthalmol（Phila）, 2014, 3(1): 9 – 16.

［125］LANE S S, ERNEST P, MILLER K M, et al. Comparison of clinical and patient-reported outcomes with bilateral AcrySof toric or spherical control intraocular lenses. J Refract Surg, 2009, 25 (10): 899 – 901.

［126］RUIZ-MESA R, CARRASCO-SANCHEZ D, DIAZ-ALVAREZ S B, et al. Refractive lens exchange with foldable toric intraocular lens. Am J Ophthalmol, 2009, 147(6): 990 – 996.

［127］KESSEL L, ANDRESEN J, TENDAL B, et al. Toric intraocular lenses in the correction of astigmatism during cataract surgery: a systematic review and meta-analysis. Ophthalmology, 2016, 123 (2): 275 – 286.

［128］FABIAN E, WEHNER W. Prediction accuracy of total keratometry compared to standard keratometry using different intraocular lens power formulas. J Refract Surg, 2019, 35(6): 362 – 368.

［129］GOGGIN M, ZAMORA-ALEJO K, ESTERMAN A, et al. Adjustment of anterior corneal astigmatism values to incorporate the likely effect of posterior corneal curvature for toric intraocular lens calculation. J Refract Surg, 2015, 31(2): 98 – 102.

［130］HAYASHI K, YOSHIDA M, HIRATA A, et al. Changes in shape and astigmatism of total, anterior, and posterior cornea after long versus short clear corneal incision cataract surgery. J Cataract Refract Surg, 2018, 44(1): 39 – 49.

［131］VENTURA B V, WANG L, WEIKERT M P, et al. Surgical management of astigmatism with toric intraocular lenses. Arq Bras Oftalmol, 2014, 77(2): 125 – 131.

［132］CICCIO A E, DURRIE D S, STAHL J E, et al. Ocular cyclotorsion during customized laser ablation. J Refract Surg, 2005, 21(6): S772 – S774.

［133］ZHOU F, JIANG W, LIN Z, et al. Comparative meta-analysis of toric intraocular lens alignment accuracy in cataract patients: image-guided system versus manual marking. J Cataract Refract Surg, 2019, 45 (9): 1340 – 1345.

［134］MAYER W J, KREUTZER T, DIRISAMER M, et al. Comparison of visual outcomes, alignment accuracy, and surgical time between 2 methods of corneal marking for toric intraocular lens implantation. J Cataract Refract Surg, 2017, 43(10): 1281 – 1286.

［135］ELHOFI A H, HELALY H A. Comparison between digital and manual marking for toric intraocular lenses: a randomized trial. Medicine (Baltimore), 2015, 94(38): e1618.

［136］TOGNETTO D, PERROTTA A A, BAUCI F, et al. Quality of images with toric intraocular lenses. J Cataract Refract Surg, 2018, 44(3): 376 – 381.

［137］FELIPE A, ARTIGAS J M, DIEZ-AJENJO A, et al. Residual astigmatism produced by toric intraocular lens rotation. J Cataract Refract Surg, 2011, 37(10): 1895 – 1901.

［138］OSHIKA T, INAMURA M, INOUE Y, et al. Incidence and outcomes of repositioning surgery to correct misalignment of toric intraocular lenses. Ophthalmology, 2018, 125(1): 31 – 35.

［139］XU X, ZHU M M, ZOU H D. Refractive versus diffractive multifocal intraocular lenses in cataract surgery: a meta-analysis of randomized controlled trials. J Refract Surg, 2014, 30(9): 634 – 644.

［140］ ROSEN E, ALIÓ J L, DICK H B, et al. Efficacy and safety of multifocal intraocular lenses following cataract and refractive lens exchange: metaanalysis of peer-reviewed publications. J Cataract Refract Surg, 2016, 42(2): 310 – 328.

［141］ WANG S Y, STEM M S, OREN G, et al. Patient-centered and visual quality outcomes of premium cataract surgery: a systematic review. Eur J Ophthalmol, 2017, 27(4): 387 – 401.

［142］ CILLINO S, CASUCCIO A, PACE F D, et al. One-year outcomes with new-generation multifocal intraocular lenses. Ophthalmology, 2008, 115(9): 1508 – 1516.

［143］ SHEN Z, LIN Y, ZHU Y, et al. Clinical comparison of patient outcomes following implantation of trifocal or bifocal intraocular lenses: a systematic review and meta-analysis. Sci Rep, 2017, 7: 45337.

［144］ YOON C H, SHIN I S, KIM M K. Trifocal versus bifocal diffractive intraocular lens implantation after cataract surgery or refractive lens exchange: a meta-analysis. J Korean Med Sci, 2018, 33(44): e275.

［145］ XU Z, CAO D, CHEN X, et al. Comparison of clinical performance between trifocal and bifocal intraocular lenses: a meta-analysis. PLoS One, 2017, 12(10): e0186522.

［146］ BOHM M, HEMKEPPLER E, HERZOG M, et al. Comparison of a panfocal and trifocal diffractive intraocular lens after femtosecond laser-assisted lens surgery. J Cataract Refract Surg, 2018, 44(12): 1454 – 1462.

［147］ COCHENER B, BOUTILLIER G, LAMARD M, et al. A comparative evaluation of a new generation of diffractive trifocal and extended depth of focus intraocular lenses. J Refract Surg, 2018, 34(8): 507 – 514.

［148］ BELLUCCI R, CARGNONI M, BELLUCCI C. Clinical and aberrometric evaluation of a new extended depth-of-focus intraocular lens based on spherical aberration. J Cataract Refract Surg, 2019, 45(7): 919 – 926.

［149］ MACRAE S, HOLLADAY J T, GLASSER A, et al. Special Report: American Academy of Ophthalmology Task Force Consensus Statement for Extended Depth of focus intraocular lenses. Ophthalmology, 2017, 124(1): 139 – 141.

［150］ TITIYAL J S, KAUR M, BHARTI N, et al. Optimal near and distance stereoacuity after binocular implantation of extended range of vision intraocular lenses. J Cataract Refract Surg, 2019, 45(6): 798 – 802.

［151］ PEDROTTI E, CARONES F, AIELLO F, et al. Comparative analysis of visual outcomes with 4 intraocular lenses: Monofocal, multifocal, and extended range of vision. J Cataract Refract Surg, 2018, 44(2): 156 – 167.

［152］ ZVORNICANIN J, ZVORNICANIN E. Premium intraocular lenses: the past, present and future. J Curr Ophthalmol, 2018, 30(4): 287 – 296.

［153］ XU Z, LI W, WU L, et al. Comparison of the clinical performance of refractive rotationally asymmetric multifocal iols with other types of iols: a meta-analysis. J Ophthalmol, 2018, 2018: 4728258.

［154］ ONG H S, EVANS J R, ALLAN B D. Accommodative intraocular lens versus standard monofocal intraocular lens implantation in cataract surgery. Cochrane Database Syst Rev, 2014(5): Cd009667.

［155］ BALLIN N. Glistenings in injection-molded lens. J Am Intraocul Implant Soc, 1984, 10(4): 473.

［156］ MORENO-MONTANES J, ALVAREZ A, RODRIGUEZ-CONDE R, et al. Clinical factors related to the frequency and intensity of glistenings in AcrySof intraocular lenses. J Cataract Refract Surg, 2003, 29 (10): 1980 – 1984.

[157] MATSUSHIMA H, MUKAI K, NAGATA M, et al. Analysis of surface whitening of extracted hydrophobic acrylic intraocular lenses. J Cataract Refract Surg, 2009, 35(11): 1927 – 1934.

[158] COLIN J, PRAUD D, TOUBOUL D, et al. Incidence of glistenings with the latest generation of yellow-tinted hydrophobic acrylic intraocular lenses. J Cataract Refract Surg, 2012, 38(7): 1140 – 1146.

[159] CHRISTIANSEN G, DURCAN F J, OLSON R J, et al. Glistenings in the AcrySof intraocular lens: pilot study. J Cataract Refract Surg, 2001, 27(5): 728 – 733.

[160] 姚克, 王玮. 中国白内障诊疗技术 70 年回顾. 中华眼科杂志, 2020, 56(5): 321 – 324.

[161] 俞阿勇. 角膜光学特性与人工晶状体优选. 北京: 人民卫生出版社, 2017.

[162] 俞阿勇. 精准屈光性白内障手术. 北京: 人民卫生出版社, 2019.

[163] 亚洲干眼协会中国分会, 海峡两岸医药交流协会眼科专业委员会眼表与泪液病学组. 我国睑板腺功能障碍诊断与治疗专家共识(2017 年). 中华眼科杂志, 2017, 53(9): 657 – 661.

[164] COCHENER B, CASSAN A, OMIEL L. Prevalence of meibomian gland dysfunction at the time of cataract surgery. J Cataract Refract Surg, 2018, 44: 144 – 148.

[165] LIN X, WU Y, CHEN Y, et al. Characterization of meibomian gland atrophy and the potential risk factors for middle aged to elderly patients with cataracts. Transl Vis Sci Technol, 2020, 9(7): 48.

[166] HAN K E, YOON S C, AHN J M, et al. Evaluation of dry eye and meibomian gland dysfunction after cataract surgery. Am J Ophthalmol, 2014, 157(6): 1144 – 1150.

[167] 亚洲干眼协会中国分会, 海峡两岸医药卫生交流协会眼科学专业委员会眼表与泪液病学组, 中国医师协会眼科医师分会眼表与干眼学组. 中国干眼专家共识: 定义和分类(2020 年). 中华眼科杂志, 2020, 56(6): 418 – 422.

[168] 丁雯, 杨炜, 张奕霞, 等. 术前应用人工泪液对白内障合并干眼患者术后眼表的影响. 国际眼科杂志, 2020, 20(5): 838 – 841.

[169] GE J, LIU N, WANG X, et al. Evaluation of the efficacy of optimal pulsed technology treatment in patients with cataract and Meibomian gland dysfunction in the perioperative period. BMC Ophthalmol, 2020, 20(1): 111.

[170] EOM Y, NA K S, HWANG H S, et al. Clinical efficacy of eyelid hygiene in blepharitis and meibomian gland dysfunction after cataract surgery: a randomized controlled pilot trial. Sci Rep, 2020, 10(1): 11796.

[171] 谢立信, 黄钰森. 眼前节毒性反应综合征的临床诊治. 中华眼科杂志, 2008, 44(12): 1149 – 1151.

[172] 中华医学会眼科学分会白内障与人工晶状体学组. 我国白内障围手术期非感染性炎症反应防治专家共识(2015 年). 中华眼科杂志, 2015, 51(3): 163 – 166.

[173] 中华医学会眼科学分会白内障及人工晶状体学组. 我国白内障摘除手术后感染性眼内炎防治专家共识(2017 年). 中华眼科杂志, 2017, 53(11): 810 – 813.

[174] 中华医学会眼科学分会白内障与人工晶状体学组. 我国白内障术后急性细菌性眼内炎治疗专家共识(2010 年). 中华眼科杂志, 2010, 46(8): 764 – 766.

[175] 中华医学会眼科学分会白内障和人工晶状体学组. 关于白内障围手术期预防感染措施规范化的

专家建议(2013 年).中华眼科杂志, 2013, 49(1): 76 – 78.

[176] GRZYBOWSKI A, KANCLERZ P, MYERS W G. The use of povidone-iodine in ophthalmology. Curr Opin Ophthalmol, 2018, 29(1): 19 – 32.

[177] NEGRETTI G S, CHAN W, PAVESIO C, et al. Vitrectomy for endophthalmitis: 5-year study of outcomes and complications. BMJ Open Ophthalmol, 2020, 5(1): e000423.

[178] HO I V, FERNANDEZ-SANZ G, LEVASSEUR S, et al. Early pars plana vitrectomy for treatment of acute infective endophthalmitis. Asia Pac J Ophthalmol (Phila), 2019, 8(1): 3 – 7.

[179] 林晓峰, 袁敏而. 重视真菌性眼内炎诊疗规范性. 中华实验眼科杂志, 2019, 37(5): 321 – 325.

[180] 陈星, 杨勋. 真菌性眼内炎的药物和手术治疗进展. 国际眼科杂志, 2019, 19(12): 2064 – 2067.

[181] 周慧颖, 叶俊杰, 陈有信, 等. 真菌性眼内炎的手术治疗与病原学研究. 中华眼科杂志, 2018, 54(4): 270 – 276.

[182] 中华医学会眼科学分会白内障及人工晶状体学组. 中国糖尿病患者白内障围手术期管理策略专家共识(2020 年). 中华眼科杂志, 2020, 56(5): 337 – 342.

[183] KOERNER J C, GEORGE M J, MEYER D R, et al. Povidone-iodine concentration and dosing in cataract surgery. Surv Ophthalmol, 2018, 63(6): 862 – 868.

[184] SALOWI M A, CHEW F L M, ADNAN T H, et al. The Malaysian Cataract Surgery Registry: risk Indicators for posterior capsular rupture. Br J Ophthalmol, 2017, 101(11): 1466 – 1470.

[185] TANG Y, CHEN X, ZHANG X, et al. Clinical evaluation of corneal changes after phacoemulsification in diabetic and non-diabetic cataract patients, a systematic review and meta-analysis. Sci Rep, 2017, 7(1): 14128.

[186] THAM Y C, LIU L, RIM T H, et al. Association of cataract surgery with risk of diabetic retinopathy among Asian participants in the Singapore Epidemiology of Eye Diseases Study. JAMA Netw Open, 2020, 3(6): e208035.

[187] 杨文利. 人工晶状体屈光度数计算专家共识与解读(2019 版). 北京: 人民卫生出版社, 2019.

[188] SAVINI G, DI MAITA M, HOFFER K J, et al. Comparison of 13 formulas for IOL power calculation with measurements from partial coherence interferometry. Br J Ophthalmol, 2021, 105(4): 484 – 489.

[189] KANE J X, CONNELL B, YIP H, et al. Accuracy of intraocular lens power formulas modified for patients with keratoconus. Ophthalmology, 2020, 127(8): 1037 – 1042.

[190] TAN X, ZHANG J, ZHU Y, et al. Accuracy of new generation intraocular lens calculation formulas in vitrectomized eyes. Am J Ophthalmol, 2020, 217: 81 – 90.

[191] MELLES R B, HOLLADAY J T, CHANG W J. Accuracy of intraocular lens calculation formulas. Ophthalmology, 2018, 125(2): 169 – 178.

[192] WANG L, SHIRAYAMA M, MA X J, et al. Optimizing intraocular lens power calculations in eyes with axial lengths above 25.0 mm. J Cataract Refract Surg, 2011, 37(11): 2018 – 2027.

[193] TURNBULL A M J, BARRETT G D. Using the first-eye prediction error in cataract surgery to refine the refractive outcome of the second eye. J Cataract Refract Surg, 2019, 45(9): 1239 – 1245.

[194] DE BERNARDO M, ZEPPA L, FORTE R, et al. Can we use the fellow eye biometric data to predict iol power? Semin Ophthalmol, 2017, 32(3): 363 – 370.

[195] 张永康, 张宸. 连续双眼白内障手术人工晶状体选择的进展. 中华实验眼科杂志, 2014, 32(6):

560 – 562.

[196] 中华医学会眼科学分会白内障及人工晶状体学组. 中国多焦点人工晶状体临床应用专家共识（2019 年）. 中华眼科杂志, 2019, 55(7)：491 – 494.

[197] BURGE J, RODRIGUEZ-LOPEZ V, DORRONSORO C. Monovision and the misperception of motion. Curr Biol, 2019, 29(15)：2586 – 2592.

[198] CHEN W, ZUO C, CHEN C, et al. Prevalence of corneal astigmatism before cataract surgery in Chinese patients. J Cataract Refract Surg, 2013, 39(2)：188 – 192.

[199] 中华医学会眼科学分会白内障与人工晶状体学组. 我国散光矫正型人工晶状体临床应用专家共识(2017 年). 中华眼科杂志, 2017, 53(1)：7 – 10.

[200] OSHIKA T, INAMURA M, INOUE Y, et al. Incidence and outcomes of repositioning surgery to correct misalignment of toric intraocular ienses. Ophthalmology, 2018, 125(1)：31 – 35.

[201] KANE J X, CONNELL B. A comparison of the accuracy of 6 modern toric intraocular lens formulas. Ophthalmology, 2020, 127(11)：1472 – 1486.

[202] 徐雯, 王玮. 解读《我国散光矫正型人工晶状体临床应用专家共识(2017 年)》. 中华眼科杂志, 2019, 55(7)：554 – 556.

[203] FELIPE A, ARTIGAS J M, DIEZ-AJENJO A, et al. Residual astigmatism produced by toric intraocular lens rotation. J Cataract Refract Surg, 2011, 37(10)：1895 – 1901.

[204] JAMPAULO M, OLSON M D, MILLER K M. Long-term Staar toric intraocular lens rotational stability. Am J Ophthalmol, 2008, 146(4)：550 – 553.

[205] 中华医学会眼科学分会白内障及人工晶状体学组. 我国飞秒激光辅助白内障摘除手术规范专家共识(2018 年). 中华眼科杂志, 2018, 54(5)：328 – 333.

[206] 中华医学会眼科学分会眼视光学组. 视疲劳诊疗专家共识(2014 年). 中华眼视光学与视觉科学杂志, 2014, 16(7)：385 – 387.

[207] 中华医学会眼科学分会眼视光学组, 中国医师协会眼科医师分会眼视光专业委员会. 屈光手术视觉质量评价的专家共识. 中华眼视光学与视觉科学杂志, 2019, 21(8)：561 – 568.

[208] 邹海东. 目前与视功能相关的生存质量研究设计与实施中的问题. 中华眼科杂志, 2009, 45(9)：772 – 775.

[209] 高蓉蓉, 郭燕, 陈海丝, 等. 中国版视功能指数量表的修订及其在白内障患者生活质量评估中的应用. 中华实验眼科杂志, 2016, 34(9)：823 – 828.

[210] 中华医学会眼科学分会青光眼学组. 中国原发性闭角型青光眼诊治方案专家共识(2019 年). 中华眼科杂志, 2019, 55(5)：325 – 328.

[211] AZUARA-BLANCO A, BURR J, RAMSAY C, et al. Effectiveness of early lens extraction for the treatment of primary angle-closure glaucoma (EAGLE): a randomised controlled trial. Lancet, 2016, 388(10052)：1389 – 1397.

[212] 张青, 张秀兰. 循证医学 I 级证据支持透明晶状体摘除术治疗原发性闭角型青光眼. 中华眼科杂志, 2018, 54(3)：167 – 168.

[213] 马科, 潘英姿. 透明晶状体摘除术治疗原发性闭角型青光眼现阶段不适合在我国推广. 中华眼科杂志, 2018, 54(3)：169 – 170.

[214] 陈君毅, 孙兴怀, 陈雪莉. 合理应用晶状体摘除手术治疗原发性闭角型青光眼. 中华眼科杂志,

2020,56(1):9-12.

[215] HUANG T E, KUO H K, LIN S A, et al. Simultaneous bilateral cataract surgery in general anesthesia patients. Chang Gung Med J, 2007, 30(2):151-160.

[216] SARIKKOLA A U, UUSITALO R J, HELLSTEDT T, et al. Simultaneous bilateral versus sequential bilateral cataract surgery: Helsinki simultaneous bilateral cataract surgery study report 1. J Cataract Refract Surg, 2011, 37(6):992-1002.

[217] 常笛,何海龙,王进达,等. 双眼是否可同期行白内障手术. 国际眼科纵览, 2020, 44(2): 87-91.

(周亮 徐泽全 王晓刚 董静 邓明辉 张正威)

附录

附录 1　专业名词解释

CSF：对比敏感度函数（contrast sensitivity function）。其定义为视觉系统能觉察的对比度阈值的倒数。对比敏感度 = 1/对比度阈值。对比度阈值低，则对比敏感度高，则视觉功能好。在某一空间频率，视觉系统有一定的对比敏感度；反之，在同一对比度时，视觉系统有一定的空间频率分辨力（形觉）。对比敏感度函数表示的是对比敏感度和空间频率之间的函数，它反映的是在平均亮度下辨认两个可见区域对比度差别的能力。

WA：波前像差（wavefront aberration）。波前像差是实际波前和理想的无偏差状态的波前之间的光程差。波前像差用均方根值（root mean square，RMS）表示，它为在瞳孔平面所有波前像差的总和。将其测量值平方，再取其和，再开方即为均方根值。

OSI：客观散射指数（objective scattering index）。它用来量化眼睛屈光介质的混浊情况，随着屈光介质混浊程度的增加而增加，正常眼的 OSI 低于 2。

MTF：调制传递函数（modulation transfer function）。它是像的调制度与物的调制度之比，它是空间频率的函数，空间频率通常以 1 p/mm 的形式表示，MTF = 输出图像的对比度/输入图像的对比度。

SR：斯特尔比率（strehl ratio）。它是指在存在像差的情况下观察平面上的最大光强处的光强度与无像差存在时的光强度比值，通常用 MTF 曲线下方的面积表示，其值越高，光学质量越好。

PSF：点扩散函数（point spread function）。它是描述光学系统对点光源解析能力的函数。因为点光源在经过任何光学系统后都会由于衍射而形成一个扩大的像点，PSF 形成的光斑面积越小，视网膜成像质量越好。光斑光强度越大，表明点光源经过光学系统后光能量损失越少，视网膜成像质量越好。

附录 2　白内障视觉质量问题调查表

调查内容	非常困难	比较困难	有点困难	没有困难	说不清楚
1. 现在的视力是否给您的生活带来困难？	□	□	□	□	□
2. 您对自己现在的视力是否满意？	□	□	□	□	□
3. 阅读报纸、杂志、书籍等	□	□	□	□	□
4. 认出身边人的脸	□	□	□	□	□
5. 看小字体（如价格标签、药瓶上的说明书、通讯录、银行单据、水费电费单）	□	□	□	□	□
6. 地面湿滑不平时，你走上去会觉得	□	□	□	□	□
7. 看电视电影的字幕	□	□	□	□	□
8. 做需要手工的精细活（如木工、编织、缝纫）	□	□	□	□	□
9. 既往爱好（娱乐活动如下棋、打牌等和体育活动）的完成能力	□	□	□	□	□

附录 3　视力转换表

因很多研究者在研究中需要对视力结果通过 LogMAR 等的方式进行转换，因版权问题，所以此处仅将 2004 年发表在 *JCRS* 上规范的转换表格信息进行分享，有需要的同行可以通过医院或者医学院的数据库查找原文，以获得更加详尽的信息（附图 3 - 1）。

| < Previous Article | **September 2004** Volume 30, Issue 9, Page A4 | Next Article > |

Abstract

Visual Acuity Conversion Chart

Line Number	Visual Angle (min)	Spatial Frequency (Cyc/deg)	LogMAR	% Central Visual Efficiency	Distance				Near					
					Snellen Equivalent		Decimal	% Central Visual Efficiency	Inches (14/)	Centimeters (35/)	Revised Jaeger Standard	American Point-Type	"M" Notation
					Feet 20/	Meter 6/							
-3	0.50	60.00	-0.30	100	10	3.0	2.00	100	7.0	17.5	--	--	0.20
-2	0.63	48.00	-0.20	100	12.5	3.8	1.60	100	8.8	21.9	--	--	0.25
-1	0.80	37.50	-0.10	100	16	4.8	1.25	100	11.2	28.0	--	--	0.32
0	1.00	30.00	0.00	100	20	6.0	1.00	100	14.0	35.0	1	3	0.40
1	1.25	24.00	0.10	95	25	7.5	0.80	100	17.5	43.8	2	4	0.50
--	1.50	20.00	0.18	91	30	9.0	0.67	95	21.0	52.5	3	5	0.60
2	1.60	18.75	0.20	90	32	9.6	0.63	94	22.4	56.0	4	6	0.64
3	2.00	15.00	0.30	85	40	12.0	0.50	90	28.0	70.0	5	7	0.80
4	2.50	12.00	0.40	75	50	15.0	0.40	50	35.0	87.5	6	8	1.0
--	3.00	10.00	0.48	67	60	18.0	0.33	42	42.0	105.0	7	9	1.2
5	3.15	9.52	0.50	65	63	18.9	0.32	40	44.1	110.3	8	10	1.3
--	3.50	8.57	0.54	63	70	21.0	0.29	32	49.0	122.5	--	--	1.4
6	4.00	7.50	0.60	60	80	24.0	0.25	20	56.0	140.0	9	11	1.6
7	5.00	6.00	0.70	50	100	30.0	0.20	15	70.0	175.0	10	12	2.0
--	5.70	5.26	0.76	44	114	34.2	0.18	12	79.8	199.5	11	13	2.3
8	6.25	4.80	0.80	40	125	37.5	0.16	10	87.5	218.8	12	14	2.5
--	7.50	4.00	0.88	32	150	45.0	0.13	6	105.0	262.5	--	--	3.0
9	8.00	3.75	0.90	30	160	48.0	0.13	5	112.0	280.0	13	21	3.2
10	10.00	3.00	1.00	20	200	60.0	0.10	2	140.0	350.0	14	23	4.0
11	12.50	2.40	1.10	17	250	75.0	0.08	0	175.0	437.5	--	--	5.0
--	15.00	2.00	1.18	16	300	90.0	0.07	0	210.0	525.0	--	--	6.0

附图 3 - 1　2004 年发表在 *JCRS* 上的视力转换表信息网站截图

https://www.jcrsjournal.org/article/S0886-3350(04)00784-9/pdf

（徐泽全）